慶應義塾大学医学部神経内科教授 **鈴木則宏** ●シリーズ監修

日本大学医学部神経内科教授 **亀井　聡** ●編集

神経感染症

神経内科 Clinical Questions & Pearls

中外医学社

■執筆者一覧 (執筆順)

亀井　　聡	日本大学医学部内科学系神経内科学分野 主任教授
森田 昭彦	日本大学医学部内科学系神経内科学分野 准教授
奥野 英雄	国立感染症研究所感染症疫学センター
石川 晴美	国立病院機構埼玉病院神経内科 医長
高橋 健太	国立感染症研究所感染病理部
片野 晴隆	国立感染症研究所感染病理部 室長
長谷川秀樹	国立感染症研究所感染病理部 部長
三木 健司	医療法人崇徳会 長岡西病院神経内科 リハビリセンター長
細矢 光亮	福島県立医科大学医学部小児科 主任教授
高橋 育子	北海道大学大学院医学研究科神経病態学講座神経内科学分野
佐々木秀直	北海道大学大学院医学研究科神経病態学講座神経内科学分野 教授
髙橋 輝行	医療法人社団桃實会 青和クリニック神経内科 理事長
田村 正人	医療法人社団崇徳会 長岡西病院神経内科 病院長
茂呂 修啓	日本大学医学部脳神経外科学系神経外科学分野
種市 尋宙	富山大学医学部小児科
菅野　　陽	川口市立医療センター神経内科 医長
荒木 俊彦	川口市立医療センター神経内科 診療局長
樽本 憲人	埼玉医科大学病院感染症科・感染制御科 講師
大野 秀明	埼玉医科大学総合医療センター感染症科・感染制御科 教授
西原 秀昭	山口大学医学部附属病院神経内科
小笠原淳一	山口大学大学院医学系研究科神経内科学
神田　　隆	山口大学大学院医学系研究科神経内科学 教授
中山 晴雄	東邦大学医療センター大橋病院脳神経外科/院内感染対策室 講師
岩渕　　聡	東邦大学医療センター大橋病院脳神経外科 教授
渋谷 和俊	東邦大学医学部病院病理学講座 教授
佐治 越爾	新潟大学脳研究所神経内科
下畑 享良	新潟大学脳研究所神経内科 准教授
道勇　　学	愛知医科大学医学部神経内科学 教授
矢部一郎	北海道大学大学院医学研究科神経病態学講座神経内科学分野 准教授

河島 尚志	東京医科大学医学部小児科学分野 主任教授
中嶋 秀人	大阪医科大学内科学Ⅰ神経内科 講師
河村 吉紀	藤田保健衛生大学医学部小児科
吉川 哲史	藤田保健衛生大学医学部小児科 教授
鈴木　裕	日本大学医学部内科学系総合内科・総合診療医学分野 教授
髙崎 智彦	神奈川県衛生研究所 所長
森島 恒雄	岡山労災病院 院長
松浦 英治	鹿児島大学大学院医歯学総合研究科神経内科・老年病学 講師
出雲 周二	鹿児島大学難治ウイルス病態制御研究センター分子病理病態研究分野 教授
三浦 義治	がん・感染症センター都立駒込病院脳神経内科 診療科責任医長
岸田 修二	初石病院神経内科
多屋 馨子	国立感染症研究所感染症疫学センター 室長
石原 正樹	日本大学医学部内科学系神経内科学分野
雪竹 基弘	佐賀中部病院神経内科 部長
濱口　毅	金沢大学医学部神経内科 講師
山田 正仁	金沢大学医学部神経内科 教授
塚本　忠	国立精神・神経医療研究センター病院神経内科 医長
水澤 英洋	国立精神・神経医療研究センター 理事長
岸田 日帯	横浜市立大学附属市民総合医療センター神経内科 講師
児矢野 繁	横浜市立大学医学部神経内科学・脳卒中医学 准教授
田中 章景	横浜市立大学医学部神経内科学・脳卒中医学 教授
池口 邦彦	自治医科大学ステーション・ブレインクリニック 院長
藤田 信也	長岡赤十字病院神経内科 部長・副院長
桐木 雅史	獨協医科大学熱帯病寄生虫病学講座 准教授
千種 雄一	獨協医科大学熱帯病寄生虫病学講座 教授
白井 慎一	北海道大学大学院医学研究科神経病態学講座神経内科学分野
松永 晶子	福井大学医学部附属病院神経内科
米田　誠	福井県立大学看護福祉学研究科 教授

シリーズ刊行にあたって

　神経内科は，現在のわが国の専門医制度においては内科のsubspecialtyの一つであり，初期研修あるいは専門医への専攻医研修においては内科の必須研修科目の一つになっています．しかし神経内科疾患を「患者の主訴」という切り口で眺めてみると，「神経内科」はきわめて広い守備範囲を持っています．たとえば，「物がダブって二つに見える」「手がしびれる」「目がチカチカした後に激しい頭痛がする」などの感覚障害，「片側の手足が動かない」「ふらついて転びやすい」「呂律が回らない」「物が飲み込みにくい」などの運動障害，「朝食の内容を思い出せない」「自分の家族が誰であるかわからない」などの認知機能障害，「いくら呼んでも目を覚まさない」「時々失神する」などの意識障害など，さらには救急車で搬送されるような「激しい回転性めまいがして歩けない」「痙攣が止まらない」などの救急症状まで多岐にわたります．これらの多彩でかつ一般的な主訴から神経内科特有の疾患を鑑別し診断するのが神経内科なのです．神経疾患には，中枢神経の疾患（脳梗塞や脳出血等の脳血管障害，脳炎，髄膜炎，頭痛，てんかん，認知症，パーキンソン病，筋萎縮性側索硬化症，多発性硬化症，視神経脊髄炎など），末梢神経疾患，(Bell麻痺，Guillain-Barré症候群，慢性炎症性脱髄性ニューロパチーなど），筋疾患（筋ジストロフィー症，多発筋炎，周期性四肢麻痺など），神経筋接合部疾患（重症筋無力症，Lambert-Eaton筋無力症症候群など）が含まれ，きわめて多くの疾患があります．

　シリーズ『神経内科 Clinical Questions & Pearls』はこのような神経内科を標榜し，さらに専門医を目指すという大きな志を抱く若き医師を対象として立案・企画されました．神経内科疾患を主な領域別に分け，各領域を独立したシリーズとして刊行することとし，各巻ごとに当該領域におけるオピニオンリーダーに責任編集者として内容を企画していただきました．テーマとしては，広い神経内科疾患の領域の中から，脳血管障害，パーキンソン病，認知症，頭痛，てんかん，多発性硬化症・視神経脊髄炎などの中枢脱髄性疾

患，神経感染症，小脳失調症，高次脳機能障害，運動ニューロン疾患，末梢神経疾患そして筋疾患の 12 領域を抽出し，それぞれ 1 冊単位の独立したモノグラフとしました．ただし，各巻相互に統一性を持たせるため，編集骨格は神経内科診療の現場で遭遇する疑問・課題を，諸疾患の診療ガイドラインで一般化した「Clinical Questions（CQ）形式」として 50～100 項目をとりあげ，それぞれについてエビデンスも踏まえて解説するという方針としました．構成としては，疾患の病態理解のための要点，診断と治療の要点，そして外来・病棟での実臨床の要点を Q&A 形式にまとめ，それを中核にして前後に総説あるいはコラムなどを交えて解説するという形をとりました．さらに各章の結びとして「Pearls」と題するコラムを設け，診療のポイント，コツ，ピットフォール，最新の知見，読んでおきたい重要文献などについて紹介する工夫を施したことも本シリーズの特徴といえると思います．すなわち，本シリーズは各神経疾患診療に必要な知識を学び，現場での実践力を身につけることができるようまとめられた，新しいコンセプトに基づく神経内科ガイドブックといえるでしょう．最後に，各疾患領域における CQ を精力的かつ網羅的に抽出していただいた各巻の分担編集者の先生方，ならびに本シリーズ全体の企画編集にご協力いただきました慶應義塾大学医学部神経内科専任講師 清水利彦先生に心から感謝したいと思います．

　本シリーズが，神経内科専門医を志す方々にとって血となり肉となり，将来の臨床の場において大きな花を咲かせ，そして大きく豊かな実を結ぶことを期待しています．

　　　2016 年 5 月吉日

慶應義塾大学医学部神経内科教授
鈴 木 則 宏

序　文

　シリーズ「神経内科 Clinical Questions & Pearls」は，慶應義塾大学医学部神経内科　鈴木則宏先生のご監修のもと主要な神経疾患について，「Clinical Questions（CQ）& Answer」の形式でまとめられた分かりやすい解説書として企画され，神経内科専門医を志す医師や神経疾患を扱う臨床現場の医師を対象に作成されています．今回，神経感染症についても独立したモノグラフとして編集の機会を頂きました．御礼申し上げます．多くの教科書や解説書では，神経感染症は代表的疾患が取り上げられておりますが，神経系感染症全体について網羅的に示されている解説書は極めて少ないと存じます．このような意味からも本書の企画は，実際の臨床において，しばしば診断や治療に難渋することの多い神経感染症のより良い解説書になればと願っております．

　神経感染症は，適切な早期治療が患者の転帰の上から重要である Neurological emergency として位置づけられている疾患も多いという特徴があります．しかし，病因確定診断が得られるまでには一定の時間を要します．この点から画像を含めた神経学的所見に基づく推定診断により治療を開始する場合も多くあり，これら疾患の臨床像や神経放射線学的特徴を把握することは極めて重要であると考えます．これら神経感染症では，実施臨床の場ではその診断や治療において，しばしば教科書に記載された通常の治療をしても，その診断や治療において，治療効果が十分に得られない，併発症が出現した，診断が確定できないなど，「はて困ったな．どうすれば良いのか．」と難渋する場合が多くあります．本書では，そうした実地臨床の場において直面する諸問題について，まず広く総論的立場からまず解説していただき，さらに各論として，細菌感染症・真菌感染症・ウイルス感染症・遅発性ウイルスやプリオン病・その他の中枢神経系感染症と網羅的に分類し，それぞれ CQ を掲げて，各ご専門のエキスパートの諸先生に，診療上のキーポイントについて分かりやすく，その回答を解説して頂きました．さらに，代表的疾患については，実際の症例をご呈示して頂き，Case approach として，各症例で実地臨床の場で直面した難渋した課題に，現場でどのように考え，どのように対

応したかについて，そのポイントを分かりやすくご執筆頂きました．各先生におかれましては，企画者の意図をご理解賜り，ご多忙の中ご執筆賜りましたこと厚く御礼申し上げます．

　本書が，神経感染症の診療現場において，少しでも患者の診断や治療の一助となりますことを願いながら，ご挨拶とさせて頂きます．

　2017年7月吉日

日本大学医学部内科学系神経内科学分野

亀 井　　聡

Contents

I 神経感染症総論

1 神経感染症の分類 〈亀井　聡〉 2
2 神経感染症の発生頻度 〈森田昭彦〉 11
3 感染症法による届け出は，どんな神経感染症で
　するべきでしょうか？ 〈奥野英雄〉 14
4 神経感染症診療の手順 〈石川晴美〉 17
5 症候と画像診断から迫る神経感染症 〈亀井　聡〉 26
6 神経感染症の病理 〈高橋健太，片野晴隆，長谷川秀樹〉 49

II 細菌感染症

1 細菌性髄膜炎の症状や発症経過はどのような
　ものでしょうか？ 〈石川晴美〉 62
2 細菌性髄膜炎を疑った時にはどうしたらよいでしょうか？
　〈三木健司〉 68
3 細菌性髄膜炎成人例の急性期治療はどのようにしたら
　よいでしょうか？ 〈亀井　聡〉 75
4 細菌性髄膜炎小児例の急性期治療はどのようにしたら
　よいでしょうか？ 〈細矢光亮〉 82
5 結核性髄膜炎の症状や発症経過はどのような
　ものでしょうか？ 〈高橋育子，佐々木秀直〉 88
6 結核性髄膜炎の診断はどのように行うのでしょうか？
　〈髙橋輝行，田村正人〉 93
7 結核性髄膜炎の治療はどのように行うのでしょうか？ 〈石川晴美〉 102
8 脳膿瘍はどのように診断して治療したらよいでしょうか？
　〈茂呂修啓〉 111

9 腸管出血性大腸菌感染症による脳症はどのように診断して
治療したらよいでしょうか？ ……………………………〈種市尋宙〉 116
case approach 細菌性髄膜炎症例 ………………………〈菅野 陽, 荒木俊彦〉 121
case approach 結核性髄膜炎症例 ………………………〈高橋育子, 佐々木秀直〉 125

Ⅲ 真菌感染症

1 クリプトコッカス髄膜脳炎はどのような病気で,
どのように診断・治療するのですか？ ……………〈樽本憲人, 大野秀明〉 130
2 アスペルギルス・ムコール症による中枢神経系感染症は
どのような病気で, どのように診断・治療するのですか？
………………………………………〈西原秀昭, 小笠原淳一, 神田 隆〉 136
3 カンジダ症による中枢神経系感染症はどのような病気で,
どのように診断・治療するのですか？
………………………………………〈中山晴雄, 岩渕 聡, 渋谷和俊〉 142
case approach クリプトコッカス髄膜脳炎症例 ………〈佐治越爾, 下畑享良〉 148
case approach ムコール症例 ………………………………………〈道勇 学〉 154

Ⅳ ウイルス感染症

1 単純ヘルペス脳炎成人例の症状や発症経過は
どのようなものでしょうか？ ………………………………〈矢部一郎〉 162
2 単純ヘルペス脳炎小児例の症状や発症経過は
どのようなものでしょうか？ ………………………………〈細矢光亮〉 167
3 単純ヘルペス脳炎成人例の診断や治療は
どのようにしたらよいでしょうか？ ………………………〈石川晴美〉 172
4 単純ヘルペス脳炎小児例の診断や治療は
どのようにしたらよいでしょうか？ ………………………〈河島尚志〉 177
5 水痘帯状疱疹ウイルスによる中枢神経感染症はどのような
病気で, どのように診断・治療するのですか？ …………〈中嶋秀人〉 186

6 ヒトヘルペスウイルス6型脳炎はどのような病気で，
  どのように診断・治療するのですか？ ……………〈河村吉紀，吉川哲史〉 192

7 サイトメガロウイルス脳炎の診断や治療は
  どうしたらよいのでしょうか？ ………………………………〈鈴木　裕〉 198

8 フラビウイルス感染症−日本脳炎・ウエストナイル脳炎は
  どのような病気で，どのように診断・治療するのですか？
  ………………………………………………………………〈髙崎智彦〉 203

9 インフルエンザ脳症の診断や治療はどのようにしたら
  よいでしょうか？ ……………………………………………〈森島恒雄〉 207

10 HTLV-1関連脊髄症（HAM）の診断と治療は
   どうしたらよいのでしょうか？ ……………………〈松浦英治，出雲周二〉 212

11 HIV感染症における中枢神経系感染症にはどんな疾患があり，
   どのように治療するのでしょうか？ ………………〈三浦義治，岸田修二〉 218

12 エンテロウイルスD68に関連した急性弛緩性脊髄炎は
   どのような疾患でしょうか？ ………………………………〈多屋馨子〉 227

case approach 単純ヘルペス脳炎症例 ……………………………〈石原正樹〉 231

case approach 水痘帯状疱疹ウイルス脊髄炎症例 ………〈髙橋輝行，田村正人〉 234

case approach インフルエンザ脳症成人例 …………………………〈森田昭彦〉 239

V 遅発性ウイルス感染症・プリオン病

1 亜急性硬化性全脳炎の診断や治療はどのようにしたら
  よいでしょうか？ ……………………………………………〈細矢光亮〉 244

2 進行性多巣性白質脳症の診断や治療は
  どのようにしたらよいでしょうか？ …………………………〈雪竹基弘〉 250

3 プリオン病にはどのような疾患があり，どのくらいの
  頻度でみられるのですか？ …………………………〈濵口　毅，山田正仁〉 255

4 Creutzfeldt-Jakob病はどのように診断するのですか？
  ………………………………………………………〈塚本　忠，水澤英洋〉 263

5 プリオン病の感染予防はどのようにするのですか？
  ……………………………………………〈岸田日帯，児矢野繁，田中章景〉 271

case approach 家族性 Creutzfeldt-Jakob 病症例
　　　　　　　　　　　　　　　　　　　　　　　〈濱口　毅，山田正仁〉　274

Ⅵ　その他の中枢神経系感染症

1　神経梅毒はどのように診断し，治療するのでしょうか？
　　　　　　　　　　　　　　　　　　　　　　　　　　〈池口邦彦〉　278
2　ツツガムシ病はどのように診断し，治療するのでしょうか？
　　　　　　　　　　　　　　　　　　　　　　　　　　〈藤田信也〉　285
3　吸虫症による中枢神経感染症はどのように診断し，
　　治療するのでしょうか？　　　　　　　　〈桐木雅史，千種雄一〉　291
4　ライム病（神経ボレリア病）はどのように診断し，
　　治療するのでしょうか？　　　　　　　〈白井慎一，佐々木秀直〉　299
5　トキソプラズマ脳症はどのように診断し，
　　治療するのでしょうか？　　　　　　　　〈松永晶子，米田　誠〉　306

事項索引　　　　　　　　　　　　　　　　　　　　　　　　　　313
薬剤関連索引　　　　　　　　　　　　　　　　　　　　　　　　321

その他の中枢神経系感染症 VI

神経感染症総論 I

細菌感染症 II

真菌感染症 III

ウイルス感染症 IV

遅発性ウイルス感染症・プリオン病 V

神経感染症の分類

　神経関連感染症には髄膜炎・脳炎・脊髄炎などがあり，その病因もウイルス・細菌・結核・真菌・原虫・寄生虫・プリオン・遅発性ウイルス感染などきわめて多彩である．この中には，単純ヘルペス脳炎・細菌性髄膜炎・結核性髄膜炎・真菌性髄膜炎などのように，初期治療が患者の転帰に大きく影響する Neurological emergency があり，時間単位の救急対応が必要な疾患も多い．したがって，早期診断や適切な治療指針が重要である．

1. 中枢神経系感染症の発症経過および臨床像からの分類

　主な中枢神経系感染症の感染部位と疾患を 図1 に示す．

1 急性髄膜炎

　髄膜炎は，くも膜・軟膜およびその両者に囲まれたくも膜下腔の炎症である．髄膜炎は，持続する頭痛と発熱を主徴とし，髄膜刺激徴候を認め，髄液細胞数の増加を示す．髄膜炎の臨床像は，発熱に髄膜刺激症状（頭痛，嘔気，嘔吐）を示し，髄膜刺激徴候（項部硬直・Kernig 徴候・Brudzinski 徴候・neck flexion test など）が認められる．急性発症型は，通常1週間以内に医療機関を受診する．急性発症型として細菌性髄膜炎，ウイルス性髄膜炎が代表的である．

2 亜急性～慢性髄膜炎

　亜急性～慢性発症は通常2週間～1カ月で医療機関を受診することが多い．亜急性～慢性発症型として結核性髄膜炎，真菌性髄膜炎，癌性髄膜炎（髄膜癌腫症）などがある．

3 急性脳炎（脳症）

　脳炎は，脳実質の炎症である．脳炎は発熱と意識障害や精神症状などの脳症状を主徴とし，髄膜脳炎はこの症状に髄膜刺激症状を伴う．急性脳炎の病因としては，急性ウイルス性脳炎が多く，散発性脳炎では，単純ヘルペスウイルス脳炎が最も頻度が多い．臨床像および画像所見から，限局性脳炎型，全脳炎型，多巣性

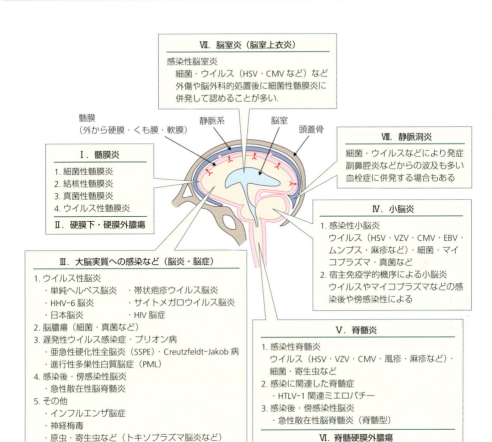

図1 主な中枢神経系感染症の感染部位と疾患

註) HHV-6: ヒトヘルペスウイルス6型ウイルス（human herpes virus-6）, HIV: ヒト免疫不全ウイルス（human immunodeficiency virus）, SSPE: subacute sclerosing panencephalitis, PML: progressive multifocal leukoencephalopathy, HSV: 単純ヘルペスウイルス（herpes simplex virus）, VZV: 水痘・帯状疱疹ウイルス（varicella zoster virus）, CMV: サイトメガロウイルス（cytomegalovirus）, EBV: Epstein-Barr virus, HTLV-1: ヒトリンパ球向性ウイルス1型（human adult T-cell leukemia virus-1）

脳炎型として分類することができる．限局性型としては，成人では辺縁系脳炎が多い．側頭葉・辺縁系を障害するものとして，単純ヘルペスウイルス脳炎，ヒトヘルペス6型ウイルス脳炎，および感染症ではないが抗NMDA（N-methyl-D-aspartate）受容体脳炎があげられる．全脳炎型としては，痙攣重積型インフルエンザ関連脳症などがあげられる．多巣性型としては，急性散在性脳脊髄炎などが

あげられる．

4 亜急性〜慢性脳炎

亜急性〜慢性発症型として神経梅毒，遅発性ウイルス感染症，プリオン病が知られている．全脳炎型としては亜急性硬化性全脳炎，多巣性型としては，トキソプラズマ脳炎，進行性多巣性白質脳症などがあげられる．

5 脊髄炎

脊髄炎は脊髄実質の炎症である．通常，発熱と対麻痺や感覚障害などの脊髄症状を主徴とする．急性脊髄炎の病因としては，感染性，感染に伴う免疫介在性，自己免疫性などの機序があげられる．感染性には，単純ヘルペスウイルスや水痘帯状疱疹ウイルスによるもの，感染に伴う免疫介在性としてはHTLV-1関連脊髄症などがあげられる．

6 脳膿瘍，硬膜下膿瘍，硬膜外膿瘍

脳膿瘍は脳実質内の病原体による限局性膿貯留，頭蓋内圧亢進による頭痛と占拠性病変による巣症状が主徴で，発熱は認めない場合もある．病因は，細菌や真菌などが耳鼻科・眼科的感染巣・外傷からの直達性と肺感染巣や心内膜炎からの血行性で発症する．

2. 中枢神経系感染症の病因

中枢神経系感染症の病因は，ウイルス・細菌・結核・真菌・寄生虫・原虫・遅発性ウイルス感染・プリオンなどきわめて多彩である．

1 ウイルス感染症

本邦において発症頻度としてはウイルス性髄膜炎，特に流行性を呈するエンテロウイルスによる髄膜炎が最も多いと考えられる．エンテロウイルスによる髄膜炎の多くは予後良好であるが，それ以外の中枢神経系ウイルス感染症には致死的疾患，また救命し得ても重篤な後遺症を呈する疾患も多く存在する．世界的にみれば，狂犬病や日本脳炎は各々年間60,000人，17,000人が死亡している[1]．日本脳炎は主にアジアで発症が多いが，予後は宿主の状況，特に高齢では予後が不良になることが多い．本邦でも年間10名前後の発症を西日本中心にみられるが，

最もみられる細菌感染症としては，新生児の敗血症および細菌性髄膜炎（bacterial meningitis: BM），小児の細菌性髄膜炎，成人や小児の肺炎球菌による髄膜炎および結核菌による髄膜炎があげられる．欧米に比し，本邦では髄膜炎菌による髄膜炎の頻度は少ない．新生児の細菌性髄膜炎は長期にわたる神経学的後遺症や認知機能障害を呈する場合もある．また，聴覚障害，運動障害，脳性麻痺，およびてんかんを残す．本邦の細菌性髄膜炎における市中感染では，①生後1カ月未満ではB群レンサ球菌と大腸菌が多い．②1〜3カ月ではB群レンサ球菌が多く，③4カ月〜5歳になるとインフルエンザ菌b型や肺炎球菌は減少している．その他として，リステリア菌，髄膜炎菌，レンサ球菌があげられる．④6〜49歳の60〜65％は肺炎球菌であり，5〜10％はインフルエンザ菌である．⑤50歳以上では，肺炎球菌が最も多いが，無莢膜型のインフルエンザ菌に加え，B群レンサ球菌や腸内細菌，緑膿菌もみられる[5]．

小児のみならず成人でも，肺炎球菌は耐性化が進み，2010年以後現在，ペニシリン高度耐性肺炎球菌（PRSP）21％，中等度耐性（PISP）50〜60％，感性（PSSP）14％である[5]．肺炎と異なりBMでは転帰の上から，PISPは高度耐性菌として治療が必要で，肺炎球菌BMの8割が高度耐性菌の治療が必要といえる．また日本ではワクチン導入の遅れでインフルエンザ菌BMが小児を中心に増加したが，現在は減少してきている．しかし，いま暫くはインフルエンザ菌BMに注意する．さらに，日本では多剤耐性菌であるβラクタマーゼ非産生アンピシリン耐性株（BLNAR）が増加し，現在60％を超えている．したがって，いまだ耐性インフルエンザ菌も念頭におく．

一方，結核性髄膜炎は，全結核感染症の約1％と頻度は少ない．しかし，その病状は半数が死亡もしくは高度後遺症を呈し，肺外結核の中では最も予後不良である．結核性髄膜炎を含む細菌性髄膜炎においては水頭症を併発することに留意する必要がある．本邦や先進国では，脳外科によるシャント治療が迅速に実施されるが，発展途上国では難しい場合もある．

また，WHOによれば世界中で年間1,060万人が新規に発症すると推定され，また，神経梅毒の発症数の推定は不明である[1]．

真菌感染症全体ではAIDSや免疫抑制薬の使用増加により発症数は増加しており，特にアスペルギルスやカンジダに注意が必要である．中枢神経系真菌感染

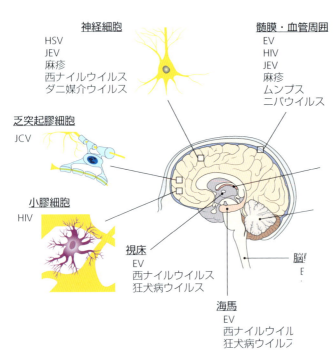

図2 主なウイルス感染症の脳に対する主な感染部位
註) CMV: サイトメガロウイルス (cytomegalovirus), EV: viruses), HSV: 単純ヘルペスウイルス (herpes simple (human immunodeficiency virus), JCV: JC ウイルス 本脳炎ウイルス (Japanese encephalitis virus)

本邦発症例は高齢者が多く報告されている．
た患者，つまり輸入感染例の日本脳炎の発症
どに限局するとは限らないので留意する．未
70%❷と報告されており，きわめて重篤な犭
炎は本邦において散発性ウイルス性脳炎と
性脳炎における原因ウイルスの内訳におい
症頻度は世界的に年間25〜50万人に1ノ
また，サイトメガロウイルスは米国では犭
して問題と認識されている❶．デングウ
され，話題にあがっているが，脳炎を惹
症の脳に対する感染部位を 図2 に示

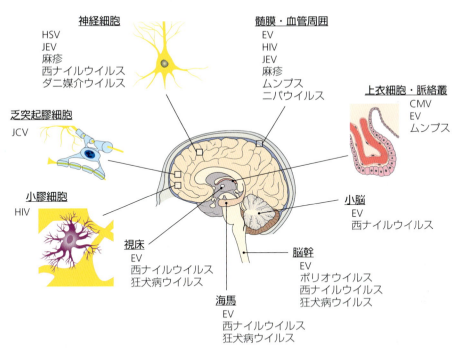

図2 主なウイルス感染症の脳に対する主な感染部位

註）CMV: サイトメガロウイルス（cytomegalovirus），EV: エンテロウイルス（human enteroviruses），HSV: 単純ヘルペスウイルス（herpes simplex virus），HIV: ヒト免疫不全ウイルス（human immunodeficiency virus），JCV: JC ウイルス（John Cunnigham virus），JEV: 日本脳炎ウイルス（Japanese encephalitis virus）

本邦発症例は高齢者が多く報告されている．一方，本邦でも海外で感染し帰国した患者，つまり輸入感染例の日本脳炎の発症もあり，発症地域が必ずしも九州などに限局するとは限らないので留意する．未治療の単純ヘルペス脳炎の死亡率は70％[2]と報告されており，きわめて重篤な疾患である．単純ヘルペスウイルス脳炎は本邦において散発性ウイルス性脳炎としては最も発症頻度が高く，本邦の急性脳炎における原因ウイルスの内訳においても約20％を占めている[3]．本症の発症頻度は世界的に年間25〜50万人に1人の割合で発生すると推計されている[4]．また，サイトメガロウイルスは米国では先天性感染により後天性の難聴の原因として問題と認識されている[1]．デングウイルス感染は，最近本邦でも感染が確認され，話題にあがっているが，脳炎を惹起する場合もある．主要なウイルス感染症の脳に対する感染部位を 図2 に示す．

2 細菌感染症

　最もみられる細菌感染症としては，新生児の敗血症および細菌性髄膜炎（bacterial meningitis: BM），小児の細菌性髄膜炎，成人や小児の肺炎球菌による髄膜炎および結核菌による髄膜炎があげられる．欧米に比し，本邦では髄膜炎菌による髄膜炎の頻度は少ない．新生児の細菌性髄膜炎は長期にわたる神経学的後遺症や認知機能障害を呈する場合もある．また，聴覚障害，運動障害，脳性麻痺，およびてんかんを残す．本邦の細菌性髄膜炎における市中感染では，①生後1カ月未満ではB群レンサ球菌と大腸菌が多い．②1〜3カ月ではB群レンサ球菌が多い．③4カ月〜5歳になるとインフルエンザ菌b型や肺炎球菌は減少している．その他として，リステリア菌，髄膜炎菌，レンサ球菌があげられる．④6〜49歳では60〜65％は肺炎球菌であり，5〜10％はインフルエンザ菌である．⑤50歳以上では，肺炎球菌が最も多いが，無莢膜型のインフルエンザ菌に加え，B群レンサ球菌や腸内細菌，緑膿菌もみられる[5]．

　小児のみならず成人でも，肺炎球菌は耐性化が進み，2010年以後現在，ペニシリン高度耐性肺炎球菌（PRSP）21％，中等度耐性（PISP）50〜60％，感性（PSSP）14％である[5]．肺炎と異なりBMでは転帰の上から，PISPは高度耐性菌として治療が必要で，肺炎球菌BMの8割が高度耐性菌の治療が必要といえる．一方，日本ではワクチン導入の遅れでインフルエンザ菌BMが小児を中心に増加したが，現在は減少してきている．しかし，いま暫くはインフルエンザ菌BMに留意する．さらに，日本では多剤耐性菌であるβラクタマーゼ非産生アンピシリン耐性株（BLNAR）が増加し，現在60％を超えている．したがって，いまだ耐性インフルエンザ菌も念頭におく．

　一方，結核性髄膜炎は，全結核感染症の約1％と頻度は少ない．しかし，その転帰は約半数が死亡もしくは高度後遺症を呈し，肺外結核の中では最も予後不良である．結核性髄膜炎を含む細菌性髄膜炎においては水頭症を併発することに留意する必要がある．本邦や先進国では，脳外科によるシャント治療が迅速に実施できるが，発展途上国では難しい場合もある．

　梅毒は，WHOによれば世界中で年間1,060万人が新規に発症すると推定されているが，神経梅毒の発症数の推定は不明である[1]．

3 真菌感染症

　真菌感染症全体ではAIDSや免疫抑制薬の使用増加により発症数は増加している．特に，アスペルギルスやカンジダに注意が必要である．中枢神経系真菌感染

は稀ではあるが，髄膜炎の他，脳炎・脳膿瘍・水頭症・眼鼻脳症など多彩な病型を示す．また，アスペルギルスや接合菌感染では併発する脳血管障害で初診する場合もあるので留意する．本邦の真菌性髄膜炎の90%はクリプトコッカスによる．なお，クリプトコッカス性髄膜炎は健常者でも発症する．真菌性髄膜炎は約2〜3週間の亜急性から慢性経過で発症し，髄膜刺激症候として項部硬直，Kernig徴候，Brudzinski徴候，neck flexion test陽性を認める．乳幼児や高齢者では，これら典型的臨床像を呈さず，易刺激性や錯乱あるいは持続する不明熱の場合もあり留意する．本症では，副鼻腔炎からの波及に注意する．病因としては，クリプトコッカスの他，カンジダ，アスペルギルス，ムコール菌などの接合菌類である．クリプトコッカス抗原は感度93〜100%，特異度93〜98%と高い．通常，8倍以上で本症を強く疑う．抗原価は菌量を反映し，治療効果判定として用いられる．ただし，HIV患者では効果判定に用いることはできない．β-Dグルカンは真菌の細胞膜を構成しているβ配位した多糖体で，正常なヒトには存在しない．β-Dグルカンを有するカンジダやアスペルギルスでは高値になるが，クリプトコッカスはこの多糖体を多く含まず高値になりにくい．また，接合菌類（ムコール菌含む）にはこれがなく，陰性になる．血液透析・血液製剤の使用で偽陽性になるので注意．

治療は，クリプトコッカスとカンジダは，アムホテリシンB（またはアムホテリシンBのリポゾーム製剤）とフルシトシンを併用し，開始2週間後に神経症状消失と培養の陰性が確認された場合，その後フルコナゾールによる地固め療法8週間を行う[2]．アスペルギルスでは，ボリコナゾールを第一選択薬として用いる[4]．

4 寄生虫・原虫感染症

マラリアは，*Plasmodium*属の原虫により発症するが，ヒトに疾患を起こすのは熱帯熱マラリア原虫（*P. falciparum*），三日熱マラリア原虫（*P. vivax*），卵形マラリア原虫（*P. ovale*），四日熱マラリア原虫（*P. malariae*）などである．WHOによると，年間3〜5億人の罹患と150〜270万人の死亡と推定されている[1]．*P. falciparum*は，脳へ直接感染はしないが，重篤になると昏睡を呈する．マラリアは四類感染症で，診断した医師は直ちに最寄りの保健所に届け出る必要がある．

トキソプラズマ症は*Toxoplasma gondii*（原虫）により起こされる感染症である．感染すると終生免疫が継続するが，感染率は食肉習慣やネコの抗体保有率，衛生状態などから国により異なる．ブラジル，フランスは感染率が高い．妊娠女性が感染することにより起こる先天性トキソプラズマ症は，児に精神遅滞，視力

障害，脳性麻痺などをもたらす場合もある．トキソプラズマ脳炎は，免疫不全例での慢性経過で脳内多発性病変を呈する疾患である．しかし，免疫能正常例での発症も稀ながらあり，この場合には診断に苦慮する．診断は，抗トキソプラズマ抗体（特にIgM）の検出によりなされるが，感度，特異度とも低い．本症では不顕性感染も10%あり，IgG抗体の検出では診断に至らない．頭部MRIの特徴的所見として，類円形，造影効果を伴う，多発性，大脳皮質/皮髄境界に好発することがあげられる．特に，T2 target signは特徴的である❻❼．髄液を用いたPCR法によるトキソプラズマDNA検出が有用であるが，偽陰性率が約30%あるため，PCR陰性を呈しても本症を除外できない．脳生検による病理学的検索は非常に有用であるが，侵襲的な検査である．本症は治療可能な中枢神経系感染症であり，早期治療により予後は良好であるが，AIDS患者では継続的服用治療が必要である．

5 プリオン病

プリオンとは，核酸をもたない伝播（感染）性をもつタンパク粒子．プリオン病は，脳内の細胞膜に存在する正常プリオンタンパク（PrP^c）が，分解されにくい立体構造の異なる異常プリオンタンパク（PrP^{sc}）に変換され蓄積し，神経細胞を障害し発病する進行性・致死性疾患である．その特徴は異常プリオンタンパクそのものが伝播（感染）能力を有し，人畜共通感染症である．ヒトでは病因により，①特発性（発症機序が不明）の弧発型 Creutzfeldt-Jakob 病（CJD），② PrP遺伝子変異による遺伝性プリオン病として，家族性 CJD，Gerstmann-Sträussler-Scheinker 病（GSS），および致死性家族性不眠症（fatal familial insomnia: FFI），③感染源が判明している感染性プリオン病として，kuru，医原性 CJD，および牛海綿状脳症（BSE）感染牛の摂取による変異型 CJD に区分される．本症は五類感染症に分類されており，診断後7日以内に保健所へ報告する．本邦の CJD サーベイランス委員会は1999〜2009年までに1,324例のプリオン病を同定した．罹患率は100万人あたり1.3人．病型別にみると，孤発性 CJD が1,019例（77%），遺伝性プリオン病が220例（16.6%），硬膜移植後CJD が80例（6.0%），変異型 CJD 1例（0.1%）であった．硬膜移植例は過去を合計すると138例であった．硬膜移植後 CJD の発生は減少傾向にあり，硬膜移植後から発症までの年数の最長は30年であった．プリオンタンパクの一つの特徴として，PrP^cとPrP^{sc}という立体構造は異なるが同じアミノ酸配列を有するタンパク質（アイソフォーム）が，ともに染色体遺伝子にコードされている点が

あげられる．ヒトのPrP遺伝子は20番染色体の短腕に位置し，そのエクソンにあるタンパク質のアミノ酸配列を決定する翻訳領域は253個のアミノ酸からなり，遺伝性CJDでは各種コドンの点変異が臨床像を規定している．つまり，プリオンタンパクは遺伝子の最終産物としてのタンパク質であるということが，感染（伝播）性であると同時に，また遺伝性疾患として発現しうる理由といえる．何らかの理由で中枢神経に発生（伝播）したPrP^{sc}が，正常にある伝播性をもたないPrP^{c}の3次元立体構造をαヘリックスを多く含む構造からβシート構造に富む構造に変化させる．これにより，PrP^{c}がプロテアーゼでタンパク分解されるのに対して，PrP^{sc}になると分解されにくくなり，不溶性の凝集体やアミロイドとして沈着し，蓄積してニューロンを障害する．なお，このPrP^{c}からPrP^{sc}への変換メカニズムとして，重合による説とヘテロダイマーによる説が考えられている．また，細胞膜表面に発現している正常プリオンタンパクの機能として，抗酸化活性の調整による神経細胞保護機能や海馬の神経細胞死との関連，リンパ球の活性化や分化といった免疫系への関与，シグナル伝達系に関与し小脳顆粒細胞の神経突起に対する関連など多くの関与が報告されている．

6 遅発性ウイルス感染症

遅発性ウイルス感染とは，① 感染後発症するまでの潜伏期が著しく長く，数カ月から数年にわたる，② 発症後，緩徐に進行し，重症または死に至る，③ 感染は単一の宿主に限られ，病変は単一臓器または組織系に限られると定義される．ヒトでは，変異麻疹ウイルスによる① 亜急性硬化性全脳炎(subacute sclerosing panencephalitis: SSPE)，JCウイルスによる② 進行性多巣性白質脳症(progessive multifocal leukoencephalopathy: PML)および風疹ウイルスによる③ 進行性風疹全脳炎（progressive rubella panencephalitis: PRP）が知られている．SSPEは，麻疹罹患者10〜50万人あたり1人の発症．麻疹ワクチンの導入以後，発生は減少している．本症の患者は，一般より早期の麻疹罹患（2歳未満）歴があり，7〜9年の潜伏期を経て進行性の神経障害が発症する．発症年齢は，3〜14歳の小児で，特に6〜9歳が多い．PMLは，本邦において年間約10人ほど発症し，人口100万あたり1人，AIDSに合併する本症が増加（AIDS症例の約5％）している．男性がやや多い．発症年齢は，40〜60歳が主で，若年成人でもみられる．基礎疾患・状況として，リンパ増殖性疾患（リンパ球性白血病，Hodgkin病など），癌，SLEおよび免疫抑制剤の使用があげられるPRPは，きわめて稀．これまでに，我が国の1例の報告を含め，20例未満であり，多くは1970〜1980

年代に報告されている．風疹ワクチンの普及後は，発生がない．男性のみ．発症年齢は，8～21歳で，特に10～12歳の小児が多い．先天性風疹症候群例または出生後の風疹感染例に8～19年の潜伏期を経て発症する．発症病態は，SSPEは変異麻疹ウイルス（SSPEウイルス）の脳内増殖で起こる．麻疹ウイルスに感染した後，脳内で持続感染を起こし，遅発性に発症する．PMLは，ポリオーマウイルス科のJCウイルスが，脳のグリア細胞に感染し，乏突起グリア細胞の破壊により脱髄を起こす．JCウイルスは，広く人に浸透しており，大多数の人は小児期に無症候性感染をうけている．この潜伏感染していたJCウイルスが免疫不全状態にある患者の脳内で再活性化，増殖し発症する．PRPは，免疫が未熟な状態で感染し，持続感染が成立したと考えられている．

Pearls

神経感染症は，Neurological emergencyであり，時間単位の救急対応が必要な疾患も多い．経過（急性・亜急性・慢性）や病型（髄膜炎，脳炎，脊髄炎など），さらに臨床症状や検査所見から想定される疾患を考慮し，適切な治療を迅速に開始することが患者の予後の上からきわめて重要である．想定される疾患が複数の場合には，病因確定診断を待つことなく，治療可能である疾患を念頭に同時に複数の疾患に対し迅速に治療を開始すべきである．

文献

[1] John CC, Carabin H, Montano SM, et al. Global research priorities for infections that affect the nervous system. Nature. 2015; 527: S178-86.
[2] Whitley RJ. Herpes simplex encephalitis: adolescents and adults. Antiviral Res. 2006; 71: 141-8.
[3] Whitley RJ, Soong SJ, Dolin R, et al. Adenine arabinoside therapy of biopsy-proved herpes simplex encephalitis. National Institute of Allergy and Infectious Diseases collaborative antiviral study. N Engl J Med. 1977; 297: 289-94.
[4] Kamei S, Takasu T. Nationwide survey of the annual prevalence of viral and other neurological infections in Japanese inpatients. Intern Med. 2000; 39: 894-900.
[5] 細菌性髄膜炎診療ガイドライン2014作成委員会（作成委員会委員長　亀井　聡，他）. In: 細菌性髄膜炎診療ガイドライン2014．東京: 南江堂; 2014．p.1-123.
[6] Osborne AG. Infections of the brain. Diagnostic neuroradiology. St Louis: Mosby; 1994. p.698-9.
[7] Masamed R, Meleis A, Lee EW, et al. Cerebral toxoplasmosis: case review and description of a new imaging sign. Clin Radiol. 2009; 64, 560-3.

〈亀井　聡〉

神経感染症の発生頻度

1. 急性脳炎

　Jmor Fら[1]は，急性脳炎の発生頻度を検討した12,436の論文から先進工業国における小児での急性脳炎の発生率を年間10.5〜13.8/10万人，成人では少なくとも年間2.2/10万人と推計し，熱帯諸国での急性脳炎の発生率は年間6.34/10万人，先進工業国では年間7.4/10万人と推計した．また，Granerod Jら[2]の2005年から2年間に英国の3地域で発生した急性脳炎例の検討では，その発生頻度を年間0.7〜126/100万人と推計している．

　本邦における急性脳炎の発生を検討した報告として，鳥取で2001年から2005年に行われた16歳以上を対象とした検討があげられる．年間19.0人/100万人の患者発生が推計され，その内訳では，非ヘルペス性急性辺縁系脳炎が25％，単純ヘルペス脳炎が20％，傍腫瘍性脳炎が8％を占めた[3]．

　本邦においては，1981年から感染症発生動向調査が行われているが，2003年11月の感染症法の改正に伴い，急性脳炎は基幹定点報告から五類感染症の全数把握疾患に変更された．2006年から2014年の急性脳炎の報告は年間167人から526人（平均312人/年）で推移している．日本脳炎については，2006年以後，年間2人から10人（平均5人/年）の発生が報告されている．本邦におけるウエストナイル脳炎，西部ウマ脳炎，ダニ媒介脳炎，東部ウマ脳炎，ベネズエラウマ脳炎およびリフトバレー熱の発生報告はない．

2. 単純ヘルペス脳炎

　単純ヘルペス脳炎は年間250,000〜500,000人に1人の割合で発生し，どの年齢でもみられ，発生に性差や季節性はないとされている[4]．スウェーデンで1990年から2001年に行われた全国疫学調査では，単純ヘルペスウイルス1型による脳炎の発生が年間2.2人/100万人と推計されている[5]．本邦における単純ヘルペス脳炎の発生頻度を検討した既報として，200床以上の病床を有する病院を対象とし1989年から1991年に行われた全国疫学調査があげられる．この検討では報告された単純ヘルペスウイルス脳炎のうち小児例が16.5％を占め，単

純ヘルペスウイルス脳炎の発生は年間3.5人/100万人と推計されている[6]．前述の鳥取での検討では年間3.9人/100万人の単純ヘルペスウイルス脳炎の発生が推計されている[3]．

3. 細菌性髄膜炎

　米国における1998年から2007年にかけて細菌性髄膜炎の発生頻度を追跡した報告では，2003〜07年には年間4,100人の細菌性髄膜炎の発生と年間500人の細菌性髄膜炎による死亡が推計された．また，1998〜99年に年間2.00/10万人であった細菌性髄膜炎の発生率が2006〜07年には年間1.38/10万人と31%の減少がみられ，2000年に導入された肺炎球菌ワクチンによる患者発生の抑制効果と考えられている[7]．本邦における細菌性髄膜炎の発生頻度の検討としては，前述の200床以上の病床を有する病院を対象とした全国疫学調査があげられ，細菌性髄膜炎のうち小児例が71%を占め，年間12.4人/100万人の患者発生が推計されている[6]．細菌性髄膜炎は五類感染症定点把握疾患であり，2000年から2014年の報告は定点当たり0.56から1.79（平均0.82）で推移している．

Pearls

　急性脳炎と単純ヘルペス脳炎，細菌性髄膜炎の発生頻度について述べた．神経感染症の発生頻度の検討結果を解釈するにあたり，どのような地域でどのような集団を対象としてなされた検討かを確認することが重要である．一方，PCR法などを用いた病原体遺伝子を検出する方法の発展に伴い，神経系にみられる感染症の病因確定診断が得られることがより多くなったが，未だに全例で病因確定診断がなされるわけではない．このため罹患者がどのように定義されているかを確認したうえで，結果を解釈する必要がある．

文献

1. Jmor F, Emsley HA, Fischer M, et al. The incidence of acute encephalitis syndrome in Western industrialised and tropical countries. Virol J. 2008; 5: 134.
2. Granerod J, Tam CC, Crowcroft NS, et al. Challenge of the unknown. A systematic review of acute encephalitis in non-outbreak situations. Neurology. 2010; 75: 924-32.
3. Wada-Isoe K, Kusumi M, Kai T, et al. Epidemiological study of acute encephalitis in Tottori Prefecture, Japan. Eur J Neurol. 2008; 15: 1075-9.
4. Solomon T, Michael BD, Smith PE, et al. Management of suspected viral encephalitis in adults--Association of British Neurologists and British Infection Association National Guidelines. J Infect. 2012; 64: 347-73.
5. Hjalmarsson A, Blomqvist P, Skoldenberg B. Herpes simplex encephalitis in Sweden, 1990-2001: incidence, morbidity, and mortality. Clin Infect Dis. 2007; 45: 875-80.
6. Kamei S, Takasu T. Nationwide survey of the annual prevalence of viral and other neurological infections in Japanese inpatients. Intern Med. 2000; 39: 894-900.
7. Thigpen MC, Whitney CG, Messonnier NE, et al. Bacterial meningitis in the United States, 1998-2007. N Engl J Med. 2011; 364: 2016-25.

〈森田昭彦〉

Ⅰ 神経感染症総論　Ⅱ 細菌感染症　Ⅲ 真菌感染症

感染症法による届け出は，どんな神経感染症でするべきでしょうか？

1. 感染症発生動向調査について

　世界的な交通網の発達により，感染症の流行は日本国内のみならず海外の状況にまで影響されるようになった．日本では，国内での感染症の流行状況を把握するために，感染症法に基づき，定められた届け出対象疾患に関して感染症発生動向調査が行われている．届け出対象疾患の中には，診断した全ての医師に最寄りの保健所への届け出が求められている全数報告対象の疾患と，定点医療機関での患者数のみ報告する定点報告対象の疾患に分けられる．

2. 全数報告対象の神経感染症

　感染症法では，全数報告対象の疾患は一類～五類感染症（五類感染症においてはその一部）に分けられる．一類～四類感染症では，全対象疾患で，診断後ただちに保健所への届け出が求められており，無症状病原体保有者も届け出対象であるが，五類感染症ではそれが求められているのは一部の対象疾患である．また，必要に応じ，収集可能な感染症に関する情報や，実施できる対人・対物への措置，消毒などの措置も，一類～四類感染症のほうが広い．しかし，五類感染症とはいえ，対象となる感染症のリスクや重要性に関しては，決して軽視はできない．

　以下に，届け出対象疾患である，主な神経感染症について記述するが，対象となる神経感染症は多岐にわたる．また，各対象疾患で，検査診断方法などの届け出基準は決まっているため，一度確認されることをすすめたい（厚生労働省 URL：http://www.mhlw.go.jp/stf/seisakunitsuite/bunya/kenkou_iryou/kenkou/kekkaku-kansenshou/kekkaku-kansenshou11/01.html）．

1 日本脳炎

　日本脳炎は，日本脳炎ウイルスにより引き起こされる，四類感染症の中枢神経感染症であり，日本国内では主にコガタアカイエカにより媒介される，蚊媒介性感染症である．不顕性感染も多く，感染後発症するのは100～1,000人に1人とされる．しかし，一旦発症してしまうと，効果的な治療法は現在もなく，時に

40℃を超えるような高熱とともに，頭痛，項部硬直，光線過敏，意識障害を呈する．致命率は20～40％であり，回復しても精神神経学的後遺症は生存者の45～70％に残るとされる．

　日本脳炎の届け出基準は，血液検体（血清検体），髄液検体で，ウイルス分離・同定やPCR法による遺伝子の検出，血清の抗体価の測定が行われる．しかし，血液や髄液検体からのウイルス分離や遺伝子の検出は非常に難しく，血清診断に関しても，他のフラビウイルスとの交叉反応もあることから，IgM捕捉ELISA法による日本脳炎特異的IgM抗体検査や，中和試験が標準とされる．

2 急性脳炎

　急性脳炎は，五類感染症の全数把握疾患であり，診断した全ての医師に，診断後7日以内に管轄の保健所へ届け出ることが求められている．2007年4月の法改正後，急性脳炎としての届け出の対象は，四類感染症として全数把握されるウエストナイル脳炎，西部ウマ脳炎，ダニ媒介脳炎，東部ウマ脳炎，日本脳炎，ベネズエラウマ脳炎およびリフトバレー熱を除く，それ以外の病原体によるもの，および病原体不明のものである．また，炎症反応が明確でない，急性脳症に関しても届け出の対象となる．

　届け出基準は，意識障害を伴って死亡した者，または24時間以上入院した者，かつ，38℃以上の高熱，何らかの中枢神経症状，先行感染症状のうち少なくとも一つを呈する症例である．

　急性脳炎の中には，例えば麻疹脳炎のように，原疾患自体が届け出対象のものがあり，診断時には急性脳炎の届け出とともに，原疾患としての感染症の届け出も合わせて行うことが求められる．

　また，原因病原体に関しては，診断方法の届け出は義務づけられてはいないが，可能な限り病原体検索を実施して，届け出後であっても病原体を追加報告することが求められている．

3 侵襲性髄膜炎菌感染症

　髄膜炎菌（*Neisseria meningitidis*）はグラム陰性の双球菌で，低頻度ながら健康なヒトの鼻咽頭からも分離されるが，時に重篤な侵襲性感染症の原因となることが知られている．神経感染症である髄膜炎，髄膜脳炎に加え，菌血症や敗血症を呈し，特に敗血症を呈すると予後が悪い．

　髄膜炎菌感染症の流行地域としては，アフリカのサハラ以南に位置するいわゆ

る「髄膜炎ベルト」が有名であるが，その他の地域であっても，学生寮などの集団生活者での流行や，イスラム教巡礼に端を発する国際的な伝播，男性同性愛者間での流行が報告されている．

　髄膜炎菌では莢膜多糖体により13種類の血清型に分かれており，その地域に流行している血清型を把握しておくことは，ワクチンの選定や海外株の流入の探知のために重要である．日本ではY群が多いことが知られているが，血清群が不明な例もあり，今後も継続的な菌株解析が必要である[❶]．

3. 定点報告対象の神経感染症

　定点報告対象の神経感染症としては，細菌性髄膜炎と無菌性髄膜炎が含まれる．全国約500カ所の病床数300以上の医療機関である，基幹定点医療機関から患者数のみが報告される．病原体に関して，届け出は求められてはいないが，細菌性髄膜炎は，髄膜炎菌，肺炎球菌，インフルエンザ菌が原因病原体の場合は，それぞれ五類感染症の全数把握疾患としての届け出が求められる．

　細菌性髄膜炎と無菌性髄膜炎は，届け出のために必要な臨床症状と髄液検査所見の条件がある．細菌性髄膜炎と無菌性髄膜炎は，髄液検査の髄液タンパク量や糖量で区別されている．

Pearls

　神経感染症に関する，日本国内でのサーベイランスの課題として，急性弛緩性麻痺（AFP: acute flaccid paralysis）があげられる．米国では，2014年秋にエンテロウイルスD68による，呼吸器症状を呈する患者の報告の増加とともに，その一部にAFPを呈する症例がみられることが報告された．日本国内でも，2015年8月以降，原因不明のAFPの症例の増加が探知された．

　AFPは，ポリオとの鑑別を必要とする，非常に重要な疾患群であり，ポリオ根絶に向けて，各国でもAFPサーベイランスの導入，強化がすすめられている．日本国内でも，AFPサーベイランスの導入が求められる．

文献

[❶] 国立感染症研究所，厚生労働省健康局結核感染症課．侵襲性髄膜炎菌感染症の発生動向，2013年第13週〜2014年第52週．IASR．2015; 36: 179-81.

〈奥野英雄〉

| Ⅳ ウイルス感染症 | Ⅴ 遅発性ウイルス感染症・プリオン病 | Ⅵ その他の中枢神経系感染症 |

4 神経感染症診療の手順

1. 救急外来での初期対応が予後を左右する

　神経感染症には Medical emergency として扱われる疾患が含まれ，救急外来での迅速かつ的確な対応が非常に重要である．転帰不良となる原因として治療の遅れが指摘されている一方で，迅速かつ的確に治療を開始することにより，死亡率と後遺症率は有意に減少する．緊急性が高いのは，①細菌性髄膜炎，②単純ヘルペス脳炎の順で，病院到着から治療開始までの時間は，細菌性髄膜炎では1時間[1]，単純ヘルペス脳炎では6時間[2]とされる．

　髄膜炎，脳炎，脳症 表1 が疑われた場合の診療アルゴリズム 図1 を示す．欧米では，髄膜炎・脳炎初期診療救急マネージメントに単純なアルゴリズムを導入することにより，革新的変化がもたらされたとされる．脳炎診療において迅速な治療導入が行われるよう，エビデンスに基づいた診療アルゴリズムが明確化されることは，転帰改善のために非常に重要と考えられる．緊急性の高い疾患に対し，誰もが一定の時間内に経験的治療が開始できることが利点である．

　以下アルゴリズムに沿って解説する．

　病歴聴取と検査は同時進行で行う．病歴聴取内容を 表2 に示す[2]．

　皮疹を認める場合には，麻疹・風疹などの感染性疾患を考慮し対応が必要である．気道，呼吸，循環，意識状態評価・静脈ルートの確保とともに，血糖，Ca，Mg を含めた一般採血，ビタミン B$_1$，甲状腺機能，プロカルシトニンまたはプレセプシン，HIV，TPHA，RPR，血液培養2セットを採取する．抗菌薬投与前に血液培養を施行すること，また後の追加検査のために，血清・髄液は十分に採取

表1 定義

脳症	・意識障害を呈する臨床症候群（意識レベル低下，認知・人格・行動の変容） ・全身性感染症，代謝性錯乱，遺伝性代謝性脳症，毒素，低酸素，外傷，血管炎，中枢神経系感染症を含む多くの原因による
脳炎	・脳の炎症 ・厳密には病理で診断：実際には，髄液での炎症性変化や画像上の脳実質炎症などの臨床マーカーにより診断 ・ウイルス，脳実質に直接感染する細胞内細菌と寄生虫による ・急性散在性脳脊髄炎，免疫介在性脳炎など，脳への直接感染がなくても生じることがある

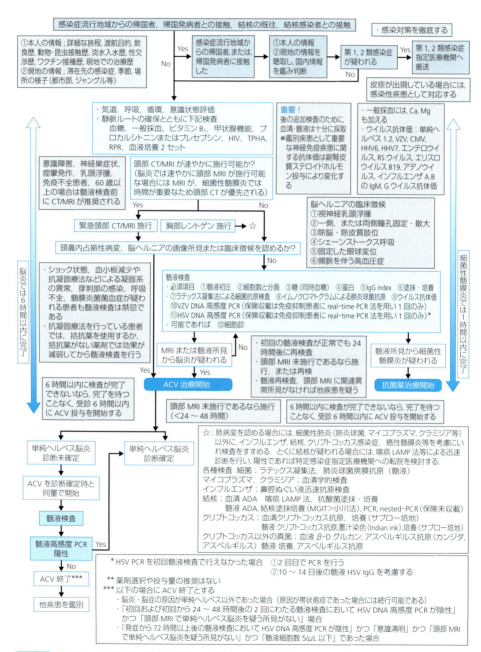

図1 臨床症状より脳炎・脳症が疑われた場合の検査・治療アルゴリズム

表2　問診

- 現在または最近の発熱性疾患またはインフルエンザ様疾患があるか？
- 行動，認知，人格，意識の変容があるか？
- 新たに発症した痙攣があるか？
- 巣症状があるか？
- 皮疹はあるか？（帯状疱疹，バラ疹; 突発性発疹，エンテロウイルスなど）
- 家族，友人など身近な人に同様の症状はないか？
  （麻疹，流行性耳下腺炎，インフルエンザなど）
- 旅行歴はあるか？
  （マラリア，アルボウイルス，狂犬病，トリパノソーマ症; アフリカ睡眠病など）
- 予防接種歴？（急性散在性脳脊髄炎）
- 動物との接触歴はあるか？（狂犬病など）
- 淡水への入水はあるか？（レプトスピラ症など）
- 蚊やダニ咬傷歴があるか？（アルボウイルス，ライム病，ダニ媒介脳炎）
- 免疫不全状態が診断されているか？
- HIV 感染リスクはあるか？

し保存することが重要である．鑑別疾患として重要な免疫介在性疾患に関する抗体価は副腎皮質ステロイドホルモン投与により変化するため投与前の血清を用いて検査をすることが望ましい．

　血液検査を終えると同時に緊急頭部 CT/MRI を施行する．髄液検査前に CT/MRI が推奨される患者は，意識障害，神経巣症状，痙攣発作，乳頭浮腫，免疫不全患者，60 歳以上である．脳炎では病初期において CT 検査に比較して病変の検出感度が高いため MRI が，細菌性髄膜炎では病院到着後 1 時間以内に抗菌薬投与を開始できるよう短時間で施行可能な頭部 CT が優先される．初診患者では細菌性髄膜炎は否定できないため，まず CT を撮影し，髄液検査が終了してからその後 MRI 撮影を行うのが現実的である．画像検査が緊急で行えない場合には，臨床所見上ヘルニア徴候がないことを確認し髄液検査を行う．

　髄液検査は確定診断に最も重要であり，髄液検査のリスクを有する患者を除く全ての患者で行われるべき検査である[1-3]．頭蓋内占拠性病変や脳ヘルニアの画像所見または臨床徴候を認める場合には，髄液検査を行わずに治療を開始する．ショック状態，血小板減少や抗凝固療法などによる凝固系の異常，穿刺部の感染，呼吸不全，髄膜炎菌菌血症が疑われる患者も髄液検査は禁忌である．抗凝固療法を行っている患者では，拮抗薬を使用するか，拮抗薬がない薬剤では効果が減弱してから髄液検査を行う[1]．血小板は 50,000/μL 以上であれば，またワルファリンでは PT-INR 1.5 未満まで減弱すれば穿刺可能である．検査項目は，「臨床症状より神経感染症が疑われた場合の検査・治療アルゴリズム」に示す．

胸部X線上肺病変を認める場合には，細菌性肺炎以外にインフルエンザ，結核，クリプトコッカス感染症，癌性髄膜炎などを考慮にいれ検査をすすめる．とくに肺結核に合併した中枢神経結核が疑われる場合には，喀痰 loop-mediated isothermal amplification (LAMP) 法または直接塗抹鏡検法による迅速診断を行い，LAMP 法陽性の場合は専門施設への入院，直接塗抹鏡検法では個室へ隔離後，結核菌 PCR などの核酸増幅法の結果が確認されてから特定感染症指定医療機関へ入院とする．

初期診療で得られた検査結果より，empiric therapy を開始する．副腎皮質ステロイド薬，抗菌薬，アシクロビルは速やかに導入する．細菌性髄膜炎の際には，抗菌薬投与前に副腎皮質ステロイド薬を投与開始する必要がある．抗結核薬は，中枢神経結核の初期診断が可能な場合と再発時には速やかに，それ以外は疑った時点や確定診断時に，抗真菌薬や希少感染症の疾患特異的治療は診断されてから開始することが多い．Empiric therapy 開始後の疾患特異的治療はそれぞれの各論に従う．

2. 輸入・渡航関連感染症は増加している

海外渡航歴の聴取は非常に重要である．地球温暖化が関連した媒介動物の生息域や活動の拡大に伴うマラリア，デング熱などの動物媒介性感染症やエボラ出血熱・重症急性呼吸器症候群などの新興感染症が世界的に増加している．そして，交通手段の発達に伴う人の移動や物流の拡大により，このような感染症を日本国内で診療することもあり得る．これらは脳症・脳炎を生じて救急搬送される可能性があり，感染拡大予防のために早期に区別する必要がある．地域に関連した急性脳炎の原因を 表3 に示す❷．また，アジア地域を中心とした開発途上国からの帰国者や医療行為を受けた患者の緊急搬送者における多剤耐性菌の輸入・渡航関連感染症も考慮しなければならない．一・二類感染症の場合には，感染対策を徹底したうえで，保健所への届け出と特定感染症指定医療機関への搬送を緊急に行う．鳥インフルエンザを疑う場合には，ウイルスの混合感染による遺伝子再集合を生じないように，通常のヒトインフルエンザワクチンを接種していない医療従事者は原則として患者に接してはならない．ちなみに，新型インフルエンザなど，一〜三類感染症以外で緊急対応の必要が生じた感染症についても，「指定感染症」として，政令で指定し，原則1年限りで一〜三類の感染症に準じた対応を行うこととなっている．感染症法に基づく分類を 表4 に示す❸．

表3 地域に関連した急性脳炎の原因

節足動物または動物媒介ウイルス		
フラビウイルス属（フラビウイルス科）	West Nile virus: 西ナイル脳炎	北米，南ヨーロッパ，アフリカ，中東，西・中央アジア．弛緩性麻痺とパーキンソニズム．
	Japanese encephalitis virus: 日本脳炎	アジア，弛緩性麻痺とパーキンソニズム． 東欧や旧ソ連への旅行．
	Tick-borne encephalitis virus: ダニ媒介脳炎 ロシア春夏脳炎，中央ヨーロッパ型ダニ脳炎など	ダニ咬傷．上肢弛緩性麻痺．
	Dengue viruses（types 1-4）: デング熱	発熱，関節痛，発疹や出血性疾患，時折中枢神経に波及．
アルファウイルス属（トガウイルス科）	Western, Eastern and Venezuelan equine encephalitis viruses: 西部，東部，ベネズエラ馬脳炎	アメリカ
	Chikungunya virus: チクングニア熱	アジア太平洋，アフリカ
ブニヤウイルス	Lacrosse virus: ラクロス（カルフォルニア）脳炎	アメリカ
コルチウイルス	Colorado tick fever virus: コロラドダニ熱	北アメリカ
ラブドウイルス	Rabies, virus other lyssaviruses: 狂犬病，リッサウイルス感染症	犬，猫，蝙蝠により媒介される非節足動物媒介人獣共通感染ウイルス．
	Chandipura virus: チャンディプラウイルス脳炎	スナバエが媒介 インド
ヘニパウイルス	Nipah virus: ニパウイルス感染症	マレーシア，バングラデシュのフルーツコウモリの糞便が媒介

3. 神経感染症は多岐にわたる

　中枢神経感染症は，細菌，真菌，ウイルス，寄生虫，プリオンなど多くの病原体により生じ得る．そして，細菌性や無菌性髄膜炎，単純ヘルペス脳炎だけではなく，頻度は少ないが，治療可能な多くの疾患が存在する．神経感染症を原因別に 表3，表5〜7 に示す❷．近年では，生物学的製剤などの新規薬剤やヒト免疫不全ウイルス感染拡大などに関連する宿主免疫不全を背景とした希少神経感染が増加している．希少神経感染症では病因確定診断が困難で，診断が得られるま

表4 感染症法に基づく分類

一類感染症	エボラ出血熱，クリミア・コンゴ出血熱，痘そう，南米出血熱，ペスト，マールブルグ病，ラッサ熱
二類感染症	急性灰白髄炎，結核，ジフテリア，重症急性呼吸器症候群（病原体がコロナウイルス属 SARS コロナウイルスであるものに限る），中東呼吸器症候群（病原体がベータコロナウイルス属 MERS コロナウイルスであるものに限る），鳥インフルエンザ（H5N1，H7N9）
三類感染症	コレラ，細菌性赤痢，腸管出血性大腸菌感染症，腸チフス，パラチフス
四類感染症	E 型肝炎，ウエストナイル熱（ウエストナイル脳炎を含む），A 型肝炎，エキノコックス症，黄熱，オウム病，オムスク出血熱，回帰熱，キャサヌル森林病，Q 熱，狂犬病，コクシジオイデス症，サル痘，ジカウイルス感染症，重症熱性血小板減少症候群（病原体がフレボウイルス属 SFTS ウイルスであるものに限る），腎症候性出血熱，西部ウマ脳炎，ダニ媒介脳炎，炭疽，チクングニア熱，つつが虫病，デング熱，東部ウマ脳炎，鳥インフルエンザ〔鳥インフルエンザ（H5N1 および H7N9）を除く〕，ニパウイルス感染症，日本紅斑熱，日本脳炎，ハンタウイルス肺症候群，B ウイルス病，鼻疽，ブルセラ症，ベネズエラウマ脳炎，ヘンドラウイルス感染症，発疹チフス，ボツリヌス症，マラリア，野兎病，ライム病，リッサウイルス，リフトバレー熱，類鼻疽，レジオネラ症，レプトスピラ症，ロッキー山紅斑熱

表5 地域に関係しない散発性脳炎・髄膜炎の原因ウイルス

ヘルペスウイルス属 （ヘルペスウイルス科）	Herpes simplex virus type 1 Herpes simplex virus type 2 Varicella zoster virus Human herpes virus 4 （Epsteine-Barr virus） Cytomegalovirus Human herpes virus 6 & 7
エンテロウイルス属 （ピコナウイルス科）	Enterovirus 70 Enterovirus 71 Poliovirus Coxsackieviruses, Echoviruses, Parechovirus
パラミクソウイルス属 （パラミクソウイルス科）	Measles virus Mumps virus
その他	Influenza viruses Human parainfluenza viruses adenovirus Erythrovirus B19 Lymphocytic choreomeningitis virus Rubella virus Rotavirus

表6 非ウイルス性脳炎の原因

中枢神経感染症	細菌	Small bacteria (mostly intracellular) 　マイコプラズマ 　クラミジア 　リケッチア: ツツガムシ病, ロッキー山紅斑熱 　エーリキア症: アナプラズマ病 　*Coxiella burnetti*: Q熱 　*Bartonella hensellae*: 猫ひっかき病 　*Tropheryma whipplei*: ウィップル病 　*Brucella*: ブルセラ症 　*Listeria monocytogenes*
		スピロヘータ 　*Trepenoma pallidum*: 梅毒 　*Borrelia burgdorferi*: ライム神経ボレリア症 　*Borrelia recurrentis*: 回帰熱
		その他 　ノカルジア症 　放線菌症
	寄生虫	*Trypanosoma brucei gambiense* and *Trypanosoma brucei rhodesiense*: 　アフリカ睡眠病 *Naegleria fowleri*, *Balamuthia mandrillaris*: アメーバ性脳炎 *Angiostrongylus cantonensis*: 広東住血線虫
	真菌	コクシジオイデス症 ヒストプラズマ症 北アメリカブラストミセス症
傍感染性・感染後	炎症性	急性散在性脳脊髄炎 　急性出血性白質脳炎 　急性壊死性脳症 　Bickerstaff 脳幹脳炎
	毒素/代謝	
	全身性感染症	

でには一定の時間を要することが多いが，適切な早期治療が転帰を改善する点では例外ではない．神経学的所見，症候，画像などに基づく推定診断により治療を開始することが望ましく，それぞれの疾患特徴を把握することは早期治療上重要である．

傍感染性，膠原病合併性，肉芽腫性，薬剤性，癌性，自己免疫介在性などの髄膜炎・脳炎・脳症では髄液細胞数やタンパクが上昇し，感染症と鑑別が必要であ

表7　亜急性，慢性中枢神経感染症の原因

ウイルス
　免疫不全患者
　　Measles virus: 封入体脳炎
　　Varicella zoster virus: 多巣性白質脳症の原因となる cytomegalovirus
　　Herpes simplex virus: 特に HSV-2
　　Human herpes virus 6
　　Enteroviruses
　　JC/BKa virus: 進行性多巣性白質脳症
　　Human immunodeficiency virus: 認知症
　免疫正常患者
　　JC/BKa virus; 進行性多巣性白質脳症
　　Measles virus; 亜急性硬化性全脳炎
細菌
　Mycobacterium tuberculosis: 結核
　Treponema pallidum: 梅毒
　Borrelia burgdorferi: ライム神経ボレリア症
　Tropheryma whipplei: ウィップル病
真菌
　Cryptococcus neoformans
寄生虫
　Trypanosoma spp. *brucei*: アフリカ睡眠病
　Toxoplasma gondii: トキソプラズマ症
プリオン
　Creutzfeldt-Jakob disease

表8　鑑別が必要な非炎症性脳炎・脳症

傍感染性脳症
免疫介在性脳炎
自己免疫性脳炎
代謝性脳症
脳血管疾患
悪性新生物
　（脳腫瘍，髄膜癌腫症）
傍腫瘍性脳症
中毒性脳症
敗血症性脳症
肉芽腫性

表9　脳幹脳炎を疑う臨床症状とその原因

臨床症状	下部脳神経障害 ミオクローヌス 中枢性呼吸障害 自律神経異常 閉じ込め症候群 造影 MRI での脳幹異常 頭蓋底髄膜造影増強効果
原因	Enteroviruses（特に EV-71） Flaviviruses: West Nile virus, Japanese encephalitis virus Alphaviruses: Eastern equine encephalitis virus 狂犬病 リステリア ブルセラ症 ライムボレリア症 結核 トキソプラズマ 悪性リンパ腫 腫瘍随伴症候群

る 表8 ❷．

また，症状から原因を推測可能である疾患もある．脳幹脳炎を疑う臨床症状とその原因示す 表9 ．

Pearls

中枢神経感染症は，多くの病原体により生じ得る．臨床型も，脳炎，小脳炎，脳幹脳炎，脳室炎，髄膜炎，脊髄炎，脳症，白質脳症，脊髄症，脳膿瘍，硬膜下膿瘍，静脈洞炎など多彩である．いずれも頭痛・発熱などの非特異的な臨床症状を初期に引き起こし，その後，髄膜刺激徴候（項部硬直，Kernig 徴候，Brudzinski 徴候）と，無菌性髄膜炎以外では意識状態の変化，局所神経症状，痙攣発作が出現することもある．成人細菌性髄膜炎では，発熱，項部硬直，意識障害はそれぞれ66～90％台だが，古典的3徴を呈する典型例は44～51％と決して多くはない．4徴のうちの少なくとも2つの症状を認める割合は95％と高率である一方で，4徴のうち1つしか認めない患者が4％，1つも症状がないものも1％存在する．臨床症候のみでは中枢神経感染症の診断が困難であることもある．しかし，細菌性髄膜炎のみならず単純ヘルペス脳炎など，治療開始までの時間が生命予後に大きく影響するため，受診時の症状が軽微であったとしても，常に念頭におき診療に当たることが最も重要である．

文献

❶ 細菌性髄膜炎診療ガイドライン作成委員会，編集．細菌性髄膜炎診療ガイドライン2014．東京: 南江堂; 2014.
❷ Solomon T, Michael BD, Smith PE, et al. Management of suspected viral encephalitis in adults--Association of British Neurologists and British Infection Association National Guidelines. J Infect. 2012; 64: 347-73.
❸ 厚生労働省ホームページ

〈石川晴美〉

症候と画像診断から迫る神経感染症

中枢神経系の神経感染症や炎症疾患は，適切な早期治療が患者の転帰の上から重要である Neurological emergency として位置づけられている疾患も多い．しかし，病因確定診断が得られるまでには一定の時間を要する．この点から画像を含めた神経学的所見に基づく推定診断により治療を開始する場合もあり，これら疾患の神経放射線学的特徴を把握することはきわめて重要である．さらに，神経感染症では，脳血管障害など様々な中枢神経系併発症を呈する場合もあり，その画像所見やそれに対する救急対応も重要である．本稿では，神経感染症の症候から捉える画像所見を中心に概説する．

1. 脳炎における神経放射線所見

1 局在性脳炎

成人のウイルス脳炎の多くが，側頭葉に好発する．側頭葉の機能として，auditory-primary and association, olfactory-primary and association, visual association (recognition and color), memory, emotional, link past and present sensory and emotional experiences into a continuous self があげられるが，実地臨床においては，情動と記憶の把握が重要となる．脳の画像・症候を捉える場合，単に側頭葉のみならず他の部位とのネットワークがより重要となる．情動・記憶では，海馬・海馬傍回・扁桃体を含む回路が大きな役割をはたしており，この点から側頭葉内側を含む脳中心部を縁どるように存在する辺縁系が重要となる．辺縁系は，情動活動や記憶のほかに内臓活動，自律神経機能，内分泌機能にも役割を担っている．辺縁系の線維連絡としては，情動に関連した Yakovlev（ヤコブレフ）の回路，記憶に関連した Papez（パペッツ）の回路があり，これらの障害により，情動や記憶の障害をきたす．

① 単純ヘルペス脳炎（herpes simplex virus eucephalitis: HSVE）

辺縁系を障害する代表的な脳炎である．本症は，アシクロビルにより死亡率は減少した．しかし，転帰不良率は約3～5割と未だ高く，社会生活への復帰も約半数である．つまり，死亡が避けられても認知機能障害など後遺症により社会復帰できない患者も多い．本邦成人例の後遺症を示す 図1 ．記銘力障害53.8%,

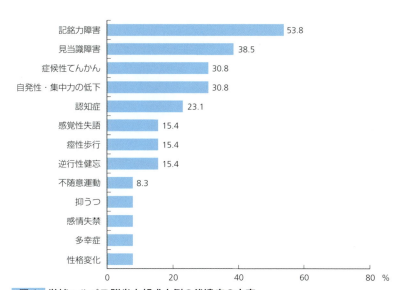

図1　単純ヘルペス脳炎本邦成人例の後遺症の内容

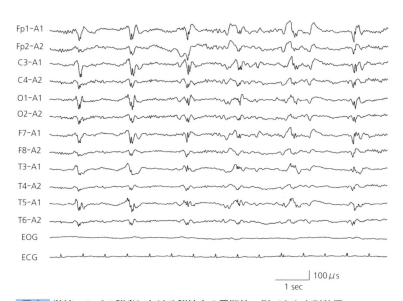

図2　単純ヘルペス脳炎における脳波上の周期性一側てんかん型放電

| I 神経感染症総論 | II 細菌感染症 | III 真菌感染症 |

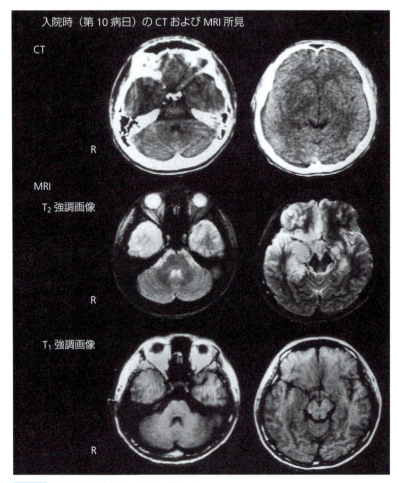

図3 58歳男性例の入院時の画像所見

　見当識障害38.5%と高頻度で，自発性・集中力の低下，認知症など本症の後遺症は多彩な認知機能・情動障害を呈し，社会生活への復帰を妨げている❶❷．
　本症の診断と治療方針は発熱・意識障害などの症状に，髄液でリンパ球優位の細胞増多・タンパク濃度増加を認め，画像にて辺縁系を含む側頭葉内側の病巣や脳波で周期性一側てんかん型放電　図2　など比較的特徴的な所見を認めたら，直ちにアシクロビルを開始する．
　自験成人例入院時の典型的な所見を呈した画像所見を示す　図3　．

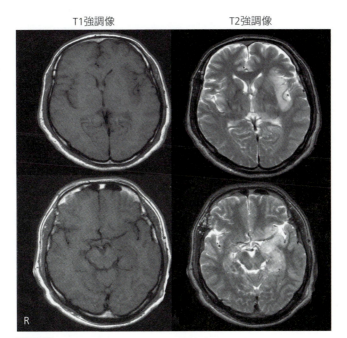

図4 症候と画像所見が一致した単純ヘルペス脳炎

　本例ではT2で前頭葉から側頭葉内側に左右差のある病巣を確認し，本症を疑いアシクロビルを開始した．しかし，CTではアーチファクトもあり明らかな異常吸収域を確認できなかった．つまり，本症の急性期にはMRIは有用であるが，CTは病巣の検出感度が劣るといえる．

　本症のMRI所見と認知機能の関連であるが，まず症候と画像所見が一致した症例を示す 図4 ．

　本例では左海馬・扁桃体から島回に及ぶ，左右差のある辺縁系病巣を検出し治療した．しかし，後遺症として即時記憶や意味記憶の障害を残した．意味記憶（semantic memory）障害とは，本症では，ものの名称がわからない（naming difficulty）をしばしば認め，失名辞といえる後遺症をみる．しかし，そのものが意味するより広い範囲の記憶障害を伴っていることが多い．例えば，患者に「りんご」を見せて，「りんご」という名前を思い出せないだけでなく，「果物」というカテゴリー，「食べられる」という機能，「赤い」という色，「丸い」という形状，つまり，「りんご」に付与されている知識や情報が併せ障害され，「りんご」

を選択できない．このような場合に意味記憶障害と考える．この責任病巣は側頭葉内側から扁桃体，海馬を含む領域のネットワークの障害と想定されている．

しかし，症候とMRI所見が一致しない症例 図5 もある．本例は，辺縁系病巣が検出され，治療で軽快したが，mini mental state examinationで29点と良好，即時記憶や意味記憶の障害もなかった．しかし，MRIでは前頭葉病巣は検出されていないが，思考転換やプランニングの障害を認めた．遂行機能障害を評価する神経心理検査であるbehavioural assessment of the dysexecutive syndrome（BADS）で検討したところ，広汎な前頭葉機能障害が示唆された．症候から想定される病巣とMRIの病巣とは必ずしも一致しない場合もあることは，留意する必要がある．

② ヒトヘルペスウイルス6型（human herpesvirus-6: HHV-6）脳炎

HHV-6は突発性発疹の病原として同定されたが，造血幹細胞移植後の辺縁系脳炎の病原ウイルスとしても知られるようになった．本症は小児例のみならず成人例でも知られてきている．本症の急性期の症候は，非常にHSVEと類似している[3]．しかし，本症では即時記憶障害の頻度が73％の患者でみられ非常に高い．したがって，移植後の患者に即時記憶障害が出現した場合，直ちにMRIによる検索が迅速な治療の上から重要である．一般に，本症の経過は急激に増悪し，中枢性低換気・昏睡が出現し，治療が遅れると死亡や即時記憶障害などの後遺症を呈する．本症では症候学的に，HSVEとの鑑別において即時記憶障害の出現率が高いことに留意が必要である．HHV-6はthymidine kinaseがないのでアシクロビルは有効ではない．本症の治療には，ガンシクロビルやホスカルネットが必要である．本症は，治療可能な疾患であり，この点からHSVEとの鑑別は重要である．

自験成人例の頭部MRI所見を示す 図6 ．HSVEで検出される病巣が内側側頭葉とそれ以外の病巣まで分布し，またその分布に左右差があるのに対し，本症では，検出される病巣が両側の内側側頭葉に限局することが多く，左右差が少ないのが特徴といえる．

自験成人例は，骨髄異形成症候群にて骨髄移植後に発症した50歳台の症例で，両側海馬を中心に病巣を認め，髄液PCRにてHHV-6を同定し，早期にガンシクロビルを開始し軽快した．つまり，本症は，迅速な治療の上から移植医・放射線科医など他の領域の医師における，本症に対する理解と迅速な対応がきわめて重要であるといえる．最近，両疾患のMRI画像上の比較について複数例での検討が報告[4]されている．その結果によれば，本症では，この内側側頭葉の病巣は

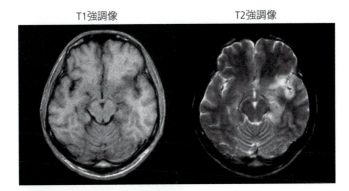

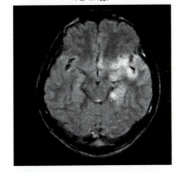

図5 症候と画像所見が一致しなかった単純ヘルペス脳炎

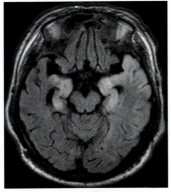

図6 HHV-6脳炎成人例の頭部MRI所見

経時的にみると一過性であるのに対し，HSVE ではこの異常吸収域は持続し，さらに内側側頭葉以外の病巣分布は HSVE にて有意に高率に検出されたとしている．

2 びまん性脳炎

びまん性全脳炎を呈する重篤な脳炎としては，インフルエンザ関連脳症が代表的疾患であるが，細菌では肺炎球菌や O-157 大腸菌・サルモネラ・レジオネラなど，またその他のウイルス感染としては，ムンプス・ロタウイルス・HHV-6・麻疹・EB ウイルス・RS ウイルスなどがあげられる．

自験例のびまん性の所見を呈した痙攣重積型インフルエンザ脳症を示す．

本例は，30 歳台の症例で，発熱と頭痛で発症．3 日後に強直性痙攣を呈し，近医に救急搬送．痙攣重積を呈したため当科に転院した．入院時の意識昏睡時の MRI 所見を示す　図7　．T2 にて両側前頭葉から頭頂葉，側頭葉，後頭葉の皮質から白質に及ぶ広範な淡い高信号の散在を認め，皮髄境界が不鮮明になっている．本例では，転院時に後鼻腔拭い液より A 型インフルエンザ抗原が検出された．

本例の経過と小児にみられる痙攣重積型インフルエンザ脳症の経過を示す　図8　．小児では，通常一過性の回復期を認め 2 相性経過を呈するが，成人では本例のように一過性の軽快なく，進行性経過を呈する場合があるので留意する．本例はガイドラインに準拠しステロイドパルス・シクロスポリン・IVIg・エダラボンなど投与するも死亡した．

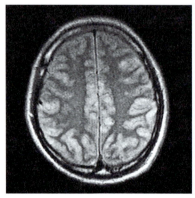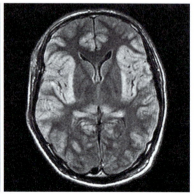

FLAIR像

図7　痙攣重積型インフルエンザ脳症成人例の頭部 MRI 所見

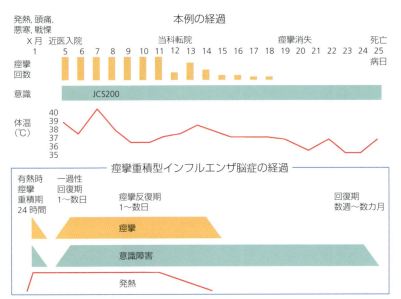

図8 痙攣重積型インフルエンザ脳症成人例の経過（上段）と小児例の定型的な経過（下段）

3 多巣性脳炎

多巣性脳炎の所見を呈する重篤な脳炎としては，トキソプラズマ脳炎や進行性多巣性白質脳症（PML）などがあげられる．

多巣性所見を呈した自験例のトキソプラズマ脳炎を示す　図9〜12 ．本例は生来健康な80歳台の症例で，某年4月より右下肢の違和感を自覚．転倒を契機に近医脳外科を受診し，頭部MRIにて異常を指摘され，陳旧性脳梗塞といわれた．しかし，5月中旬より記銘力障害が出現し，5月29日に再度頭部MRIを施行し病巣の拡大と対側への新たな病変を認められ入院した．しかし，6月1日に左下肢のジスキネジア，右下肢の筋力低下・ミオクローヌスが出現し，6月12日に当院転院した．患者の頭部MRIの継時的な変化を示す　図9 ．

この転院時のMRIで注目した所見を拡大で示す　図10 ．T2WIでは中心から低信号-高信号-低信号の3層構造を呈しており，中心のcoreはADC mapでは高信号・DWIでは低信号であることから，いわゆるT2 target signと考えた．

髄液のトキソプラズマPCRは陰性だったが，血清トキソプラズマ抗体価高く，転院10日後に脳生検でトキソプラズマ脳炎と確定し，治療（スルファジアジン

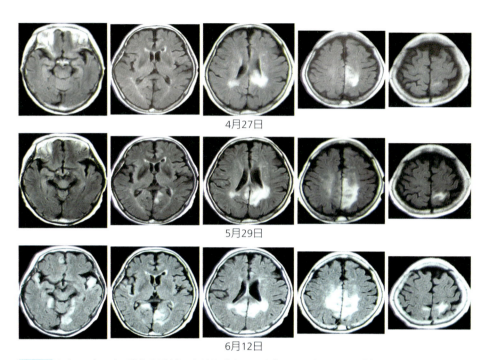

図9 トキソプラズマ脳炎自験例の当科入院までの頭部MRI（FLAIR画像）の継時的変化

とピリメタミン）開始した．脳生検所見を示す 図11 ．

治療後の頭部MRIの変化を示す 図12 ．本例は治療に奏効し病巣は縮小した．

本症の頭部MRIにおける特徴的所見は，① 類円形，② 造影効果を伴う，③ 多発性，④ 大脳皮質/皮髄境界に好発があげられる．近年，T2 target sign，abscess coreがDWIでは正常白質と比べiso/hypointense，ADC mapではcoreがhyperintenseになる所見が特徴的との報告[5][6]があり，本例の診断契機となった．

多巣性脳炎を呈した自験例のPMLの頭部MRI所見を示す 図13 ．

本例は30歳台の症例で，某年12月に右上肢しびれを自覚．翌年1月に右片麻痺を呈し近医脳外科に入院した．脳梗塞の診断で加療受けるも軽快せず，精査目的で転院した．転院時の血液検査でHIV陽性が確認され，本症を疑い髄液JCV PCR施行するも陰性であり，脳生検施行した．生検所見を示す 図14 ．

HEで脱髄所見と腫大核に封入体を有するオリゴデンドログリアを認め（図中

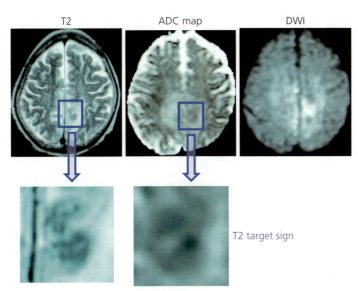

T2　　　　ADC map　　　DWI

T2 target sign

図10 トキソプラズマ脳炎自験例の当科入院時頭部 MRI 所見

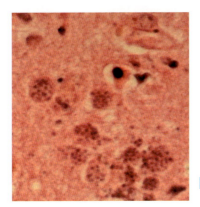

図11 トキソプラズマ脳炎自験例の脳生検所見

矢印），免疫染色にて JCV 抗原の陽性を認め本症と診断した．本症では，JCV PCR 陰性を呈する場合もあり，留意することが必要である．

I 神経感染症総論

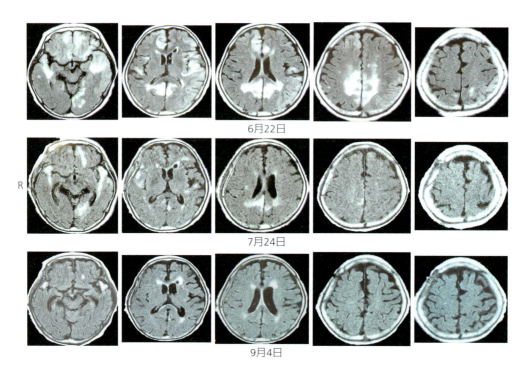

図12 トキソプラズマ脳炎自験例の治療開始後の頭部MRI（FLAIR画像）の継時的変化

2. 髄膜炎

髄膜炎として，細菌性髄膜炎（bacterial meningitis: BM），結核性髄膜炎（tuberculos meningitis: TbM），真菌性髄膜炎（fungal meningitis: FM）について，症候と画像を中心に概説する．

① 細菌性髄膜炎

急性経過を呈する中枢神経系感染症には，本症のほかに無菌性髄膜炎，急性脳炎，さらに脳膿瘍および硬膜下膿瘍も考慮する．症候的には，いずれも頭痛・発熱などの非特異的症状が出現し，髄膜刺激徴候と無菌性髄膜炎以外では意識状態の変化，神経巣症状，痙攣が出現する．つまり，臨床症候だけでは，本症と他の髄膜炎や脳炎などとの鑑別が難しい．したがって，髄液検査や画像検査の所見が重要となる．

| IV ウイルス感染症 | V 遅発性ウイルス感染症・プリオン病 | VI その他の中枢神経系感染症 |

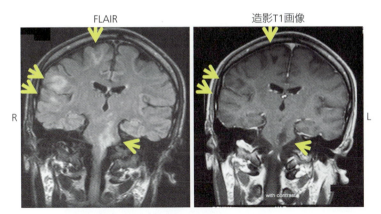

図13 進行性多巣性白質脳症自験例の頭部MRI所見

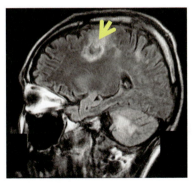

生検部位(矢印)

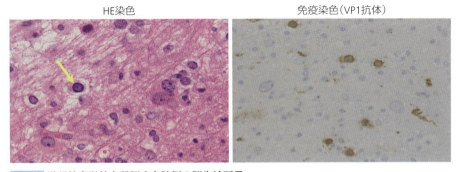

図14 進行性多巣性白質脳症自験例の脳生検所見

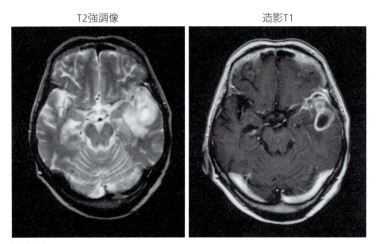

図 15 脳膿瘍を呈したリステリア菌性髄膜炎自験例の頭部 MRI 所見

　BM の診断上に最も重要なのは髄液所見であり，確定診断は髄液からの起炎菌の同定であることはいうまでもない．BM では迅速な抗菌薬開始が転帰改善の点から重要であるが，神経放射線検査を行うために多くの時間が費やされ，治療開始が遅れることはしばしば生じている．したがって，迅速に対応することが重要である．しかし，一方で CT などの神経放射線学的検査を施行したほうがよい場合として，痙攣発作，免疫不全患者，神経巣症状，60 歳以上，意識障害を認める場合があげられている．つまり，これらの条件を有する場合には，神経放射線学的検査にて頭蓋内占拠性病変の有無を確認し，髄液検査の可否を判断する必要がある❼．

　自験例の脳膿瘍を呈したリステリア菌性髄膜炎の具体例を示す．患者は 60 歳台の症例で，10 日前から発熱および頭痛があり軽快しないので来院した．年齢が 60 歳以上であることから，まず頭部 CT を施行したところ，左側頭部の低吸収域を確認し，緊急にて造影を含む頭部 MRI を施行した　図 15 ．左側頭葉にリング状の脳膿瘍を確認し，入院して加療を開始した．脳膿瘍は緩徐に成長した場合には，症候学的には重篤な異常が出現しにくいことについて留意することが必要である．

　治療との関連では，BM も血管炎を基盤にした脳梗塞を呈する場合もある　図 16 ．本例は，BM 治療中に Broca 失語を呈した脳梗塞と診断された．
　BM の初期治療では，新生児と脳室シャントやドレナージなどの外科的侵襲に

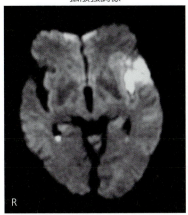

図16 細菌性髄膜炎に併発した脳梗塞自験例の頭部MRI所見

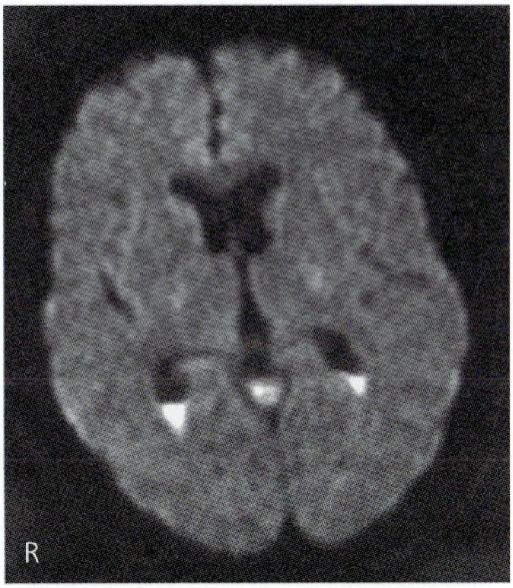

図17 脳室炎を併発した細菌性髄膜炎自験例の頭部MRI所見
液面形成を側脳室後角に認め，脳室炎を併発している．

　併発したBM以外は，急性期に副腎皮質ステロイド薬を併用することが推奨されている[7]が，この投与は病態生理的には，細菌が溶解し，細胞壁成分がくも膜下腔へ放出され，サイトカインやケモカインが分泌されることにより生じる，宿主の免疫応答を介したサイトカインカスケードを抑制する治療であり，投与期間も短期である[7]．つまり，脳梗塞を惹起する血管炎の抑制の点からは不十分であり，脳梗塞が併発した場合には，血管炎を抑制する点から結核性髄膜炎の治療に準拠した数週間の副腎皮質ステロイド薬併用が，血小板凝集抑制薬の治療とともに必要であると考える．一方，本症では時に脳室炎を併発する場合がある．
　自験例の脳室炎を併発した症例の頭部MRI画像を示す　図17 ．脳室炎の併発は，3カ月未満の小児に多いが，成人でもみられる．この併発は重症化し，転帰不良になることが多い．

② 結核性髄膜炎
　本症は亜急性発症の髄膜炎だが，約1/3の症例は急性発症する[8]．意識障害の頻度（せん妄10〜30％，昏睡30〜60％）は高い[8]．脳底部髄膜炎を呈するため脳神経麻痺（特にIII，VI）が30〜50％と多い[8]．最近のガイドラインでは，髄液で単核球優位の細胞増多・タンパク高値・糖低下を呈したら，直ちに抗結核薬を開始とされている[8]．しかしながら，初回髄液の28％で多形核球優位を示す[9]．画

I 神経感染症総論

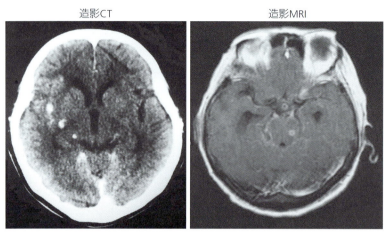

図18 結核腫を呈した結核性髄膜炎自験例の頭部画像所見

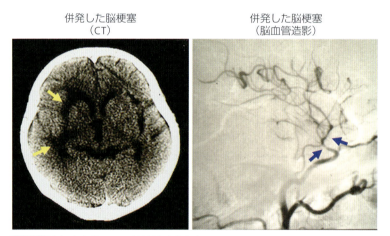

図19 脳梗塞を併発した結核性髄膜炎自験例の頭部CT所見および脳血管造影所見

治療中に不全片麻痺を呈した脳梗塞併発例であるが，血管造影にて血管炎による動脈狭窄（矢印）が認められている．抗結核薬継続下に血小板凝集抑制薬と副腎皮質ステロイド薬を使用し後遺症なく退院．

像の特徴としては，髄膜（脳底部）の造影効果，結節状またはリング状の造影効果を示す結核腫 図18 ，還流障害による二次性水頭症，血管炎基盤とした脳梗塞 図19 に注意する．

本症では血管炎による脳梗塞を呈しやすく，その併発頻度は30〜50％と高く，

障害される血管としては内頸動脈と中大脳動脈基幹部の狭窄が多い．最近，本症に併発する脳梗塞について多数例での報告[10]がされている．TbM 122例を対象に，入院時点と治療開始後3カ月時点に頭部MRI施行し脳血管障害の有無を検討した．その結果は，脳血管障害が55例（45%）で検出され，内訳は脳梗塞が54例（うち多発性29例），脳出血が1例と報告されている．TbMの脳梗塞治療は，血管炎を基盤に発症するので，単に血小板凝集抑制薬のみではなく，副腎皮質ステロイド薬を併用することが必要である．

なお，本症の初期治療における副腎皮質ステロイド薬の併用の是非は，抗結核薬の透過性に影響するとか，消化管出血の問題などもあり，長い間議論されてきた．しかし，最近，過去に報告された無作為比較試験のメタ解析結果が報告[11]された．その結果，HIV陰性の小児と成人例では併用群が未併用群より有意に転帰が良好であった．以上より，HIV陰性の本症では重症度に関らず全例で副腎皮質ステロイド薬併用が推奨されると考える．軽症ではデキサメタゾン0.3 mg/kg/日の静注で1週間，中等症〜重症では0.4 mg/kg/日の静注で1週間投与し，その後1週間毎に0.1 mg/kgずつゆっくり減量して比較的長期に投与する[12]．本薬の機序は，脳浮腫の軽減，血管炎の抑制，髄膜の癒着・線維化に伴う脳神経障害・閉塞性水頭症の防止のほか，matrix metalloproteinase 9や血管内皮成長因子にも作用する．

③ 真菌性髄膜炎および脳膿瘍

　症状は，通常，2〜4週間の亜急性経過で頭痛，発熱，嘔気，嘔吐，疲労感などで発症する．しかし，発熱や頭痛を伴わない場合や性格変化などで発症する場合もあり留意する．進行すると脳神経麻痺や意識障害を呈する．しかし，免疫能が正常な患者では慢性発症経過をとるとの指摘もなされている[13][14]．最も頻度の高いクリプトコッカス性髄膜炎は，健常者でも発症する[13]．中枢神経系カンジダ症は，巣症状の出現は少ないが，中枢神経系アスペルギルス症やムコール症では巣症状や痙攣を高頻度に伴う．ムコール症の中枢神経系への浸潤は，鼻脳型とよばれ黒色の鼻汁，顔面痛，眼周囲の蜂巣炎を伴う場合がある．経過や予後は病因により異なる．クリプトコッカス以外の真菌性髄膜炎の予後は総じて不良であり，中枢神経系カンジダ・アスペルギルス・接合菌であるムコール症の各死亡率は，各々53%・90%・90%以上である．脳膿瘍はカンジダ・アスペルギルスで多く，脳血管障害はアスペルギルス・ムコール菌など接合菌で多い．脳膿瘍や脳血管障害が併発すると難治になる．クリプトコッカス以外の真菌性髄膜炎の危険因子として，中枢神経系カンジダ症・アスペルギルス症では宿主の免疫抑制状態，カ

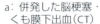

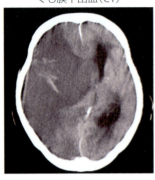
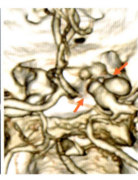
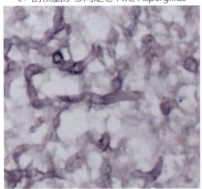

図20 脳血管障害を呈したアスペルギルス髄膜炎自験例
註）3D-CTA: 3次元CT血管造影

テーテル留置，腹部・脳外科手術の既往，薬物乱用（経静脈）が指摘されている．一方，ムコール症では免疫不全の他，糖尿病の併発が50〜75%と高い．

一方，脳血管障害は，血管炎基盤のTbMと異なり，真菌が血管親和性を有し，血管に浸潤して起きる．動脈瘤によるくも膜下出血もある．菌浸潤で動脈はきわめて脆弱化しておりクリッピングの適応はない．

自験例の脳血管障害を呈したアスペルギルス髄膜炎の具体例を示す　図20　．

本例は髄膜炎として入院したのではなく，脳梗塞との診断にて救急搬送された．入院時，意識は深昏睡．入院時の頭部CTを示す　図20-a　．確かに広汎な脳梗

塞であるが，一つの脳血管支配では説明できにくい低吸収域を呈し，しかも一部にはくも膜下出血を示唆する高吸収域を認めた．患者は発熱を呈していること，さらに患者の家族からの病歴聴取で1カ月前から頭痛を訴えていたことから，真菌性髄膜炎による脳血管障害を疑い，同日施行の3D-CTAにて動脈瘤（矢印）および血管の紡錘状の拡張，さらに高度血管狭窄（矢印）を示す 図20-b ．*Aspergillus* 感染を想定し，voriconazole 投与開始した．しかし救命できずに死亡した．剖検にて *Aspergillus* を同定した 図20-c ．*Aspergillus* は菌体内に隔壁を有し，45°の角度で分枝する．

3. 脳膿瘍

　脳実質内の病原体による限局性膿貯留．頭蓋内圧亢進による頭痛と占拠性病変による巣症状が主徴で，発熱は認めない場合もある．病因は，細菌や真菌などが耳鼻科・眼科的感染巣・外傷からの直達性と肺感染巣や心内膜炎からの血行性で発症．人口10万あたり年間0.4〜0.9人の発症だが，免疫不全宿主では頻度は増加する．最近の臓器移植・AIDSなどの増加により，真菌による本症は増加している．

　感染経路は近傍感染巣からの直達浸潤と血行性感染による．直達性感染として，副鼻腔炎・中耳炎・乳突炎からの波及，穿通性頭部外傷や脳の手術からの感染があげられる．一方，血行感染には肺感染症（肺膿瘍・気管支拡張症），細菌性心内膜炎のほか，右→左シャントを形成するFallot四徴症・両大血管右室起始症・心室中隔欠損症や肺動静脈瘻があげられる．しかし，約1/4の患者は原発巣不明．

　病原体として，脳外科的手技や外傷に伴う場合にはグラム陰性菌や黄色・表皮ブドウ球菌が多い．中耳炎や副鼻腔炎に伴う場合にはレンサ球菌・ブドウ球菌および混合感染（嫌気性菌とグラム陰性菌）が多い．血行性感染ではレンサ球菌属やブドウ球菌属が多い．一方，真菌ではカンジダとアスペルギルスが多い．また，トキソプラズマもみられる．

　自験例の真菌性脳膿瘍の具体例を示す 図21 ．

　50歳台の症例で，既往にコントロール不良の糖尿病と副鼻腔炎があった．1カ月前から顔面痛あり，4日前から，発熱・眼痛・頭痛を呈して，歩いて来院した．外来にて意識は正常で痙攣もなかったが，髄膜刺激徴候とごく軽度右片麻痺を認めた．軽度とはいえ，片麻痺という巣症状があるので，まずCTを施行した 図21-a ．造影CTでは左の大脳半球に大きな脳膿瘍があり，腰椎穿刺するこ

a: 造影CT   b: 造影MRI

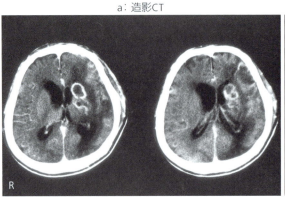
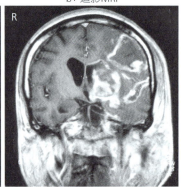

c: 剖検肉眼所見   d: 検鏡所見(HE染色)

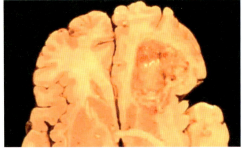

図21 ムコール菌性脳膿瘍の自験例

となく入院にて治療を開始した．頭部造影MRI 図21-b において膿瘍は深部にまで波及しており，副鼻腔からムコール菌が検出された．本例は治療するも亡くなられた．剖検では左大脳に大きな脳膿瘍が確認された 図21-c, d ．

4. 脊髄硬膜外膿瘍（spinal epidural abscess: SEA）

　腰椎穿刺による髄液検査による検討は，SEAの診断検査の一つとして過去においてはあげられていた．しかし，最近ではSEAにおいて腰椎穿刺による髄液検査の施行は積極的には薦められない[15]．その理由は，①髄液培養で起炎菌が検出される頻度が低いこと，②腰椎穿刺部位がSEA近傍の場合には，かえってその施行により髄腔内に菌を播種し髄膜炎を併発させる危険性を伴うこと，さらに③CSF還流をブロックしているSEAの下位で髄液穿刺し吸引すると，減圧によ

表1 脊髄硬膜外膿瘍における宿主の危険因子と想定すべき菌種

宿主の危険因子	想定すべき菌種
注射-薬物使用	黄色ブドウ球，緑膿菌
糖尿病	多種
特定の内科疾患〔高血圧症，慢性閉塞性肺疾患（COPD），糖尿病など〕の多発併発	多種
最近の脊椎に対する侵襲的な処置	黄色ブドウ球菌，表皮ブドウ球菌
穿通性の脊椎外傷	黄色ブドウ球菌，表皮ブドウ球菌
宿主免疫不全	細菌・好酸菌（結核菌など）・真菌
皮膚の感染または膿瘍	黄色ブドウ球菌，表皮ブドウ球菌
菌血症	多種

り急激な神経障害の増悪をきたす可能性があることによる．したがって，最近の脊椎感染症における診断フローチャートには腰椎穿刺は記載されていない[7]．現在では，一般的に画像上 SEA が想定された場合，診断目的に腰椎穿刺による脳脊髄液検査は実施しない．もし実施する場合には，上記の危険性を十分に評価した上で，慎重に行うことが必要である．SEA を疑った場合の検査手順としては，背部痛と発熱が認められ，末梢血の白血球数高値，赤沈の亢進，CRP の高値が認められたら，まず MRI を実施することが必要である[16][17]．しかし，SEA の患者の血液培養では約6 割でしか起炎菌は検出されない[15]．このような場合には，CT ガイドによる生検が有用である．一方，SEA の起炎菌は，宿主の有する危険因子により想定すべき菌が異なる 表1．

なお，椎体椎間板炎においても，SEA と同様に腰椎穿刺部位が近傍の場合（一般には腰椎が多いので注意する）には，やはり穿刺により起炎菌を播種し髄膜炎を併発させる危険性を伴うので一般には薦められない．

自験例の SEA の脊髄 MRI 所見を示す 図22．
リステリア菌による脊髄硬膜外膿瘍．造影MRIにて脊髄前後の硬膜外に増強効果（矢印）を認める．

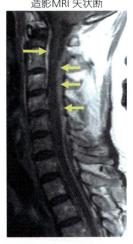

造影MRI 矢状断

図22 脊髄硬膜外膿瘍の自験例

5. プリオン病

　孤発性 Creutzfeldt-Jakob 病（sporadic Creutzfeldt-Jakob disease: sCJD）は，50〜60 歳代に発症し，プリオンタンパク遺伝子の変異はなく，孤発性古典型とよばれている代表的な病型（Parchi 分類の MM1 や MV1）では急速に進行する認知症とミオクローヌスを特徴とする．歩行障害，視覚障害（視力低下・視野狭窄・色覚異常など），精神症状で発症（前駆期: 1〜2 カ月）し，その後亜急性に進行する認知症とミオクローヌスや小脳失調を呈し，会話不能で起立・歩行不能に陥る（進行期: 数カ月）．この時期に，脳波上の周期性同期性放電（periodic synchronous discharge: PSD） 図23-a ，頭部 MRI 拡散強調像における大脳皮質・基底核の高信号 図23-b ，髄液の 14-3-3 タンパクやタウタンパクの高値および神経細胞特異的エノラーゼ（NSE）の上昇など比較的特徴的な所見を呈する．その後，無動無言となり発症から 1〜2 年で死亡する．

　プリオンタンパク遺伝子検査の意義は，遺伝性プリオン病としてのプリオンタンパク遺伝子の点変異の有無を確認するだけでなく，sCJD ではプリオンタンパク遺伝子の正常多型のタイプにより臨床症状が異なる（病型を規定する）ことが知られており有用である 表2 ．

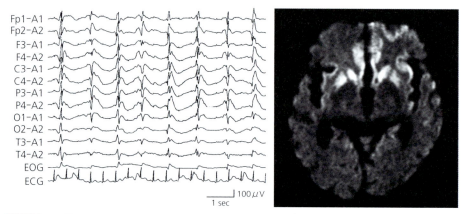

図 23 孤発性 Creutzfeldt-Jakob 病自験例の脳波所見と頭部 MRI 所見
a: 脳波では，約 1 秒の周期で，全誘導で同期する高振幅鋭波を認める．b: MRI 拡散強調像では，大脳皮質の萎縮および前頭葉皮質に沿った高信号域と基底核部の高信号域を認める．

表2 プリオンタンパク遺伝子コドン129番の多型と異常プリオンタンパクタイプの相違によるsCJDの臨床病型

コドン129多型・タンパク型	MM 1/MV 1	MM 2	MV 2	VV 1	VV 2
病型	典型的CJD	皮質型/視床型	失調型	認知症型	失調型
PrP^{sc}の沈着パターン	シナプス型	シナプス型	シナプス型プラーク型	シナプス型	シナプス型プラーク型
ミオクローヌス	+	−	+	−	+
脳波PSD	+	−	まれ	−	まれ
髄液14-3-3タンパク	+	+	まれ	+	+
発症年齢	60歳代	60歳代	60歳代	20歳代	60歳代
進行速度	亜急性	緩徐	緩徐	緩徐	亜急性

(文献⑱, ⑲改変)

註)sCJD: 弧発性CJD, PrP^{sc}: 異常プリオンタンパク, PSD: 周期性同期性放電

皮質型や視床型（MM 2型 sCJD）および失調型（MV 2型や VV 2型 sCJD）とよばれる非典型的病型もある．MM 2型 sCJDでは，認知症以外に皮質型では失語・失行・空間失見当識といった皮質症候を，視床型では不眠・自律神経障害を認め，進行が比較的緩徐である．失調型では，認知症のほかに失調を認める．この場合，脳波上PSDの出現は稀である．

Pearls

神経感染症は，Neurological emergencyがあり，迅速な早期治療が必要な疾患も多い．神経感染症では病因確定診断が得られるまでには一定の時間を要する．この点から画像を含めた神経学的所見に基づく推定診断により治療を開始する場合もある．したがって，迅速かつ適切な治療を開始するためには，これら疾患の神経放射線学的特徴を把握することが，患者の予後の上からきわめて重要である．

文献

❶ 塩田宏嗣, 亀井 聡, 高須俊明. 単純ヘルペスウイルス脳炎成人例の臨床解析（第1報）. 日大医学雑誌. 1998; 57: 484-97.
❷ 塩田宏嗣, 亀井 聡, 高須俊明. 単純ヘルペスウイルス脳炎成人例の臨床解析（第2報）. 日大医学雑誌. 1998; 57: 498-515.
❸ Yoshikawa T, Ihira M, Suzuki K, et al. Invasion by human herpesvirus 6 and human herpesvirus 7 of the central nervous system in patients with neurological signs and symptoms. Arch Dis Child. 2000; 82, 170-1.

❹ Noguchi T, Yoshiura T, Hiwatashi A, et al. CT and MRI findings of human herpesvirus 6-associated encephalopathy: comparison with findings of herpes simplex virus encephalitis. AJR Am J Roentgenol. 2010; 194: 754-60.
❺ Osborne AG. Infections of the brain. Diagnostic neuroradiology. St Louis: Mosby; 1994. p.698-9.
❻ Masamed R, et al. Cerebral toxoplasmosis: case review and description of a new imaging sign. Clin Radiol. 2009; 64: 560-3.
❼ 細菌性髄膜炎診療ガイドライン2014作成委員会（作成委員会委員長　亀井　聡，他）．細菌性髄膜炎診療ガイドライン2014．東京: 南江堂; 2014．p.1-123．
❽ Thwaites G, Fisher M, Hemingway C, et al. British Infection Society guidelines for the diagnosis and treatment of tuberculosis of the central nervous system in adults and children. J infect. 2009; 59: 167-87.
❾ Verdon R, Chevret S, Laissy JP, et al. Tuberculous meningitis in adults: review of 48 cases. Clin Infect Dis. 1996; 22: 982-8.
❿ Kalita J, Misra UK, Nair PP. Predictors of stroke and its significance in the outcome of tuberculous meningitis. J Stroke Cerebrovasc Dis. 2009; 18: 251-8.
⓫ Prasad K, Singh MB. Corticosteroids for managing tuberculous meningitis. Cochrane Database Syst Rev. 2008; 23: CD002244.
⓬ Thwaites GE, Nguyen DB, Nguyen HD, et al. Dexamethasone for the treatment of tuberculous meningitis in adolescents and adults. N Engl J Med. 2004; 351: 1741-51.
⓭ Perfect JR, Dismukes WE, Dromer F, et al. Clinical practice guidelines for the management of cryptococcal disease: 2010 update by the Infectious Diseases Society of America. Clin Infect Dis. 2010; 50: 291-322.
⓮ Ecevit IZ, Clancy CJ, Schmalfuss IM, et al. The poor prognosis of central nervous system cryptococcosis among nonimmunosuppressed patients: a call for better disease recognition and evaluation of adjuncts to antifungal therapy. Clin Infect Dis. 2006; 42: 1443-7.
⓯ Tompkins M, Panuncialman I, Lucas P, et al. Spinal epidural abscess. J Emerg Med. 2010; 39: 384-90.
⓰ Patel AR, Alton TB, Bransford RJ, et al. Spinal epidural abscesses: risk factors, medical versus surgical management, a retrospective review of 128 cases. Spine J. 2014; 14: 326-30.
⓱ Pradilla G1, Ardila GP, et al. Epidural abscesses of the CNS. Lancet Neurol. 2009; 8: 292-300.
⓲ 厚生労働科学研究費補助金難治性疾患克服研究事業．プリオン病及び遅発性ウイルス感染症に関する調査研究班・プリオン病のサーベイランスと感染予防に関する調査研究班．http://prion.umin.jp/prion/index.html
⓳ 日詰正樹，水澤英洋．プリオンとプリオン病．Brain Medical．2006; 18: 309-14.

〈亀井　聡〉

| IV ウイルス感染症 | V 遅発性ウイルス感染症・プリオン病 | VI その他の中枢神経系感染症 |

神経感染症の病理

　ウイルス，細菌，真菌などの病原体の感染を契機として，髄膜炎や脳炎，脳症など神経系には様々な病態がもたらされる．例えば脳病変においては，病理学的に通常，脳炎と脳症は，組織内で炎症像が認められるか否かによって判断される．組織学的検索で炎症を認めなければ病理学的に脳炎とはいえず，脳炎と脳症は宿主側の反応の違いで区別される．

　脳炎では病原体が脳実質に侵入，増殖することで，神経細胞やグリア細胞などの脳固有の細胞・組織の障害がみられ，炎症細胞浸潤を伴う．しかし，後天性免疫不全症候群（acquired immunodeficiency syndrome: AIDS）や免疫抑制剤使用患者など，宿主免疫能が低下している場合には，病原体が脳実質で増殖しても炎症所見が乏しいことがある．

　一方，脳症の組織では，一般的に炎症所見は認められない．臨床的な急性脳症は，意識障害や痙攣など，頭蓋内圧亢進症状を主症状とした症候群で，非炎症性の広汎な脳浮腫に伴う急性脳機能不全を認める．さらに，インフルエンザ脳症のような一部のウイルス性脳症においては，ウイルスの脳組織への感染は認めず，脳実質に非特異的な浮腫を伴う病態が存在し，その背景にはサイトカインによる免疫系の過剰な応答と，全身の血管あるいは血管内皮障害が存在すると考えられ，こうした病原体が間接的に関与するものまでが脳症に含まれる[1]．

　神経感染症の組織病理診断においても，他の疾患と同様に基本となるのはヘマトキシリン・エオジン（Hematoxylin and Eosin: HE）染色での観察である．一般的にウイルスは光学顕微鏡では観察できず，病原体そのものの観察には電子顕微鏡が必要である．ウイルス感染症の場合，ウイルス封入体などの特異的な組織像を示す疾患は比較的容易に診断されるものの，髄膜や脳実質，血管周囲への炎症細胞浸潤や神経貪食像，ミクログリア結節，反応性の星細胞の増生像などの非特異的所見のみを呈する疾患も多く，通常の HE 染色だけでは診断困難な症例も多い．さらに，これらの非特異的所見は，脱髄疾患や，血管炎を含む自己免疫疾患，中枢神経原発リンパ腫などで認められる像の一部と鑑別困難であることも多いため，注意を要する．したがって，ウイルス感染症の病理診断には免疫組織化学によるウイルスタンパク質の検索や in situ hybridization 法，polymerase chain reaction（PCR）によるウイルス核酸の検索，電子顕微鏡によるウイルス

粒子の同定などの病原体検索が重要であり，従来のHE染色による形態観察と併せて総合的に診断される．一方，原虫や真菌，細菌は通常の光学顕微鏡で観察しうるが，真菌・細菌感染症の病原体診断は培養が基本であり，病理検体からの病原体診断は容易ではない．それぞれの病原体に適した特殊染色や，免疫組織化学による病源体由来のタンパク質の検索も併用されることが多い．病理検体における形態観察や免疫組織化学で病原体の同定に至らない症例などではPCRによる病原体の核酸検索が有用であることも多い．

神経系に病態をもたらす病原体は多数存在するが，本稿ではそれらの中から代表的な疾患について，自験例を中心に病理組織像を示しながら概説する[2]．詳細な神経病理や他の感染症については成書を参照されたい[3][4][5]．

1. ウイルス性脳炎

1 単純ヘルペス脳炎

単純ヘルペスウイルス1型または2型の初感染もしくは潜伏感染後再活性化による脳炎で，主に免疫能に異常のない健常者に発症する．典型例では側頭葉内側から底部，前頭葉底部を中心に，島や帯状回にかけて病変の主座がみられ，肉眼的に出血性，壊死性の病変を形成する．新生児ヘルペス脳炎では病変は通常，脳に広範に分布する．組織学的には髄膜への単核球浸潤，脳実質の浮腫と出血，壊死，血管周囲を中心にリンパ球優位の炎症細胞浸潤やマクロファージの浸潤，神経細胞貪食像（neuronophagia），ミクログリア結節が認められる．さらに感染細胞である神経細胞やグリア細胞に核内封入体がみられ 図1A ，免疫組織化学ではウイルスタンパク質が確認される 図1B ．

2 水痘帯状疱疹ウイルス脳炎

主に免疫抑制状態にある患者で，稀ではあるが水痘帯状疱疹ウイルスによる後天性の脳炎が認められる．免疫抑制状態に伴い，三叉神経節や脊髄後根神経節で潜伏感染していたウイルスが再活性化し，血管炎や血管症，髄膜炎，脳炎や脳室炎，脊髄炎の原因となる．組織学的に脳実質の浮腫，変性と壊死を認め，核内封入体を有する感染細胞が観察される 図2 ．血管内皮の腫大，血管周囲および脳実質への単核球主体の炎症細胞浸潤も認められる．

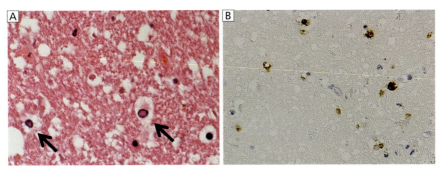

図1 単純ヘルペス脳炎
(A) 感染細胞に full 型の核内封入体を認める（矢印）．(B) 免疫組織化学でウイルスタンパク質の陽性シグナルを認める．

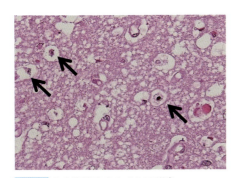

図2 水痘帯状疱疹ウイルス脳炎
感染細胞にCowdry A型の核内封入体を認める（矢印）．

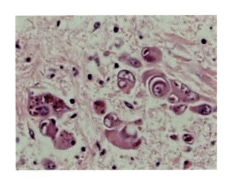

図3 サイトメガロウイルス脳炎
脳室上衣下白質．owl's eye の形態を呈する核内封入体や細胞質の封入体，大型で多核の感染細胞を認める．

3 サイトメガロウイルス脳炎

　後天性のサイトメガロウイルス脳炎は，主に移植後や AIDS など免疫抑制状態の患者に発症する日和見感染症である．中枢神経系では脳室脳炎を呈することが多く，上衣細胞や脈絡叢，脳室周囲グリア細胞や神経細胞，血管内皮細胞にも感染がみられる．ミクログリア結節形成を特徴とする脳炎や，脊髄・神経根炎を伴う病型もみられる．脳室脳炎症例では肉眼的に脳室周囲の軟化，褐色変性を認め，組織学的に上衣細胞や上衣下に，フクロウの目（owl's eye）とよばれる明瞭な核内封入体や細胞質内封入体を有した感染細胞がみられ，大型に融合した感染細胞も観察される 図3 ．周囲脳組織では壊死と強い変性を認め，マクロファー

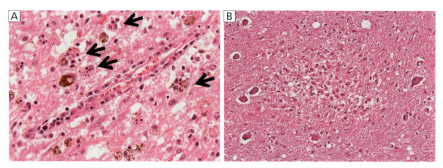

図4 日本脳炎
(A) 中脳黒質．神経貪食像を認める（矢印）．(B) 下オリーブ核．ミクログリア結節の形成．

ジの浸潤を多数伴う．

4 日本脳炎

　コガタアカイエカなどが媒介する日本脳炎ウイルスによる脳炎である．ワクチンの接種により本邦での患者数は激減したが，西日本を中心に例年 10 例程度までの報告がされており，世界的には南-東南アジアを中心として年間 5 万例程度発生している．組織学的には特異的所見に乏しく，他の多くのウイルス性脳炎と同様に，血管周囲や脳実質の炎症細胞浸潤，出血，神経貪食像 図4A やミクログリア結節 図4B を認める．大脳皮質や基底核，視床，脳幹，小脳，脊髄灰白質と広範に病変を認めるが，特に基底核，視床，中脳黒質は障害を受けやすい．なお，同じフラビウイルス感染症であるウエストナイル脳炎との形態学的な鑑別は困難である．

5 亜急性硬化性全脳炎

　変異型麻疹ウイルスの脳内持続感染により，麻疹罹患後数年の潜伏期を経て発症し，進行性に経過する予後不良な疾患である．経過の長い症例では肉眼的に脳の萎縮と硬化，脳室拡大を認める．組織学的には神経細胞やグリア細胞の脱落，髄膜や血管周囲，脳実質の単核球主体の炎症細胞浸潤，反応性の星細胞増生を認め，主に神経細胞や乏突起膠細胞で核内や胞体に封入体がみられる 図5 ．免疫組織化学では感染細胞に陽性シグナルを認める．

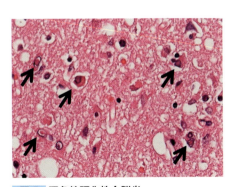

図5 亜急性硬化性全脳炎
感染細胞の核内および細胞質に封入体を認める（矢印）．

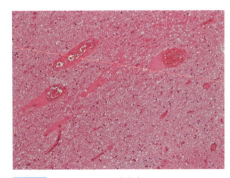

図6 インフルエンザ脳症
血管周囲の滲出と小血管壁の硝子化を認める．

2. ウイルス性脳症

1 インフルエンザ脳症

　インフルエンザウイルス感染に伴う脳症では，脳重量が増加し，肉眼的に脳浮腫を認め，脳ヘルニアを伴うことがある．組織学的には脳実質の高度の浮腫と，血漿成分の脳実質への漏出，小血管壁の硝子化がみられるが，炎症細胞浸潤を欠き，脳実質の細胞にウイルスの感染，増殖は認めない 図6 ．高サイトカイン血症に伴う全身の血管の透過性亢進や内皮障害に伴う二次性の反応が背景にあると考えられる．

2 HIV脳症

　AIDS患者の30％程度の症例で，HIV関連神経認知障害（HIV-1 associated neurocognitive disorder: HAND）といわれる認知症などの中枢神経症状を認める．HANDには組織学的にほとんど変化を認めない軽微なものから，慢性の炎症や免疫による間接的な神経障害，またHIVそのものによる脳症が含まれる．組織学的にHIV脳症の典型例では，白質にマクロファージ由来の特異な多核巨細胞 図7 やミクログリア結節が認められる．また脊髄の主に側索・後索で空胞変性を有するvacuolar myelopathyが認められる症例もある．

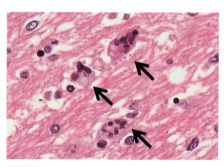

図7 HIV脳症
特徴的な多核細胞を認める（矢印）．

3 進行性多巣性白質脳症

　進行性多巣性白質脳症（progressive multifocal leukoencephalopathy: PML）は，AIDS や血液系悪性腫瘍など，主に免疫抑制状態にある患者において JC ウイルスによって惹起される致死性の脱髄疾患である．加えて近年では多発性硬化症や Crohn 病の治療薬として使用されるナタリツマブなどの抗体医薬による発症が報告され注目されている．臨床症状，画像所見，他の疾患の除外により PML が疑われる症例では，脳脊髄液からの PCR によるウイルスゲノム検出が PML の診断に高い特異性を示す．確定診断には脳組織検索が有要である．組織学的には融合傾向を示す白質の多巣性の脱髄病変　図8A　，腫大した核を有する乏突起膠細胞　図8B　，奇怪な形態を呈する異型星細胞が特徴である　図8C　．脱髄を伴う病巣中心部では炎症細胞浸潤に乏しく，貪食マクロファージの浸潤を認める．HIV 感染患者で HAART（highly active anti-retrovial therapy）導入後の免疫再構築症候群を発症した PML 症例では，炎症像を呈する症例もみられる．

3. 細菌感染症

1 細菌性髄膜炎および脳炎，脳膿瘍

　細菌感染による髄膜炎，脳炎では肺炎球菌や髄膜炎菌，インフルエンザ菌や溶血性レンサ球菌，クレブシエラ，黄色ブドウ球菌をはじめとして，症例の背景や年齢によって多様な細菌が起因菌となるが，基本的に病理像では概ね同様の組織像を呈する．組織学的に急性期では，菌体とともに髄膜や脳実質への好中球主体

| Ⅳ ウイルス感染症 | Ⅴ 遅発性ウイルス感染症・プリオン病 | Ⅵ その他の中枢神経系感染症 |

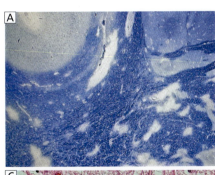
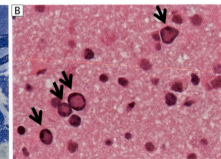
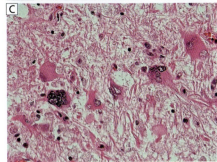

図8 進行性多巣性白質脳症
(A) KB (Klüver-Barrera) 染色．白質内の脱髄病変．(B) 腫大した核を有する乏突起膠細胞（矢印）．(C) 奇怪な形態を呈する異型の強い星細胞．

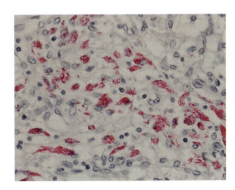

図9 結核
Ziehl-Neelsen 染色．結核菌を認める．AIDS 症例の結核リンパ節病変．

の炎症細胞浸潤がみられ，浮腫，出血，菌体を含む小壊死巣の出現，時間の経過と共にマクロファージやリンパ球浸潤が目立つようになり，反応性の星細胞の増生もみられる．重症例では膿瘍形成に至ることもある．HE 染色による通常の形態観察に加え，病原体の検索に Gram 染色，また Gram 陰性菌では Warthin-Starry などの銀染色が用いられることがある．しかし形態観察のみでの病原体の特定は困難なことが多く，培養を含む各種臨床検査に加え，病理では免疫組織化

学や，検体によっては PCR による核酸検索が併用されることもある．結核性の髄膜炎では脳底部の滲出物を認め，脳実質やくも膜下腔などに乾酪壊死を伴う類上皮肉芽腫の形成や Langhans 型巨細胞がみられる．結核菌は Ziehl-Neelsen 染色にて菌体が確認される　図9　．

4. 真菌・原虫感染症

1 カンジダ症，アスペルギルス症，ムコール症

　主に免疫抑制状態を背景とした患者において，病原体が中枢神経系に到達した際に，播種性，侵襲性の日和見感染型深在性真菌症として問題となる．中枢神経系に病変が形成された場合には菌体の増殖と組織の破壊，壊死，出血，好中球を含む非特異的な炎症細胞浸潤を認める．ムコール症は一般的に血管への親和性が高いことが知られる．菌体は HE 染色でも観察されるが，真菌の検索では PAS 染色や Grocott 染色が広く使われる　図10, 11　．菌体の形態観察で種の同定が難しい場合などでは免疫組織化学による検索や，検体から抽出した DNA を用いた PCR による核酸検索も併用される．

2 クリプトコッカス髄膜脳炎

　クリプトコッカス（*Cryptococcus neoformans*）の初期感染は通常，肺にみられるが，中枢神経系に対して親和性が高く，AIDS 患者など細胞性免疫能が低下した患者を中心に髄膜，脳への二次感染を認め，高頻度でクリプトコッカス髄膜炎を発症する．健常人でも稀に髄膜炎を発症することがある．髄液検査の墨汁染色で菌体が観察されるが，菌体はくも膜下腔から Virchow-Robin 腔に拡がり

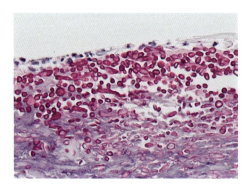

図10　カンジダ症
PAS 染色．カンジダの酵母型と菌糸型の菌体を認める．皮膚病変．

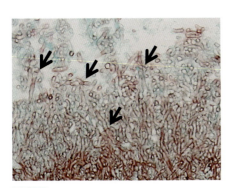

図11 アスペルギルス症
Grocott染色．アスペルギルスの菌糸を認める．
分岐と隔壁（矢印）を認める．副鼻腔病変．

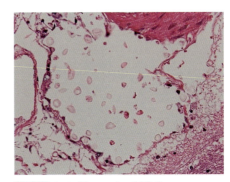

図12 クリプトコッカス髄膜炎
くも膜下腔から連続し，Virchow-Robin腔に多数の菌体を認める．

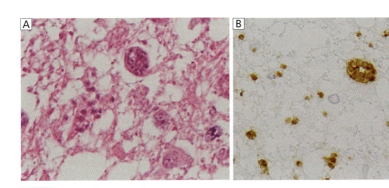

図13 トキソプラズマ脳症
(A) 壊死性脳病変の中に虫体を認める．(B) 免疫組織化学．

図12．脳実質に病変を形成した場合には，組織破壊性の病変を形成する．組織学的には菌体の増殖とともに脳実質の破壊，壊死を認める．菌体はGrocott染色などの特殊染色や免疫組織化学でより明瞭に確認される．同定が困難な場合には核酸検索も有用である．

3 トキソプラズマ脳症

Toxoplasma gondii の感染による原虫症であり，主に免疫抑制状態にある患者において後天性のトキソプラズマ脳症として中枢神経系の多発性結節，腫瘤性病変が問題となる．組織学的に出血と脳実質の壊死を伴い，マクロファージを中

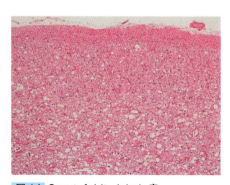

図 14 Creutzfeldt-Jakob 病
灰白質に大小の空胞形成と海綿状変化を認める．神経細胞は高度に脱落．

心とする炎症細胞浸潤とともに，多数の虫体を囊胞内に有する bradyzoite，あるいは単独の虫体である tachyzoite の形態で虫体が確認される 図13A ．HE 染色に加え，虫体は PAS 染色や Grocott 染色でよく観察されるが，評価の難しい症例などでは免疫組織化学も有用である 図13B ．

5. プリオン病

1 Creutzfeldt-Jakob 病（CJD）

脳内の異常型プリオンタンパク質の蓄積が原因で発症するプリオン病の代表的な疾患で，肉眼的には経過の長さに応じて灰白質を中心に脳実質の高度萎縮を認める．組織学的には灰白質を中心に，大小の空胞形成を伴う海綿状変化と神経細胞の脱落，反応性の星細胞の増生がみられる 図14 ．免疫組織化学やウエスタンブロット法では異常型プリオンタンパク質が証明される．

Pearls

- 病理組織学的に脳炎は脳に炎症細胞浸潤を認め，脳症では炎症細胞浸潤を欠く．
- 脳症には，脳組織に病原体が存在せず血管透過性の亢進など全身の炎症反応の一部として脳実質に浮腫をもたらす病態や，脳組織に病原体が存在するが宿主の免疫状態により炎症反応がみられない病態がある．
- ウイルス感染症において，光学顕微鏡ではウイルスそのものはみられないが，封

- 入体など特異的な形態所見を示す疾患がある.
- 細菌, 真菌, 原虫感染症では光学顕微鏡で病原体そのものを観察可能である.
- 感染症の病理組織診断では形態学的観察に加え, 疾患により免疫組織化学による病原体タンパク質の検出やPCRによる核酸検索などの手法を併用することで診断の精度が高まる.

文献

[1] Morishima T, Togashi T, Yokota S, et al. Encephalitis and encephalopathy associated with an influenza epidemics in Japan. Clin Infect Dis. 2002; 35: 512-7.
[2] 高橋健太, 鈴木忠樹, 中島典子, 他. 脳炎・脳症の病理. Neuroinfection. 2014; 19: 32-9.
[3] Love S, Perry A, Ironside J, et al. Greenfield's Neuropathology. 9th ed. CRC Press; 2015.
[4] Ellison D, Love S, Chimelli L, et al. Neuropathology: A Reference Text of CNS Pathology. 3rd ed. Mosby; 2013.
[5] Kradin RL. Diagnostic Pathology of Infectious Disease: Saunders; 2010.

〈高橋健太　片野晴隆　長谷川秀樹〉

神経感染症総論 I

細菌感染症 II

真菌感染症 III

ウイルス感染症 IV

遅発性ウイルス感染症・プリオン病 V

その他の中枢神経系感染症 VI

細菌性髄膜炎の症状や発症経過はどのようなものでしょうか？

1. 必ずしも髄膜炎の3徴すべてを認めるわけではない

 古典的3徴は発熱，項部硬直，意識障害であり，それに頭痛を加えたものを4徴という．

 市中細菌性髄膜炎成人例におけるそれぞれの症状の頻度は，頭痛85.9〜87％，項部硬直82〜84.3％，発熱77〜97％，意識障害66〜95.3％である❶❸．4徴のうちの少なくとも2つの症状を認める割合は95％と高率である一方で，成人で3徴を呈する典型例は44〜51％と決して多くはなく，4徴のうち1つのみ認める患者が4％，1つも症状がないものも1％程度存在する．特に高齢者や免疫能低下例では微熱や傾眠などの非特異的症状のみであることも多い．

 小児の細菌性髄膜炎の症状は多様で，年齢が低いほど非特異的で軽微である❹．症状の頻度は，発熱85〜99％❺❻，項部硬直67〜96％❺❼と報告されている．意識状態の変化は，易刺激性から不活発，せん妄，傾眠傾向，昏睡まで様々であるが，約20％の患児は意識レベルが正常であったと報告されている❽❾．3徴すべてを認める割合は成人より少ない．月齢1カ月以上の小児細菌性髄膜炎では，3徴を一つも呈していなかったのは1.5％であったとの報告もある．

2. 年齢・背景別に特徴を捉えることが重要である

1 免疫能が正常と考えられる市中細菌性髄膜炎成人例

 免疫能が正常と考えられる市中細菌性髄膜炎成人例では，強い頭痛や高熱など顕著な症状が出現しやすい．3徴の割合は前述したとおりで，入院までの症状持続時間の中央値は24時間であったと報告されている．本邦におけるこの年齢階層別主要起炎菌は，肺炎球菌が約60〜65％と最も多く❿，3徴すべての出現率は，肺炎球菌性髄膜炎58％，髄膜炎菌性髄膜炎27％と，肺炎球菌性髄膜炎で高い．

 頭蓋内圧亢進は大部分にみられ，その程度に応じ，意識障害，高血圧・徐脈，視力低下・乳頭浮腫，外転神経麻痺，小脳扁桃ヘルニアを生じる．主に血管原性，細胞毒性，硬膜静脈洞のくも膜顆粒からの吸収低下によるとされている．血管原性は血液脳関門における透過性の亢進，細胞毒性は好中球および細菌から放出され

た細胞障害性因子，脳脊髄液吸収低下は炎症に起因するとされている．

痙攣は 15〜30％に生じる．培養にて起炎菌が確定した市中細菌性髄膜炎 696 例の観察横断研究では，痙攣の発生率は全体の 17％と報告されており，そのうち 75％が入院前もしくは入院 48 時間以内の痙攣であり，発症初期に多い．入院前発生の痙攣は全体の 5％，入院後発生した痙攣は全体の 16％で，入院後発生した痙攣では入院から最初の発作までの期間の中央値は 1 日と報告されている．起炎菌では肺炎球菌性に多かった．初回発作が局在性であってもその半数以上がその後全般化している[11]．

脳血管障害の合併症では血栓症，血管炎，急性脳出血，感染性動脈瘤があり，片麻痺などの神経局所症状として発症する．脳梗塞の合併率は 25％で，そのうちの 36％が肺炎球菌性髄膜炎である．

神経局所徴候である巣症状は 9.3〜33％に生じており，失語・片麻痺・四肢麻痺・脳神経障害などである．2〜7％で第Ⅲ・Ⅵ・Ⅶ・Ⅷ脳神経障害が生じる．脳神経麻痺は，脳表，特に脳底部や脳神経の脳幹からの起始部付近に化膿性浸出液が蓄積すること，海綿静脈洞血栓，頭蓋内圧亢進などにより生じる．

感覚神経性聴力損失は晩期合併症であり，発症初期に存在することはなく，最終的には後遺障害として残存する．

その他，成人細菌性髄膜炎では，皮疹 16.9〜52％，水頭症 3〜21％，関節炎 7％，発症初期の乳頭浮腫・視力低下 4〜9％の頻度で合併すると報告されている．皮疹の出現率は，髄膜炎菌 63％，肺炎球菌 2.2％，リステリア 3.3％で，髄膜炎菌に多い．

細菌性髄膜炎では，重症敗血症を除き，他の臓器には異常がみられないことが多い．

2 高齢者，基礎疾患を有する例や免疫低下例

高齢者，基礎疾患を有する例や免疫低下例では，時に症状は潜行性で，活気がなく傾眠傾向など非特異的症状のみを呈し，発熱や髄膜刺激徴候は出現しないか，軽度の傾向にある．高齢発症者では，慢性副鼻腔炎，中耳炎，肺疾患・心疾患，慢性尿路感染症，慢性消耗性疾患（アルコール依存症，糖尿病，血液疾患，悪性腫瘍），免疫抑制状態，外傷，髄液漏などの因子が 50％で存在する．

3 小児

月齢 1 月以上の乳児の症状は，特に疾患初期においてはしばしば非特異的症状

で，発熱・低体温症などの体温不安定，傾眠，無呼吸・多呼吸・呻吟などの呼吸異常，黄疸，哺乳低下，嘔吐，下痢，痙攣，不機嫌，易刺激性，大泉門の膨隆・緊張などがみられた場合に細菌性髄膜炎を疑わなければならない．当然のことであるが，乳幼児では頭痛を訴えることができない．

小児では，難聴は11％に合併し，5％は両側性高度難聴である．痙攣は20〜30％，嘔吐は50〜70％にみられる．神経局所症状は年齢，起炎菌，治療開始までの時間に依存し，肺炎球菌性髄膜炎では34％，インフルエンザ菌性髄膜炎では15％程度である．

年長児では，発熱，頭痛，吐気・嘔吐など髄膜刺激徴候の頻度は高くなり，羞明，錯乱，傾眠，易刺激性などもみられる．多くに上気道感染症状が先行している．

4 新生児

新生児の症状は，項部硬直や大泉門の膨隆を認めないことが一般的で，髄膜炎を伴わない敗血症との鑑別は困難である．よくみられる臨床徴候は体温不安定，不機嫌，筋緊張低下，哺乳低下，嘔吐である．体温の不安定性は新生児の約60％に存在しており，38℃以上の発熱や36℃以下の低体温となる．低体温は早期産児にみられることが多く，発熱は正期産児に多い．また，出生体重が少ないほど低体温が生じやすく，出生体重が多いと発熱が生じやすい傾向にある．敗血症診断に使用されるqSOFA（quick Sequential Organ Failure Assessment）には22回/分以上の頻呼吸が含まれるが，新生児細菌性髄膜炎では無呼吸が10〜30％にみられ，特に低出生体重児では無呼吸が多いとされる[12]．不機嫌は約60％，嘔吐50％，痙攣20〜50％，下痢20％と報告されている．新生児髄膜炎の24％，グラム陰性菌性の33〜44％に水頭症が発症し，group B streptococcus（GBS）ではGBS type Ⅲに，大腸菌では大腸菌K1株に多くみられる．脳膿瘍は新生児髄膜炎の13％，グラム陰性菌性の11〜19％にみられる．

5 起炎菌

起炎菌特有の症状がみられることもある．高齢者で肺炎や中耳炎に合併した髄膜炎は，肺炎球菌が起炎菌であることが多い．リステリア菌は，高齢者・基礎疾患や免疫不全を有する例にみられることが多く，感染初期の段階で，失調症，脳神経麻痺，眼振などの急性脳幹症状を呈することがある[13,14]．髄膜炎菌性では，呼吸器分泌物からの飛沫あるいは直接感染であるため，先行する上気道感染がみら

れる．また，皮疹を合併する頻度が高い．びまん性の紅斑として始まり，急速に点状出血となる．感染に伴い急激に皮膚の壊死性紫斑が進行し，最終的に乾性壊死をきたすものを急性感染性電撃性紫斑病という．髄膜炎菌血症の皮疹に類似した皮疹を呈する感染症として，インフルエンザ菌・肺炎球菌・エンテロウイルスによる髄膜炎，薬剤性発熱を伴った部分的治療された髄膜炎，淋菌やエコーウイルス 9 型による敗血症やウイルス血症，黄色ブドウ球菌性心内膜炎，ロッキー山紅斑熱，西ナイルウイルス脳炎，レプトスピラ，ライム病，AIDS，結核，サルコイドーシス，真菌など様々な感染症があげられるが，前述したように髄膜炎菌性では皮疹合併頻度が高い．1911 年に Waterhouse[15] と 1918 年に Friederichsen[16] は，劇症型髄膜炎菌感染症に合併し，急性副腎機能不全によるショックと全身性紫斑をきたす症候群を報告し，その後，Waterhouse-Friderichsen syndrome とよばれるようになった．突然発症し，強い頭痛，高熱，痙攣，意識障害を呈し，多くは 12～48 時間以内に DIC（播種性血管内凝固症候群），ショックに陥って死に至る．

3. 発症経過は成人・小児ともに 3 つの型がある

　小児の細菌性髄膜炎において診断に至るまでの経過を ① 髄膜炎と診断されるまでに数日間，発熱，不活発，易刺激性，嘔吐などの非特異的症状が先行する型，② 電撃的な経過をとり，発症後急速に症状が悪化する型，③ 電撃的とはいえないが，1 日程度で髄膜炎の特異的症状が出現する型の 3 つの型に分類している．① の型が最も多く，② に相当する症例は，入院前後に痙攣や昏睡をきたす頻度が高いとされている．

　成人では，① 数時間のうちに急速に進行する急性劇症型，② 数日かけ進行性に悪化する型，③ 初期感染から 1～3 週間後に髄膜炎症状が発症する型の 3 つに分類される．死亡率は ① で高い．

Pearls

　細菌性髄膜炎はサイトカイン カスケードによって起こる強い炎症がその本態である．髄腔内では宿主の免疫防御機構が機能せず，血行性または直達性に髄腔内に達した細菌は急速に増殖する．増殖した細菌自体は直接的な組織障害を引き起こすことはなく，細菌の溶解と細胞壁成分のくも膜下腔への放出により炎症性サイトカインやケモカインが産生・分泌される．加えて菌血症や炎症性サイトカインにより，興奮性アミノ酸，活性酸素，活性窒素など神経細胞死を誘導するケミカルメディエーターが産生され，抗菌薬により髄腔が無菌化された後も神経の損傷は進行しうる．また，これらの物質は血液脳関門の透過性を高め，血管原性浮腫と血清タンパクの漏出を生じる．くも膜下腔に浸出したタンパクや白血球は，脳脊髄液の流れを妨げ，硬膜静脈洞のくも膜顆粒からの吸収も低下させるため，閉塞性水頭症，交通性水頭症，間質性浮腫を引き起こす．水頭症や浮腫は頭蓋内圧を上昇させ脳灌流が減少，脳血流量を増加させるために脳血管拡張が生じた結果，さらに頭蓋内圧が上昇，やがては自動調節能が消失する．また，くも膜下腔の化膿性浸出物や動脈壁への炎症細胞浸潤により血管炎を引き起こし，動脈，静脈洞，脳皮質静脈に血栓性病変を生じ脳虚血や梗塞に陥る．このような病態を理解し，早期に診断・加療することが重要である．

文献

1. Begg N, Cartwright KA, Cohen J, et al. Consensus statement on diagnosis, investigation, treatment and prevention of acute bacterial meningitis in immunocompetent adults. British Infection Society Working Party. J Infect. 1999; 39: 1-15.
2. Flores-Cordero JM, Amaya-Villar R, Rincón-Ferrari MD, et al. Acute community-acquired bacterial meningitis in adults admitted to the intensive care unit: clinical manifestations, management and prognostic factors. Intensive Care Med. 2003; 29: 1967-73.
3. van de Beek D, de Gans J, Spanjaard L, et al. Clinical features and prognostic factors in adults with bacterial meningitis. N Engl J Med. 2004; 351: 1849-59.
4. Saez-Lorens X, McCracken GH Jr. Bacterial meningitis in children. Lancet. 2003; 361: 2139-48.
5. Kilpi T, Anttila M, Kallio MJ, et al. Severity of childhood bacterial meningitis and duration of illness before diagnosis. Lancet. 1991; 338: 406-9.
6. Anderson J, Backer V, Voldsgaard P, et al. Acute meningococcal meningitis in children: analysis of features of the disease according to the age of 255 patients. Copenhagen Meningitis Study Group. J Infect. 1997; 34: 227-35.
7. Kornelisse RF, Westerbeek CM, Spoor AB, et al. Pneumococcal meningitis inchildren: prognostic indicators and outcome. Clin Infect Dis. 1995; 21: 1390-7.
8. Kaplan SL. Clinical presentations, diagnosis, and prognostic factors of bacterial men-

ingitis. Infect Dis Clin North Am. 1999; 13: 579-94.
⑨ Levy M, Wong E, Fried D. Diseases that mimic meningitis. Analysis of 650 lumbar puncture. Clin Pediatr (Phila). 1990; 29: 254-5, 258-61.
⑩ 細菌性髄膜炎診療ガイドライン作成委員会，編．細菌性髄膜炎診療ガイドライン 2014．東京: 南江堂; 2014.
⑪ Zoons E, Weisfelt M, de Gans J, et al. Seizures in adults with bacterial meningitis. Neurology. 2008 27; 70 (22 Pt 2): 2109-15.
⑫ 佐藤吉壮．【細菌性髄膜炎の臨床と最新の治療】臨床症状　小児患者の症状と徴候．Clin Neurosci. 2015; 33: 1232-6.
⑬ Mylonakis E, Hohmann EL, Calderwood SB. Central nervous system infection with Listeria monocytogenes. 33 years' experience at a general hospital and review of 776 episodes from the literature. Medicine (Baltimore). 1998; 77: 313-36.
⑭ Lorber B. Listeria monositogenes. In: Mandell GL, Bennett JE, Dolin R, editors: Principles and practice of infectious disease, 7th ed. Philadelphia: Elsevier Churchill Livingstone; 2009, p.2707-14.
⑮ Waterhouse R. A case of suprarenal apoplexy. Lancet 1911; 1: 577-8.
⑯ Friderichsen C. Nebennierenapoplexie bei kleinen Kindern. Jahrb Kinderh. 1918; 87: 109-25.

〈石川晴美〉

細菌性髄膜炎を疑った時にはどうしたらよいでしょうか？

臨床症状などから細菌性髄膜炎を疑った場合は，できるだけ早く髄液検査を行うことが必要である．しかし，臨床症状や画像所見から脳ヘルニアが疑われる場合や，髄液検査の禁忌である場合，また諸検査を行うことで治療開始が1時間以上遅れると予想された場合には，治療開始を最優先する．

臨床症状より細菌性髄膜炎が疑われた場合の検査手順をフローチャート 図1 に示す．

フローチャートの解説

■ 髄液検査

腰椎穿刺による髄液検査でしか細菌性髄膜炎の確定診断はできない．したがって，細菌性髄膜炎が疑われた場合は可能な限り行われるべき検査である．

最低限の検査項目として，髄液初圧・細胞数と分画・髄液糖・髄液タンパク量の測定とグラム染色と鏡検を行う．

新生児の細菌性髄膜炎の髄液検査結果は成人と異なり，典型的な細胞増多，タンパク高値，髄液糖濃度低値を示さない症例に遭遇することがある．また，B群溶血性レンサ球菌（GBS）による髄膜炎では，その30％が髄液細胞数増多を示さないことが知られている．

① 髄液初圧

細菌性髄膜炎の髄液初圧は200 mm CSFを超えることが多いが，小児ではこれより低くなる．初圧が200 mm CSFを超えた時点で髄液圧測定を中止し，速やかに髄液採取を行うと同時にグリセオール®点滴を行うのが望ましい．

② 髄液細胞数

正常範囲は年齢とともに変化する．満期出産新生児の髄液細胞数正常上限は$22/mm^3$で，生後0〜8週の乳児では$30/mm^3$，生後8週以上では$5/mm^3$である．細菌性髄膜炎の髄液多形核球数は$1,000〜5,000/mm^3$を示すことが多い 表1 ．

③ 髄液糖/血糖比

同時血糖比0.6以下が異常値で0.4以下の場合は細菌性髄膜炎が強く疑われる．

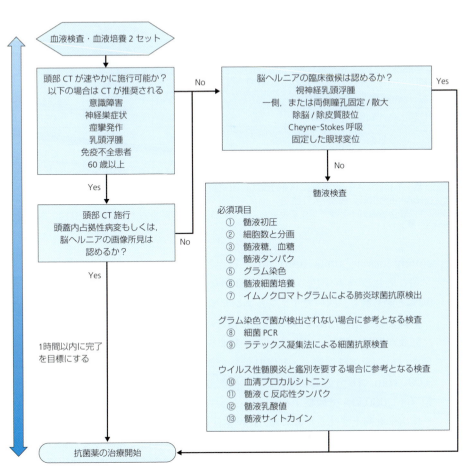

図1 臨床症状より細菌性髄膜炎が疑われた場合の検査手順
(「「細菌性髄膜炎診療ガイドライン」作成委員会編集: 細菌性髄膜炎診療ガイドライン 2014 (日本神経学会, 日本神経治療学会, 日本神経感染症学会監修), p.xi, 2014, 南江堂」より許諾を得て転載.)

④ 髄液タンパク量

　正常値は成人で 40 mg/dL 以下, 新生児では 150 mg/dL 以下であり, これを超える値は髄腔内の炎症を示唆する. しかし, 髄液タンパク量の上昇は他の疾患でもみられ, 非特異的な変化であり支持的な異常値である.

⑤ グラム染色, 鏡検

　グラム染色は簡易で速やかに結果が得られる検査であり, 髄膜炎を疑うすべての患者に推奨される. 感度 50〜90％, 特異度 60〜90％, 最小検出感度は 10^5

表1 髄液の正常値と各種髄膜炎の髄液所見

項目	正常値		細菌性髄膜炎	ウイルス性髄膜炎	結核性髄膜炎
	小児・成人	乳児			
髄液初圧（mm CSF）	50〜180	100	>180	<180	>180
細胞数（/mm³）	≦5	≦8	1,000〜5,000	100〜1,000	25〜500
多形核球比率（%）	0	60	≧80	0	<50
髄液タンパク（mg/dL）	≦45	20〜170	100〜500	50〜100	>50
髄液糖（mg/dL）	45〜80	34〜119	≦40	正常域	≦40
髄液糖/血糖比	0.6	0.81	<0.4	>0.6	<0.5

Roos KL, Tunkel AR, editors. Handbook of Clinical Neurology, Vol. 96（3rd series）. Bacterial Infections. p.37 より改変
（細菌性髄膜炎診療ガイドライン作成委員会, 編. 細菌性髄膜炎診療ガイドライン2014. 南江堂; 2014. [1] より）

colony forming units（cfu）/mL と報告されている．

　菌ごとにグラム染色の検出感度は異なることが知られており，肺炎球菌が90％と最も高く，次いでインフルエンザ菌86％，髄膜炎菌75％の順で，リステリア菌では検出率が低く50％以下と報告されている．

　髄液が混濁している場合は，そのまま5μLをプレパラートに広げてグラム染色を行い，光学顕微鏡（×1,000倍）で観察する．混濁が明瞭でない場合には，5,000 rpm，10分の遠心を行い，沈渣部分5μLをグラム染色を行い，光学顕微鏡（×1,000倍）で観察する．

　検出率を向上させるためには，抗菌薬使用前の髄液を適温に保ったまま速やかに検査室に送ることが重要である．特に髄膜炎菌は寒冷で死滅してしまうために冷やさないことが重要である．抗菌薬使用前の髄液は75〜90％の検出感度だが，髄液検査前に抗菌薬が使用された場合には40〜60％に低下したとの報告もある．

⑥ 髄液細菌培養・血液細菌培養

　細菌が髄膜炎に至るには，敗血症を発症し側脳室の脈絡叢を通って髄腔内に侵入するか，もしくは別の部位の血液脳関門の透過性を変えて侵入する．したがって，細菌性髄膜炎を疑った場合には，血液培養を行うことが強く推奨される．特に，頭蓋内圧亢進などにより髄液検査が施行不可能な場合は血液培養の結果が起炎菌同定に重要となる．髄液培養の陽性率は，未治療では70〜80％だが，抗菌薬治療群では50％以下といわれている．細菌性髄膜炎において，髄液培養の陽性率は，その採取量が多いほど，また遠心（3,000〜3,500 rpm，15分）を行うほど検出率は高くなる．しかし，遠心を高度にかけすぎると細胞や細菌がこわれ

て検出しにくくなるので，検鏡と異なり遠心速度はやや低めの方がよい．培養には3〜4 mLが必要で最終判断には48時間ほどかかる．

⑦ イムノクロマトグラム法による肺炎球菌抗原検査（Binax NOW®）

迅速イムノクロマト膜アッセイ（Binax NOW Streptococcus pneumoniae Urinary Antigen Test, Binax, Portland, ME, USA）は患者の尿より肺炎球菌抗原を検出可能で，感度は64〜86％，特異度95％と報告されている．本法は肺炎球菌細胞膜に存在するC多糖類を検出することによって，すべての肺炎球菌サブタイプを検出可能としている．本邦でも2013年7月1日より「肺炎球菌莢膜抗原定性（髄液）」として，髄液での検査も保険収載となった．ラテックス凝集法による細菌抗原検査と同様の理由で，髄液検査前に抗菌薬投与が行われていた場合やグラム染色陰性例に行うことが勧められる．ただし，肺炎球菌ワクチン接種後は偽陽性を示す可能性があり，ワクチン接種後5日間は検査を行わないことが推奨されている．

■ 可能であれば行われるべき検査

⑧ 細菌PCR

グラム染色で菌が検出されない場合に参考となる検査として，下記の項目があげられる．

⑨ ラテックス凝集法による細菌抗原検査

結果が15分ほどで得られ，髄液検査前に抗菌薬投与が行われていた場合でも陽性に検出が可能な点がラテックス凝集法による細菌抗原検査の利点である．ただし，対象菌が限られ，耐性菌の判別が不可能な点と偽陽性が出る点が欠点としてあげられる．

近年，米国感染症学会ガイドラインおよび米国診療ガイドライン委員会では，細菌抗原テストをルーチンで行うことが疑問視されている．これは，ルーチンで行うことで不必要な治療や長期入院が起こるためとされている．根拠としては，髄膜炎901例の検討では陽性例26例のうち，細菌抗原テスト結果により治療が変更になったのは4例のみであったとの報告を理由としてあげられている．

細菌抗原検査は，髄液検査前に抗菌薬投与が行われていた場合や，グラム染色陰性例に行うことが勧められる〔本邦ではバイオラッド社製PASTOREX™メニンジャイティスで，肺炎球菌，インフルエンザ菌（b型），髄膜炎菌，B群溶連菌について検索可能である〕．

■ ウイルス性髄膜炎との鑑別を要する場合に参考となる検査

⑩ 血中プロカルシトニン

　プロカルシトニンは甲状腺 C 細胞で合成され末梢血白血球より放出される物質で，重症感染症時に高度に上昇する物質である．プロカルシトニンは重症炎症のマーカーであり，細菌・真菌感染で上昇し，ウイルス感染では軽度の上昇に留まることより，ウイルス性髄膜炎と細菌性髄膜炎の鑑別に有用であると報告されている．細菌性髄膜炎とウイルス性髄膜炎の鑑別が困難な場合に，その測定が有用であると考えられる．ただし，検査前に抗菌薬投与例や免疫不全例ではプロカルシトニンの上昇が軽度で鑑別に有用でない場合がある．

⑪ 髄液の C 反応性タンパク（CRP）

　多くの前向き研究や対象研究で，髄液 CRP はウイルス性髄膜炎に比べて細菌性髄膜炎で有意に上昇すると報告されている．髄液 CRP が 100 ng/mL を超える場合，感度 87％で細菌性髄膜炎を示すとの報告もある．

⑫ 髄液乳酸値

　近年 2 つのメタ解析が報告され，いずれの研究も髄液乳酸値の測定は細菌性髄膜炎と無菌性髄膜炎の鑑別おいて感度（0.97，0.93）・特異度（0.94，0.96）の高い検査であることを示している．カットオフ値 35 mg/dL で感度 0.93 特異度 0.99 とされ，細菌性髄膜炎と無菌性髄膜炎の鑑別に有効と考えられる．ただし，抗菌薬の治療をすでに受けていた場合には，有用でない可能性がある．

⑬ 髄液サイトカイン（TNF，IL-1）

　TNF や IL-1 などの炎症性サイトカインは血管内皮と好中球の接着分子の形成を促進する．髄液 TNF が増加後 75 時間で髄液細胞増多がみられ，細菌性髄膜炎の 82％で TNF 濃度の上昇を認めるのに対して，非細菌性髄膜炎では 6.4％にしか TNF 濃度の上昇を認めなかった．髄液の TNF や IL-1 の測定は，ウイルス性髄膜炎と細菌性髄膜炎の鑑別に有用である可能性がある．

Pearls

髄膜炎予測モデル (Meningitis prediction model)

近年 meta analysis の解析により，Oostenbrink meningitis score[2]，Bacterial Meningitis Score[3]，Bacterial Meningitis Score for Children[4]，Bacterial Meningitis-Careggi Score[5] などの meningitis prediction model が提唱されている。

これらはいくつかの臨床症状や髄液所見などを点数化することにより，細菌性髄膜炎と無菌性髄膜炎を判定する際の手助けとなるもので，判断に迷った場合に有用である。しかし prediction model を利用する際には注意が必要である。Prediction model は meta analysis の元データ群と一致した患者群に対して有用であり，居住地や設定年齢などのバックグラウンドが異なった場合には，予想モデルから逸脱してしまうということである。

本邦での meningitis prediction model はこれまでなく，本邦での利用には，本邦の患者群に対して meta analysis された meningitis prediction model の作成が望まれるところである。

Pearls 2

髄液細胞数が増加しない細菌性髄膜炎が存在する

新生児や免疫抑制状態の成人では細菌性髄膜炎でも髄液細胞数が増多しない例が存在することは知られている。また，オランダの多数例解析では細菌性髄膜炎で細胞数の増加が乏しい場合は，予後不良因子であることが報告されている。

また頻度は非常に稀ではあるが，免疫機能が正常な成人でも髄液細胞数が増多しないことがある[6]。Hase らによると，成人細菌性髄膜炎で細胞数上昇のなかった報告はこれまで 26 例で，その中で免疫機能が正常であったのは 21 例であった。26 例中，起因菌は 11 例が *Streptococcus pneumoniae*，10 例が *N. meningitidis*，2 例が *Escherichia coli*，1 例が *Proteus mirabilis*，*Listeria monocytogenes*，*Haemophilus influenzae* であったとのことである。この数字は，本邦における成人細菌性髄膜炎起因菌の頻度と比較すると *N. meningitidis* の頻度が高い印象である。

この報告は，髄液細胞数増多がないというだけでは髄膜炎を否定してはならず，敗血症や髄膜炎の徴候がある場合は抗菌薬を開始し，その後に髄液検査を再検するべきと述べており，臨床において参考にすべき意見であると考えられる。

文献

1. 細菌性髄膜炎診療ガイドライン作成委員会, 編. 細菌性髄膜炎診療ガイドライン 2014. 東京: 南江堂; 2014.
2. Oostenbrink R, Moons KG, Donders AR, et al. Prediction of bacterial meningitis in children with meningeal signs: reduction of lumbar punctures. Acta Paediatr. 2001; 90: 611-7.
3. Lise N, Richard M, Nathan K. Meta-analysis of bacterial meningitis score validation studies. Arch Dis Child. 2012; 97: 799-805.
4. Nigrovic LE, Kuppermann N, Malley R. Development and validation of a multivariate predictive model to distinguish bacterial from aseptic meningitis in children in the post-haemophilus influenza era. Pediatrics. 2002; 110: 712-9.
5. Lagi F, Bartalesi F, Pecile P, et al. Proposal for a new score-based approach to improve efficiency of diagnostic laboratory workflow for acute bacterial meningitis in adults. J Clin Microbiol. 2016; 54: 1851-4.
6. Hase R, Hosokawa N, Yaegashi M, et al. Bacterial meningitis in the absence of cerebrospinal fluid pleocytosis: A case report and review of the literature. Can J Infect Dis Med Microbiol. 2014; 25: 249-51.

〈三木健司〉

細菌性髄膜炎成人例の急性期治療はどのようにしたらよいでしょうか？

　細菌性髄膜炎（bactrial meningitis: BM）は，抗菌薬の初期選択と発症から初期治療開始までの時間が患者の転帰に大きく影響するため，緊急対応を要する疾患（Neurological emergency）である．本症の治療は，その緊急性と病態を理解して臨む必要がある．基本的に治療は，その地域における年齢階層別主要起炎菌の分布，耐性菌の頻度および宿主のリスクを考慮し，抗菌薬選択を行うことが必要である．実際に，海外における本症の診療ガイドライン[1,2]における治療選択は，その国の疫学的現況を背景に作成されており，国により推奨されている抗菌薬が異なっている現状がある．

　このような現状を踏まえ，細菌性髄膜炎診療ガイドライン2014（日本神経学会・日本神経治療学会・日本神経感染症学会の3学会合同：ガイドライン作成委員会委員長　亀井　聡）[3]が公表された．本稿では，上記ガイドラインに基づいた現時点での日本におけるBM成人例の急性期治療を中心に概説する．

1. 日本における患者の年齢階層別およびリスク別の病因

　本邦の診療ガイドライン2014[3]では，日本における年齢階層別主要起炎菌の分布，耐性菌の頻度および宿主が有するリスクに応じて抗菌薬を選択するように推奨されている．現在の本邦におけるBMの疫学的現況を踏まえた成人例の治療指針を示す　図1　．なお，起炎菌が同定され，抗菌薬の感受性結果が得られたら変更する．

　市中感染では，6歳～49歳において，約60～70％は肺炎球菌であり，残りの10％はインフルエンザ菌である．50歳以上では，肺炎球菌が最も多いが，無莢膜型のインフルエンザ菌に加え，B群レンサ球菌や腸内細菌，緑膿菌もみられる．50歳未満の成人例の起炎菌でも，肺炎球菌は耐性化が一段と進み，ペニシリン結合タンパク遺伝子解析では，2010年以後ペニシリン高度耐性肺炎球菌（penicillin-resistant *Streptococcus pneumoniae*: PRSP）21％，中等度耐性（penicillin-intermediate *S. pneumoniae*: PISP）50～60％，ペニシリン感性（penicillin-susceptible *S. pneumoniae*: PSSP）14％である[3]．肺炎と異なりBMではPISPは高度耐性菌として治療が必要で，肺炎球菌性BMの8割が高度

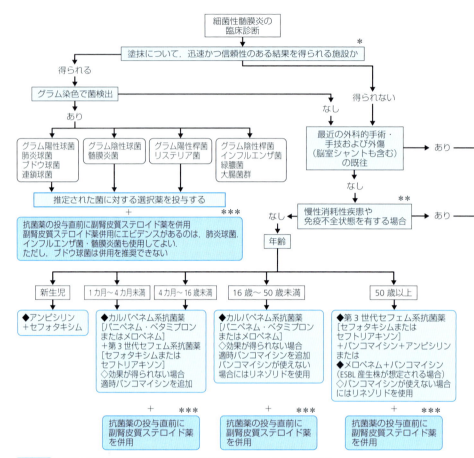

図1 本邦における細菌性髄膜炎の疫学的現況を踏まえた治療指針

* グラム染色の結果は，それを判定する者の経験や手技的な要因および検体の取り扱い状況に大きく依存する．つまり，迅速かつ信頼性のある結果が十分に確立できない場合には，フローチャートの「得られない」を選択して治療を開始する．なお，グラム染色の結果に基づいて治療を開始し，臨床症状および髄液所見から効果不十分と判断された場合には，フローチャートの「得られない」を選択し直し，治療を変更する（培養および感受性結果が得られるまで）．

** 慢性消耗性疾患や免疫不全状態を有する患者：糖尿病，アルコール中毒，摘脾後，悪性腫瘍術後，担癌状態，慢性腎不全，重篤な肝障害，心血管疾患，抗がん剤や免疫抑制薬の服用中，放射線療法中，先天性および後天性免疫不全症候群の患者

*** 副腎皮質ステロイド薬の併用の投与方法：新生児を除く乳幼児・学童および成人の副腎皮質ステロイドの併用を推奨する．基本的には，抗菌薬の投与の10〜20分前に，デキサメタゾンを0.15 mg/kg・6時間毎（体重60 kgの場合，デキサメタゾン36 mg/日），小児では2〜4日間，成人では4日間投与する．但し，新生児および頭部外傷や外科的侵襲に併発した細菌性髄膜炎では，副腎皮質ステロイド薬の併用は推奨しない．

（「「細菌性髄膜炎診療ガイドライン」作成委員会編集：細菌性髄膜炎診療ガイドライン2014（日本神経学会，日本神経治療学会，日本神経感染症学会監修），p.xii-xiii，2014，南江堂」より許諾を得て転載．）

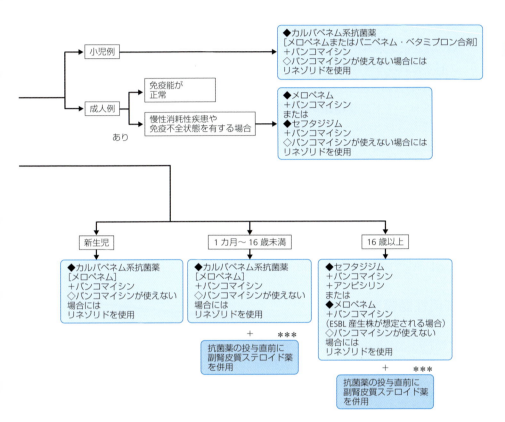

耐性菌の治療が必要といえる．一方，欧米と異なり本邦ではインフルエンザ菌性BMが小児を中心に増加した[3]．しかし，現在，Hibワクチンで減少してはきているが，いま暫くは若年成人例でインフルエンザ菌性BMに留意する．さらに，本邦では多剤耐性菌であるβラクタマーゼ非産生アンピシリン耐性株（β-lactamase non-producing ampicillin-resistant *Haemophilus influenzae*: BLNAR）が，2000年5.8％から2004年34.5％へ増加し，現在BLNARが60％を超えている[3]．したがって，若年成人例の抗菌薬選択は，いまだ耐性インフルエンザ菌を念頭におく．

院内感染の BM は，多くは侵襲的な手技や，複雑性の頭部外傷，まれには院内発症の菌血症に伴い発症する．脳外科術後，開放性の外傷後に長期入院している場合，または頭蓋底骨折はブドウ球菌または好気性グラム陰性桿菌が関与する．脳室内ドレーンなどの異物が関与する場合はコアグラーゼ陰性ブドウ球菌や皮膚の常在菌が原因となる．

日本における成人例の有するリスク別の起炎菌[4]としては，① BM 発症の 3 カ月以内の外科的侵襲的処置（脳室ドレナージや脳室シャントなど）後に発症例の起炎菌は，ブドウ球菌属が半数以上と多く，このブドウ球菌の耐性化率は，MRSA を含み 85％と高率である．緑膿菌は 2.6％である．一方，② 慢性消耗性疾患および免疫不全状態の患者に発症した BM の起炎菌は，ブドウ球菌属が 25.7％，レンサ球菌属が 41.4％と多い．緑膿菌も 5.1％で認められる．ブドウ球菌属全体の 70％，レンサ球菌属全体の 56.3％が耐性化している．さらに，3 カ月以内の外科的侵襲的処置後で，かつ慢性消耗性疾患および免疫不全状態の患者であった患者（①＋②）に随伴した BM の起炎菌は，ブドウ球菌属が 44.6％，レンサ球菌が 19.5％と多く，緑膿菌は 8.3％であった．耐性化率は，ブドウ球菌属で 81.3％，レンサ球菌属で 71.4％と高率であった．

2. 細菌性髄膜炎の病態

髄腔内では宿主の免疫防御機構が機能しないため，血行性または直達性に髄腔内に達した細菌は急速に増殖する．本症の病態は，細菌の直接的侵襲による障害だけではなく，細菌が溶解し，細胞壁成分がくも膜下腔へ放出され，サイトカインやケモカインが分泌されることにより，宿主の免疫応答を介したサイトカイン カスケードを生じる．このカスケードで強い炎症が惹起される．BM の感染経路は，① 菌血症からの血行性と，② 中耳炎や副鼻腔炎など頭蓋内の近傍感染巣からの直達性がある．細菌が髄膜へ播種し増殖をすると，細菌の細胞壁や膜関連産物であるタイコ酸，ペプチドグリカン，エンドトキシンなどが髄液内へ遊離する．抗菌薬投与により菌が融解すると壁産物放出が増強する．これら産物は，tumor necrosis factor（TNF）-α, interleukin（IL）-1β, IL-6, platelet activating factor（PAF），酸化窒素，プロスタグランジンなど炎症性サイトカイン・ケモカイン・活性酸素の産生を惹起する．この産生は，脳血管内皮細胞の破綻・白血球吸着促進受容体の活性により，血液脳関門の透過性亢進で血管原性脳浮腫・プロテアーゼやラジカル放出による細胞障害性脳浮腫を惹起する．一方，タ

ンパク濃度や細胞増多で髄液粘稠度は上昇し，髄液循環障害を起こし間質性脳浮腫が出現する．つまり，頭蓋内圧亢進を呈する．頭蓋内圧亢進は，髄液循環障害や脳内虚血の増悪，脳の代謝・血流に変化をきたし，脳障害・アポトーシスが進行する．一方，血管拡張作用のあるメディエーターを介し炎症亢進による血管炎の併発からも脳内虚血を呈する．なお，抗菌薬に副腎皮質ステロイド薬を併用すると，TNF-αやIL-1βのmRNA転写およびプロスタグランジンやPAFの産生を抑制し，脳浮腫が軽減し酸化窒素産生が抑えられ，脳障害が軽減されると考えられる．一方，菌血症から直接，凝固因子に作用し，脳の虚血を呈する病態も併せてみられる．その他，播種性血管内凝固症候群により脳内虚血を呈する病態も併せてみられる場合がある．

3. 成人例の抗菌薬選択

1 免疫能が正常と考えられる16歳〜50歳未満

　　肺炎球菌60〜70%，インフルエンザ菌5〜10%で，肺炎球菌の耐性化率は高い．以上より，カルバペネム系抗菌薬である「PAPM/BPまたはMEPM」を推奨する．効果が得られない場合，VCMを追加とする．なお，VCMが耐性や副作用で使用できない場合，リネゾリド（LZD）を推奨する．

　　米国ガイドラインでは2〜50歳未満には，「第3世代セフェム抗菌薬（CTXまたはCTRX）＋VCM」が推奨されている[1]．しかし，米国ではVCMが生後1カ月以後の全年齢で推奨され，その使用が増加した結果，VCM耐性菌が増加し，米国疾病予防管理センターから，VCM耐性菌に対し注意喚起がなされている．肺炎球菌は，Vnc S histidine kinaseの低下でVCMに耐性化するが，菌体構造が変化し他の薬剤にも耐性化する．このような背景を基に，今回は，できる限りVCMは温存しカルバペネム系抗菌薬を推奨した．

2 免疫能が正常と考えられる50歳以上の成人例

　　肺炎球菌が多くしかも耐性化している．MRSAを含むブドウ球菌やリステリア菌も念頭におく．したがって，リスクのない50歳以上では，「ABPC＋VCM＋第3世代セフェム」または「MEPM＋VCM」の両者を推奨した．

　　なお，日本でも基質特異性βラクタマーゼ（ESBLs）産生株が増加している．以前にESBLs産生株を検出した患者，ESBLsが多く分離されている施設では，この可能性も想定し，MEPM＋VCMを選択する．

3 慢性消耗疾患や免疫不全状態を有する成人例

レンサ球菌 41.1％，ブドウ球菌 25.7％であり，各々耐性化率は高い．しかも，緑膿菌が 5.1％でみられる．したがって，緑膿菌までカバーする治療が望まれる．以上より，「セフタジジム（CAZ）＋VCM＋ABPC」または「MEPM＋VCM」を推奨する．なお，ESBLs 産生株が想定される状況では，「MEPM＋VCM」が考慮される．

4 免疫能が正常と考えられる宿主に頭部外傷や外科的侵襲（脳室内ドレナージやシャントなど）を受けた患者に併発した成人例

ブドウ球菌 55.3％，グラム陽性桿菌 13.2％，グラム陰性桿菌 13.2％と続く．レンサ球菌はきわめて少ない．ブドウ球菌属では表皮ブドウ球菌，MRSA が多い．ブドウ球菌属の 1/4 が MRSA であり，ブドウ球菌属全体でも 85％が耐性化している．一方，グラム陰性桿菌を考えた場合，第 3 世代セフェムの併用では限界がある．以上より，「MEPM＋VCM」を推奨する．

5 慢性消耗性疾患や免疫不全を有する患者で，かつ外科的侵襲を受けた場合の成人例

ブドウ球菌属 44.6％（MRSA は全体の 11.1％），レンサ球菌属 19.5％（PRSP は全体の 11.1％），緑膿菌も 8.3％でみられる．したがって，「MEPM＋VCM」または「CAZ＋VCM」を推奨する．

4. 副腎皮質ステロイド薬併用の適応

2002 年に成人例 301 例の二重盲検にて，(1) 転帰不良の軽減，(2) 死亡率の減少に寄与したと報告[5]された．この二重盲検でのデキサメタゾン投与は，10 mg・6 時間毎を抗菌薬投与 10〜20 分前に開始し，4 日間投与であった．しかし，多くが肺炎球菌であり，サブ解析では他の菌種で有意差はなかった．その後，成人例の副腎皮質ステロイド薬の併用について，過去の 5 試験の定量評価が報告[6]された．有意ではないが相対リスクは髄膜炎菌 0.87，インフルエンザ菌 0.86 であり，いずれも 1 より低く，肺炎球菌以外に副腎皮質ステロイド薬を併用しても，悪化するとのエビデンスがあるわけではない．したがって，日本も含め先進国では副腎皮質ステロイド薬併用は導入すべきであると考える．

しかし，外科的侵襲後の BM での併用については，成人・小児とも信頼に足り

る報告がない．今回提示した日本の外科的侵襲後のBMは，ブドウ球菌が多く，しかも80％が耐性菌であり，MRSAが多い．このブドウ球菌属に対する副腎皮質ステロイド薬併用の評価はなく，現時点で推奨する根拠はないと判断した．今後の検討課題と考える．

Pearls

細菌性髄膜炎は，Neurological emergency があり，直ちに適切な抗菌薬の投与が予後の上から重要である．その治療は，その地域における年齢階層別主要起炎菌の分布，耐性菌の頻度および宿主のリスクを考慮し，抗菌薬選択を行うことが必要である．現時点の日本における本症の治療指針として，細菌性髄膜炎診療ガイドライン2014が公表されており，それに準拠して治療を開始する．

文献

1. Tunkel AR, Hartman BJ, Kaplan SL, et al. Practice guidelines for the management of bacterial meningitis. Clin Infect Dis. 2004; 39: 1267-84.
2. Chaudhuri A, Martinez-Martin P, Kennedy PG, et al. EFNS guideline on the management of community-acquired bacterial meningitis: report of an EFNS Task Force on acute bacterial meningitis in older children and adults. Eur J Neurol. 2008; 15: 649-59.
3. 細菌性髄膜炎診療ガイドライン作成委員会，編．細菌性髄膜炎診療ガイドライン2014．東京: 南江堂; 2014. p.1-123.
4. Takahashi K, Ogawa K, Ishikawa H, et al. Hospital-based study of the distribution of pathogens in adult bacterial meningitis with underlying disease in Tokyo, Japan. Neurology and Clinical Neuroscience. 2017; 5: 8-17.
5. de Gans J, van de Beek D. Dexamethasone in adults with bacterial meningitis. N Engl J Med. 2002; 347: 1549-56.
6. van de Beek D, Farrar JJ, de Gans J, et al. Adjunctive dexamethasone in bacterial meningitis: a meta-analysis of individual patient data. Lancet Neurol. 2010; 9: 254-63.

〈亀井　聡〉

細菌性髄膜炎小児例の急性期治療はどのようにしたらよいでしょうか？

1. 細菌性髄膜炎を疑う

　細菌性髄膜炎の急性期治療の目標は良好な予後を得ることであり，初期治療が患者の転帰に大きく影響するので，起因菌を速やかに推定し，効果が期待される抗菌薬の十分量を早期に投与開始することが必要である．そのため，後遺症を残さぬよう，早期に細菌性髄膜炎を診断し，治療を開始しなければならない．

　しかし，小児細菌性髄膜炎の初期では，一般に年齢が低いほど症状が軽微で，典型的な症状や徴候が出現しにくく，成人と異なり，細菌性髄膜炎の3徴とされる発熱，項部硬直，意識障害が揃うことはむしろ少ない．特に乳幼児や新生児は細菌性髄膜炎のリスクが高い一方，典型的な症状や徴候が現れにくいことを念頭において，「何となく元気がない」，「ぐったりしている」，「哺乳が緩慢」といった非特異的な症状や徴候がある場合には細菌性髄膜炎を鑑別にあげ，早期診断に繋げる必要がある．したがって，幼児～学童においては，発熱に加え嘔気，嘔吐，頭痛などの髄膜刺激症状や，意識障害，痙攣などの中枢神経症状がある場合には細菌性髄膜炎を疑い，ウイルス性髄膜炎，熱性痙攣，熱せん妄，急性脳炎・脳症などと鑑別する．新生児～乳児においては，発熱や活気不良が主な症状で，髄膜炎を示唆する症状がない場合であっても，他に明らかな原因が見当たらない場合は細菌性髄膜炎を鑑別疾患に加える必要がある．救急外来において，発熱した乳幼児を診る場合には，髄膜刺激症状や中枢神経症状を呈していなくても，細菌性髄膜炎を念頭におく必要がある．

2. 細菌性髄膜炎の診断

　意識障害，痙攣，神経巣症状などを呈し，細菌性髄膜炎を含む中枢神経疾患が疑われる場合には頭部CT検査を施行する．急性脳炎・脳症，頭蓋内腫瘍，頭蓋内出血などを鑑別するとともに，脳ヘルニア所見がないことを確認する．

　血液検査では，一般血液生化学検査，血液凝固能，血液培養などを行う．高度の炎症反応（好中球優位の白血球増加，CRP高値）は重症細菌感染症を示唆するので細菌性髄膜炎診断の補助になる．小児の細菌性髄膜炎では菌血症を伴うこと

が多いので，血液培養や血液凝固能検査も実施する．

細菌性髄膜炎の診断は髄液検査によりなされる．瞳孔の固定・散大・左右差，除脳・除皮質肢位，Cheyne-Stokes 呼吸，眼球偏位などの脳ヘルニアを示唆する臨床症状や頭部画像診断による脳ヘルニア所見がなければ腰椎穿刺を行い，髄液一般検査と髄液培養検査に提出する．多核球優位の細胞増加，糖低下，タンパク増加などの所見があれば細菌性髄膜炎と臨床診断できる．髄液のグラム染色で細菌が証明される，あるいは髄液から細菌が分離培養されれば確定する．すなわち，臨床症状や他の検査所見から髄膜炎を疑うことができれば，髄液検査により確定診断が可能である．分離菌に対しては抗菌薬選択のために必ず薬剤感受性試験を行う．

3. 抗菌薬の選択

1 細菌性髄膜炎治療の原則

細菌感染症治療の基本は，起因菌を同定し，薬剤感受性試験結果を基に抗菌薬を選択することであるが，細菌性髄膜炎の場合は，その診断がつき次第，菌の培養結果を待たずに抗菌薬による治療を開始する．初期に使用する抗菌薬は，年齢などからみた起因菌の頻度と薬剤耐性化の状況，さらには抗菌薬の髄液移行性やタンパク結合率などをもとに経験的に選択する．起因菌が確定した後は，その薬剤感受性結果に基づき抗菌薬を変更する．抗菌薬の髄液濃度を急速に上げ，それを維持することが重要であるので，抗菌薬の髄液への移行性やタンパクとの結合などの問題もあることから，投与量は最大用量とする．

2 年齢別にみた起因菌の頻度

細菌性髄膜炎の原因としては，インフルエンザ菌，肺炎球菌，B 群レンサ球菌，大腸菌が 4 大起因菌であり，その他にはリステリア菌，髄膜炎菌，ブドウ球菌，緑膿菌，クレブシエラ，セラチア，キャンピロバクター，クリプトコッカス，結核菌などがある．これを年齢別にみると，新生児期は大腸菌を中心とする腸内細菌と B 群を中心とするレンサ球菌が多く，4 カ月以降 6 歳未満ではインフルエンザ菌と肺炎球菌が多い．6 歳以降にはインフルエンザ菌が減少し，肺炎球菌が主になる．生後 2〜3 カ月には上記の何れの菌も原因になり得る．リステリア菌は，頻度は少ないが新生児期・乳児期と高齢者にみられる．髄膜炎菌性髄膜炎は，本邦においては比較的少ないが，新生児期を除く全年齢層で散見される．免疫不全

症や免疫不全状態では，通常の起因菌に加え，大腸菌，黄色ブドウ球菌，クレブシエラ，緑膿菌，リステリア菌などの頻度が増加する．VPシャント術や外傷後の髄膜炎は黄色ブドウ球菌，表皮ブドウ球菌，緑膿菌によるものが多い．

近年，ヘモフィルスインフルエンザ菌b型（Hib）ワクチンと結合型肺炎球菌ワクチン（PCV）が定期接種化され，接種率の向上とともに両菌による小児の髄膜炎が大幅に減少している．最近の起因菌の頻度は大きく変わっているものと予想される．

3 髄膜炎起炎菌の薬剤感受性

インフルエンザ菌と肺炎球菌の薬剤耐性が細菌性髄膜炎治療上の大きな問題である．インフルエンザ菌では，PBP変異により耐性化したβ-ラクタマーゼ非産生ABPC耐性菌（BLNAR）が増加傾向にあり，髄膜炎由来のインフルエンザ菌の60％以上を占めている．肺炎球菌では，薬剤耐性化がさらに進んでおり，細菌性髄膜炎から分離された菌の約25％がペニシリン耐性菌（PRSP），50〜60％が中等度耐性菌（PISP）で，感受性菌（PSSP）は全体の約20％にすぎない．

4 起炎菌の推定

髄液塗抹標本の染色にはグラム染色を用いる．年齢とグラム染色性で，起因菌の推定がある程度可能である．新生児期にグラム陽性球菌が検出されればB群レンサ球菌やブドウ球菌が疑われ，グラム陰性桿菌が検出されれば大腸菌などの腸内細菌，グラム陽性桿菌が検出されればリステリア菌が疑われる．4カ月以降では，グラム陽性球菌が検出されれば肺炎球菌，グラム陰性桿菌が検出されればインフルエンザ菌，グラム陰性球菌であれば髄膜炎菌が疑われる．基礎疾患を有する場合や脳室シャント術後の場合，グラム陽性球菌が検出されればMRSAを含む黄色ブドウ球菌，グラム陰性桿菌が検出されれば緑膿菌が疑われる．

5 年齢などによる抗菌薬の選択 （前項の図1，p.76参照）[1]

① 新生児

起炎菌ではB群レンサ球菌と大腸菌の頻度が高く，さらに稀ではあるがリステリア菌がみられるので，アンピシリン（ABPC）とセフォタキシム（CTX）との併用を選択する．

② 生後1カ月から4カ月未満

起炎菌では，B群レンサ球菌や大腸菌に加え，インフルエンザ菌や肺炎球菌に

よる例があるので，耐性菌を考慮して，「パニペネム・ベタミプロン（PAPM/BP）またはメロペネム（MEPM）」と「セフトリアキソン（CTRX）またはセフォタキシム（CTX）」との併用を選択する．効果が得られない場合はバンコマイシン（VCM）を追加する．

③ 生後 4 カ月〜16 歳未満

インフルエンザ菌 b 型（Hib）ワクチンと結合型肺炎球菌ワクチン（PCV）の普及に伴い，インフルエンザ菌と肺炎球菌の検出数は減少してきているが，検出割合は未だに高く，両者のペニシリン耐性割合も高い．したがって，耐性菌を考慮して，「パニペネム・ベタミプロン（PAPM/BP）またはメロペネム（MEPM）」と「セフトリアキソン（CTRX）またはセフォタキシム（CTX）」との併用を選択する．効果が得られない場合はバンコマイシン（VCM）を追加する．

④ 頭部外傷，脳神経外科的処置後，シャント留置を受けた小児に併発した例

これらの場合，グラム陽性菌および陰性菌のいずれも起炎菌となる．

（ⅰ）頭蓋底骨折を伴う外傷例: 起炎菌としては鼻腔内保有菌が多く，肺炎球菌とインフルエンザ菌，MRSA を含むブドウ球菌などを想定する．

（ⅱ）貫通性の外傷やシャント留置例: 起炎菌として，黄色ブドウ球菌や表皮ブドウ球菌および緑膿菌をはじめとしたグラム陰性桿菌が原因菌となることが多く，また，これらの菌については薬剤耐性化を考慮する必要がある．

以上より（ⅰ），（ⅱ）ともに，バンコマイシン（VCM）と「メロペネム（MEPM）またはパニペネム・ベタミプロン（PAPM/BP）」との併用を選択する．

⑤ 免疫不全を有する小児

起炎菌としてあらゆる菌種を想定する必要がある．特に，薬剤耐性のブドウ球菌，インフルエンザ菌，肺炎球菌，緑膿菌などを念頭に，バンコマイシン（VCM）とメロペネム（MEPM）との併用を選択する

6 治療の効果判定，抗菌薬の変更，治療の終了

抗菌薬の効果は髄液所見で判断する．抗菌薬投与翌日（24 時間）に菌が消失し，4 日以内に髄液糖が正常化していれば著効である．これに対し，治療開始後 48 時間に菌が消失しなければ抗菌薬の変更が必要である．

起炎菌が同定され，その薬剤感受性が判明したら，それに合わせて抗菌薬を整理あるいは変更し，抗菌薬の臨床的効果を注意深く観察する．

抗菌薬の投与期間の目安は，髄膜炎菌とインフルエンザ菌では 7 日，肺炎球菌では 10〜14 日，B 群レンサ球菌では 14〜21 日，腸内細菌群では 21 日，リス

テリア菌では 21 日以上とされている．基本的には，全身状態の改善，髄液糖の正常化，炎症反応の陰性化を確認し，その後 1 週間程度継続する．

4. 副腎皮質ステロイド薬の併用

　細菌性髄膜炎の組織障害には，細菌感染による組織の直接的な破壊だけでなく，むしろ細菌の壁成分に対する生体の過剰な免疫反応による障害が関与する．このような炎症が脳実質や血管に及び，脳浮腫，脳血栓，脳梗塞，脳虚血などの脳実質障害をきたし不可逆的になるため，過剰な免疫反応を抑制することを目的に，抗菌薬を投与する前に，あるいは遅くとも同時に副腎皮質ステロイド薬を投与することが検討された．

　小児の細菌性髄膜炎における副腎皮質ステロイド薬の併用について，その臨床的有益性については見解が分かれている．1988〜1996 年に刊行された複数の RCT 研究論文のレビューによるメタ解析では，デキサメタゾン併用がインフルエンザ菌髄膜炎による後遺症のうち高度難聴の頻度を有意に下げる効果が認められた．肺炎球菌髄膜炎における有益性は明確でなかったが，発症後早期に使用した場合に有用である可能性が示唆された．他の神経学的後遺症に関しては，有意な効果はなかった．多くの研究は対象（先進国か発展途上国か，成人か小児か，起炎菌の種類など）や方法（デザイン，アウトカムなど）が異なり，結果や結論も著しく異なった．概してインフルエンザ菌以外の起炎菌，新生児，発展途上国（とりわけ HIV 罹患率の高いアフリカなど）では，デキサメタゾンの有益性はないとする報告が多い．ただし先進国の小児を対象とした後方視的研究で，肺炎球菌髄膜炎に対する副腎皮質ステロイドの早期使用が死亡と後遺症を減らしたとの報告もある．近年インフルエンザ菌 b 型（Hib）ワクチンの普及した国ではインフルエンザ菌髄膜炎が著減しており，そのような地域で行われた調査では，デキサメタゾン併用の有無による致死率や入院期間に有意差はみられなかった．

　アメリカ小児科学会が 2003 年に出した勧告によると，デキサメタゾンを用いた補助療法はインフルエンザ菌髄膜炎の乳幼児および小児に対して推奨される，また肺炎球菌髄膜炎の乳幼児および小児（6 週齢以上）に対しては有効性と危険性を比較検討したうえで考慮されるとしている．日本では現在，インフルエンザ菌髄膜炎の頻度が減少しつつあるものの，全くないとはいえない状況にあり，その可能性が考えられる年齢層（乳幼児期）においてはデキサメタゾン併用が推奨される．しかし今後の起炎菌の動向によっては，推奨の再検討を要する．

感音性難聴の病態は髄膜炎の早期に進行することが示されており，副腎皮質ステロイド薬が十分な効果を発揮するためには，早期診断に基づく早期治療が望ましい．デキサメタゾン静注は抗菌薬の投与前または投与開始と同時に行うべきである．

Pearls

わが国では，インフルエンザ菌 b 型ワクチン（Hib ワクチン）と小児用肺炎球菌ワクチンに対し 2010 年 11 月から公費助成が行われ，2013 年 4 月から定期接種化された．厚生労働科学研究神谷・庵原班の調査によると，インフルエンザ菌性髄膜炎は，2008～2010 年の 5 歳未満人口 10 万人当たり 7.7 人を基準にすると，2011 年 3.3 人，2012 年 0.6 人，2013 年 0.3，2014 年 0 とついに 100％の減少率を達成した．肺炎球菌性髄膜炎は，2008～2010 年の 5 歳未満人口 10 万人当たり 2.8 人を基準にすると，2011 年 2.1 人，2012 年 0.8 人，2013 年 1.1 人，2014 年 0.8 人と約 70％減少した．このように，わが国における小児の細菌性髄膜炎の発生動向は，2 つの侵襲性細菌感染症に対するワクチンの導入と普及により大幅に減少してきている．

文献

[1] 細菌性髄膜炎診療ガイドライン作成委員会，編．細菌性髄膜炎診療ガイドライン 2014．東京: 南江堂; 2014．

〈細矢光亮〉

結核性髄膜炎の症状や発症経過はどのようなものでしょうか？

1. 古典的な髄膜炎の徴候から逸脱する部分を読みとる

　結核性髄膜炎は先進国では比較的まれな疾患となったが，本邦では統計によって差は認められるものの，未だに年間200～300例の発生が報告されている．医療資源の整っている先進国であっても，致死率，後遺症率は未だに高い疾患であり，最近は診断および抗結核薬を用いた治療の遅れを予後不良要因としている報告も増加している．主治医には結核性髄膜炎を一刻も早く見極め，診断・治療することが求められている．

　結核性髄膜炎を診断する上で最も大切なことは，第一にその疑いをもつことであるが，そのためには神経感染症診療における経験と慎重さが要求される．病歴の洗い出しのため問診を注意深く行わなければ，小児，成人ともに結核性髄膜炎は初期の症状の特異性が目立たないため診断が困難である．例えば初期に発熱や倦怠感のみを認め，髄膜炎としての徴候を十分呈さないことから内科的疾患に診断が傾き，膠原病の鑑別診断や，場合によっては抗結核薬投与下でない状況で副腎皮質ステロイド薬の試験的投与を行ってしまい，無為であるばかりか有害な治療に至ることもある．また，髄膜炎を疑い腰椎穿刺を行い脳脊髄液における細胞数増多を確認できても，一般髄液所見においては無菌性髄膜炎や細菌性髄膜炎と明らかな違いが認められないこともあることから，抗菌薬投与や抗ウイルス薬投与で経過を観察してしまう症例も珍しくはない．実際に結核性髄膜炎と診断された時点で，その半数に診断前の何らかの抗菌薬投与歴が確認されたとの報告もある．

　発症の超急性期において，結核性髄膜炎の経過は通常の無菌性髄膜炎などと比べ比較的緩徐に始まることは十分に注意すべき部分であるが，急性経過で発症する場合もあるので留意する．また，年齢にかかわらず，初期には項部硬直をはじめとした髄膜刺激徴候を欠落する頻度が他の細菌性，無菌性髄膜炎に比べ高いのも特徴であり，髄膜刺激徴候を認めないことは腰椎穿刺を行わない理由にはならない．

　結核性髄膜炎は文献的には2～4歳の小児に最も多いが，この年齢では体重増加の鈍化，微熱，無気力などの症状を呈することが多い．さらに乳幼児ではほとんどの初期症状はそれに先行する呼吸器感染症，つまり初感染巣である肺結核症

に由来するものが主体となる．一方それより年齢の高い小児と成人では，食欲不振は不安感が頭痛や嘔吐に先行する．これらの症状は流行性感冒などにおいてもよく認められ，結核性髄膜炎とそれらの鑑別点はその期間が長く持続することであるため，病歴の注意深い洗い出しが必要である．以上のようなきわめて初期の症状が経過した後に，いわゆる髄膜炎としての古典的な症状が出現する❶．

古典的な結核性髄膜炎の症状として代表的なものは，報告により頻度の差はあるが頭痛（50〜80％），発熱（60〜95％），嘔吐（30〜60％），光過敏（5〜10％）であり，また臨床症候としては項部硬直（20〜80％），意識変容（10〜30％），混迷（30〜60％），脳神経障害（30〜50％，外転神経，動眼神経，顔面神経に多い），片麻痺（10〜20％），対麻痺（5〜10％），痙攣（小児50％，成人5％）といった髄膜炎として典型的なものに加え，人格の変化，盗汗などがあげられてきた．これらの中で特に，ほかの感染性髄膜炎に比べ特に多く認められる症状は脳神経障害である．これは脳底部髄膜炎の炎症が強いためであり，25歳以上の成人で認められる割合が多い．脳神経症状として最も頻度が高いのはその走行経路が複雑な外転神経単独の麻痺であり，ついで外転神経麻痺と視神経系，動眼神経，顔面神経のいずれかを同時に障害される例が多い．舌咽神経，迷走神経，副神経，舌下神経を障害される例は比較的少ない．また，結核性髄膜炎では抗利尿ホルモン不適合分泌症候群（syndrome of inappropriate secretion of antidiuretic hormone: SIADH）による低ナトリウム血症の合併も比較的多く，それに伴う倦怠感，食欲低下，意識障害などの症候にも注意する必要がある❷．

無菌性および細菌性髄膜炎を，問診および症状，症候の所見から鑑別することに関しては過去に複数の報告がある．小児においては，6日間を超える症状の持続，視神経萎縮，不随意運動，神経局在徴候，15未満のGlasgow Coma Scale（GCS）について有意差を認めている．成人では5日間を超える症状の持続，15未満のGCS，神経局在徴候に加え，36歳未満であること，地方在住であることなどが報告されている❸．

2. 初療時の症状から予後を予測する

初療時の症状は，最終的な予後予測の因子であることは以前から指摘されている．これまでに予後予測因子として指摘されているのは，病期分類の一つであるBritish Medical Research Counsil（BMRC）Staging Criteria 表1 ，臨床重症度評価スケールの一つであるAcute Physiology and Chronic Health Evalu-

表1 British Medical Research Council（BMRC）Staging Criteria

病期	臨床所見
Stage Ⅰ （Early）	非特異的な症候のみで，明らかな神経学的所見のないもの
Stage Ⅱ （Medium）	わずかな意識の変容および局所の神経症状のみを呈するもの
Stage Ⅲ （Advanced）	四肢の痙攣や麻痺，重篤な意識障害を伴うもの

表2 HAMSI scoring: 重症度スケール

意識変容	3
嘔気嘔吐を伴う意識変容	−1
糖尿病	3
免疫抑制状態	2
神経学的機能欠損[a]	1
水頭症	1
血管炎	1

[a] 動眼神経，滑車神経，外転神経，顔面神経，聴神経麻痺のいずれか，ないしは運動神経障害

(Erdem H, et al. J Neurol. 2015; 262: 890-8.[5] より改変)

ation（APACHE）Ⅱ，GCS，Modified Birthel Index，脳神経症状の有無，四肢の麻痺の有無，感覚障害の有無，頭蓋内圧亢進，水頭症などである．また，それぞれの評価項目同士にも相関が指摘されており，たとえば水頭症の発症リスクは，Modified Barthel Index が低下するほどリスクが高く，罹患後2カ月を超える経過，複視，痙攣，視力障害，眼底の乳頭浮腫，脳神経障害，片麻痺，肺結核症合併の病歴などは水頭症の出現と強く関連することが報告されている．結核性髄膜炎の後遺障害の中で，その後の日常生活に大きな障害となるのが視力障害であるが，これに関しては発症後6カ月での所見として乳頭浮腫，視力障害，脳神経障害，BMRC Staging Criteria においてⅡないしⅢであることが，その後の予後不良因子になるとされている[4]．

　最近，欧州および中東にまたがる43施設12年間の共同研究において，過去最大である507症例の結核性髄膜炎のケースシリーズにおけるその予後不良群の解析の報告および，そこから導き出された予後予測のためのスコアリングシステムである HAMSI scoring が提案された 表2, 3 ．これは，簡単に述べるならば初療時の意識変容，糖尿病の合併，免疫不全，神経学的な機能欠損，水頭症，血管炎は予後不良因子であり，また意識変容があっても嘔気の訴えと嘔吐を伴うならば予後良好を示す因子であるとしている．さらに過去の BMRC Staging Criteria と比較し予後の予測における優位性が示されている．

表3 HAMSI scoring: 重症度スケールの和およびBMRC Staging Criteria に対する，実際に観察された予後不良症例の割合（%）および，補正された予測される確率（SE）

重症度スケール	予後不良症例の割合（%）	予測される確率（SE）
≦1	9.03	9.01（2.39）
2	19.59	19.49（4.13）
3	37.57	37.35（4.58）
4	54.06	53.78（6.03）
5	61.35	61.30（8.81）
≧6	73.85	73.66（7.13）
BMRC Staging Criteria Stage I（Early）	8.00	8.00（3.13）
Stage II（Medium）	33.21	33.21（2.86）
Stage III（Advanced）	42.86	42.86（3.90）

（Erdem H, et al. J Neurol. 2015; 262: 890-8.[5]より改変）

3. 免疫抑制状態の患者には特に注意する

　HIV感染例における結核性髄膜炎では，通常とは異なる経過をたどることが知られている．結核症への接触歴および結核感染の既往歴のある割合が多いこと，ツベルクリン反応陰性例が多いこと，小児例では体重がより減少すること，髄膜刺激徴候を伴う割合がより少ない一方，意識変容を伴う症例を多く認めること，リンパ節腫脹や肝脾腫を合併しやすいことなどである[1]．しかし，条件が細分化されることもあり，十分な患者数での検討は行われていない他，報告によって割合は大きく異なる．また，現在では自己免疫異常を伴う疾患に対する免疫抑制薬，特に種類や適応が21世紀に入り拡大しつつある分子標的薬や，悪性腫瘍に対する化学療法によって免疫抑制状態にある患者が増加している．このような患者に関する結核性髄膜炎の併発はたびたび報告され，今後も増加が予測される．さらに，多くの先進国では急激な高齢化社会を迎えており，加齢も免疫不全の一因といえ，実際に結核症の中で高齢者の占める割合は増加している．これまで小児対成人で検討されていた結核症ではあるが，特に結核性髄膜炎を含む肺外結核においては若年成人群と高齢者群の間での経過，症状および症候は異なることが予測でき，大規模な検討が今後必要とされている．

Pearls

　頭痛や発熱を欠き，脳神経症状のみや瞳孔不同，繰り返す脳梗塞，脊髄梗塞，もしくは高齢者の慢性的な頭痛と捉えられていた症例など一見すると髄膜炎とは結びつかない症状から始まる結核性髄膜炎の非典型例は国内，海外を問わず多数報告されている．病因不明の神経学的陽性所見を呈する患者に相対した場合は禁忌事項がない限り，早期に脳脊髄液検査を施行すべきである．一般髄液検査所見の異常が確認された場合，培養およびPCRなどによる確定診断を待たずに抗結核薬による治療開始を勧める論調も増えており，特に患者背景に結核の好発する地域からの転居や，免疫抑制状態などがある場合は積極的に診断前の治療を検討してよい．

文献

1. Thwaites GE, van Toorn R, Schoeman J. Tuberculous meningitis: more questions, still too few answers. Lancet Neurol. 2013; 12: 999-1010.
2. Thwaites GE, Chau TT, Stepniewska K, et al. Diagnosis of adult tuberculous meningit by use of clinical and laboratory features. Lancet. 2002; 360: 1287-92.
3. Vibha D, Bhatia R, Prasad K, et al. Validation of diagnostic algorithm to differentiate between tuberculous meningitis and acute bacterial meningitis. Clin Neurol Neurosurg. 2012; 114: 630-44.
4. Gu J, Xiao H, Wu F, et al. Prognostic factors of tuberculous meningitis: a single-center study. Int J Clin Exp Med. 2015; 8: 4487-93.
5. Erdem H, Ozturk-Engin D, Tireli H, et al. HAMSI scoring in the prediction of unfavorable outcomes from tuberculous meningitis: results of Haydarpasa-II study. J Neurol. 2015; 262: 890-8.

〈高橋育子　佐々木秀直〉

結核性髄膜炎の診断はどのように行うのでしょうか？

1. 診断の出発点—まずは結核性髄膜炎を疑うこと—

　現代の日本において，結核感染症の頻度そのものが稀となり，初診時に結核を意識することは少なくなりつつある．結核性髄膜炎は，通常は亜急性に進展するため，頭痛が次第に増強し，脳神経麻痺や痙攣，意識障害などを呈し，病状が進行してから診断に至ることが少なくない❶❷．また初期では，発熱や食欲不振などの非特異的症状が多く，加えて急性の経過を示す症例もあるため，その早期診断は容易ではない❶❷．したがって，結核性髄膜炎の診断における「出発点」は，まず本疾患を疑うことである．疑わなければ検査や治療の開始が遅れ，死亡に直結する点に留意すべきである．故に初診時においては，本疾患を念頭において積極的な検査を行い，早期診断に努める姿勢こそが最も重要であるといえる．

2. 髄液検査

　改めていうまでもないが，髄液検査は結核性髄膜炎の診断に必須の最重要の検査であり，以下にその概要を述べる．

1 髄液一般所見

　髄液圧上昇，外観透明，ときに肉眼的に日光微塵やキサントクロミーを認める．また，髄液を放置すると液表面に線維素が析出する場合がある（Nonne-Froin 徴候）．加えて，単核球優位の細胞増多（10〜1,000/μL），タンパク上昇（50〜300 mg/dL），糖低下（髄液糖/血糖比 0.5 未満）を認める．しかし，初回の髄液検査では多形核球優位の細胞増多を示すものも 28％あり，注意を要する❶❷．

2 アデノシンデアミナーゼ（adenosine deaminase: ADA）

　本疾患では髄液 ADA が高値を示し，補助診断として一定の有用性を認められている❶❷．すなわち，ADA 9 U/L 以上で本疾患の疑いがあり，15 U/L 以上で強く示唆するものとされる❶❷．しかし特異度が高いとはいえず，他疾患（細菌性髄膜炎，クリプトコッカス髄膜炎，悪性リンパ腫など）でも高値を示すことがあ

り，注意を要する．

3 インターフェロン-γ遊離試験（interferon-γ release assay: IGRA）

　　現在，IGRA には2種類があり，一つは血液中のインターフェロン（IFN）-γ の総量を測定するクォンティフェロン TB2 ゴールド検査（QuantiFERON®-TB2Gold test: QFT）であり，もう一つは IFN-γ 産生細胞の個数を測定する T-sopt®・TB 検査（T-SPOT）である[2]．現在，QFT は結核感染症に対する検査として広く用いられるようになっているが，結核感染の既往でも陽性となるため，若年者の結核既往の確認や肺結核の併発のない結核性髄膜炎症例の補助診断に限られる．また，髄液のリンパ球は髄液採取後まもなく死活するため，髄液検体を用いて QFT を行うことはできない．一方，T-SPOT は髄液検体を用いることが可能であり，本疾患の診断での有用性が期待されるが，成人例での検討では特異度は 89％ であったが，感度が 59％ と低く，髄液の T-SPOT 単独では本疾患の診断に十分とはいえない[2]．

4 細菌学的検査：塗抹・培養

　　従来から，細菌学的検査，すなわち塗抹・培養は最も診断信頼性の高い検査として "Gold standard" とみなされている[1-6]．しかし，感度は塗抹で 10〜37％，培養では 43〜52％ と低く，加えて培養結果の判明には 4〜8 週間と時間を要し，本疾患の早期診断に有用とは言い難い[1-6]．そこで，検出率の向上をはかるために，できるだけ多量の髄液検体（6 mL 以上）を用いることや，塗抹・培養を繰り返し実施することが推奨されている．

5 結核菌の遺伝子診断

　　近年，核酸増幅法を応用した結核菌群の遺伝子検査が，髄液検体を用いた簡便で迅速な本疾患の診断法として用いられている．その代表が polymerase chain reaction（PCR）法であり，核酸増幅法の中心的な手法としてきわめて重要な位置を占めている[3-5]．前述の如く，従来の "Gold standard" である髄液の塗抹・培養による結核菌の検出は，検出率がきわめて低く時間も要することから，PCR 法を中心とする結核菌の遺伝子検査は，現時点で本疾患の早期診断に資するほぼ唯一の検査法といえる[3-5]．故に従来の細菌学的検査に加えて，PCR 法を可能な限り併用することが強く推奨されている[1-6]．現在，結核菌群に対する核酸増幅法の一部はキット化されて急速に普及しており，国内で保険適用を受けている検

表1 髄液を用いたTBMの診断における各検査法の評価

遺伝子検査	手法	対象	標的配列	エビデンスレベル	保険適用	定量性	感度(%)	特異度(%)
商業ベースの核酸増幅法				I-C			56	98
Cobas Amplicor® MTB	Single PCR法	Tb-DNA	16S rRNA	I-C	○	—	17.5-60	100
Cobas® TaqMan® MTB	Real-time PCR法	Tb-DNA	16S rRNA	I-C	○	○	17.5-60	100
GENECUBE® MTB	Single PCR法	Tb-DNA	Dna-J	V-C	○	—	不明	不明
Xpert® MTB/PIF	Real-time PCR法	Tb-DNA	rpoB 他	V-C	—	○	27-86	99-100
TB-LAMP	LAMP法	Tb-DNA	gyrB/IS6110	V-C	○	—	88.23	80
Gen-Probe® MTD	TMA法	Tb-RNA	16S rRNA	I-C	○	—	38-83	99-100
TRCRapid M. TB	TRC法	Tb-RNA	16S rRNA	V-C	○	—	不明	不明
各施設で実施されている核酸増幅法								
Single PCR法		Tb-DNA	IS6110	Ⅳb-B	—	—	70-98	66-100
Single PCR法		Tb-DNA	MPT64	Ⅳb-B	—	—	53-90	83-100
Nested PCR法		Tb-DNA	MPT64	Ⅳb-B	—	—	90-100	100
WR-QNRT-PCR法		Tb-DNA	MPT64	V-C	—	◎	96.3	100

Tb: tuberculosis, ○: 認められる場合を示す, ◎: 特に顕著に認められる場合を示す
(高橋輝行, 他. 神経治療. 2015; 32: 524-8.[4] より)

査法もある **表1**. しかしながら近年のメタ解析では, キット化された結核菌の核酸増幅法は, 感度56%, 特異度98%であり, 特に感度の点で本疾患の診断を確定するには不十分と厳しい評価が下されている[5]. そこで, PCR法の感度と特異度を飛躍的に上昇させ, 本疾患の診断精度を格段に向上させる画期的な手法としてnested PCR法があげられる[3,4]. Nested PCR法は, 外側と内側の2組のプライマーペアを使用して2段階のPCRを連続して行う手法である **図1A, B**. 同法は2段階の増幅により十分な量の標的DNA断片を得られるのに加え, 非特異的断片の増幅を少なくして特異性を飛躍的に高められる優れた手法である. 過去の研究では, 髄液検体を対象にnested PCR法を施行し, 感度90〜100%, 特異度100%で本疾患を診断し得たと報告されている[3,4]. さらに, 同法は従来の1段階のPCR法 (Single PCR法) に比べて感度が約1,000〜

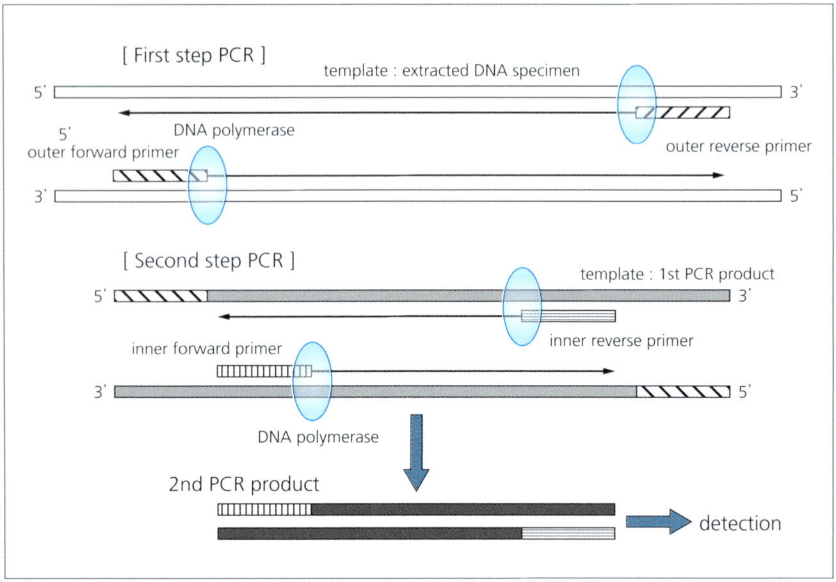

図 1A Nested PCR 法の原理を示す概略図

Nested PCR 法は，外側と内側の 2 組のプライマーペアを使用して，2 段階の PCR を連続して行う手法である．すなわち，標的 DNA に設定した外側のプライマーペアで第 1 段階の PCR を行い，次いで，第 1 段階の PCR 産物を鋳型として，内側のプライマーペアで第 2 段階の PCR を行う．第 2 段階の PCR 産物を電気泳動で分離し検出する．

10,000 倍も優れているとも報告されている❸❹．しかしながら同法は，その精度管理の難しさ故に，我が国では未だほとんど普及していない．しかし近年，一部の臨床検査企業では精度管理上の諸問題を克服し，髄液検体を対象に本疾患の診断目的で nested PCR 法を実施している（保健科学 東日本社）．ただし，現在も保険適用は受けていない❹．

3. 画像検査

結核性髄膜炎では抗利尿ホルモン不適合分泌症候群（SIADH）の合併や，脳底部の炎症が強いために脳神経麻痺が起こりやすい❶❷．加えて，水頭症や脳底部の血管炎による脳梗塞を伴うこともあり，これらの所見は本疾患の診断に際して大いに参考となる❶❷．したがって，上述の髄液検査と並行して可能な限り頭部 CT や MRI などの画像検査を実施すべきである❶❷．本疾患の画像検査の特徴として，

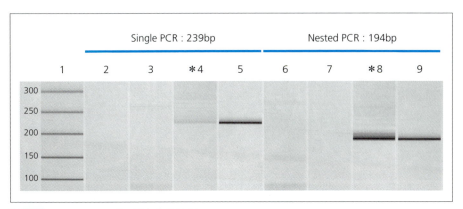

図1B Nested PCR 法の電気泳動結果
電気泳動は，Agilent 2100 bioanalyzer system™を用いて実施した．標的配列は結核菌 DNA の MPT64 領域である．
Lane 1: 分子量マーカー，2・3: 陰性コントロール，4: 症例，5: 陽性コントロール，6・7: 陰性コントロール，8: 症例，9: 陽性コントロール．Lane 4 で淡いバンドを，Lane 8 で明瞭なバンドを認め，陽性と判定した．

水頭症，脳底部髄膜の造影剤増強効果，脳梗塞，結核腫などがあげられ，重症例ではこれらの所見が認められる頻度が増加する．頭部 MRI は CT に比べ髄膜の造影剤増強効果，血管炎による脳梗塞，結核腫の描出に優れ，特に脳幹部病変の確認に有用である 図2 ．また，結核腫は病初期では 20％程度認められ，抗結核薬治療中には 70％以上に上昇するが，ほとんどが無症候性である[2]．

4. 脳以外の結核菌感染巣の検索

　結核性髄膜炎患者の約半数に活動性あるいは陳旧性の肺結核病変が認められ，約 10％には粟粒結核が認められたとも報告されている[1,2]．また，本疾患では肺結核以外にも腸結核などの腹部病変やリンパ節結核などを伴うこともあり，これら肺外結核病変は HIV 感染者で増加する．したがって胸部 X 線や CT，超音波検査などによる全身検索は補助診断として有用であり，積極的に実施すべきである[1,2]．加えて髄液以外からの結核菌検出も補助診断として有用であり，喀痰や吸引採取した胃液を用いて塗抹・培養と PCR 法を試みることが重要である．

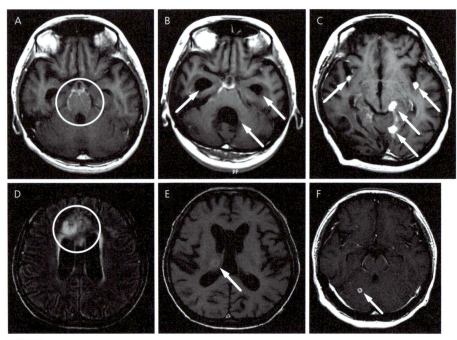

図2 結核性髄膜炎の画像所見(頭部MRI)
A: 脳底部髄膜の増強効果(ガドリニウム造影T1強調画像)
　○の部分はガドリニウム増強効果のある脳底部髄膜の肥厚を示している.
B: 水頭症(ガドリニウム造影T1強調画像)
　→の部分は脳室の拡大を示している.
C: 結核腫(ガドリニウム造影T1強調画像)
　→の部分はくも膜下腔に多発したガドリニウム増強効果のある結核腫を示している.
D: 脳梗塞の合併(FLAIR画像)
　○の部分は血管炎による脳梗塞の合併を示している.
E: 結核腫(T1強調画像)
　→の部分は脳実質内に生じた結核腫を示している.
F: 結核腫(ガドリニウム造影T1強調画像)
　→の部分は脳実質内に生じたガドリニウム増強効果のある結核腫を示している.

5. 診断基準・確定診断

　　結核性髄膜炎の診断確定は,頭蓋内の結核菌感染を証明することである[1-6].すなわち,①髄液の塗抹での抗酸菌陽性,②髄液の培養での結核菌同定,③髄液のPCR法による結核菌遺伝子の検出であり,以上の3項目のうち1項目以上

表2 結核性髄膜炎の診断基準

臨床症状（下記の1つ以上）	
頭痛，易刺激性，嘔吐，発熱，項部硬直，痙攣，局所神経症状，意識障害，嗜眠	

結核性髄膜炎の臨床的分類	
difine	（AまたはBを満たす） A）臨床症状に加えて下記の検査項目のうち1項目以上を認める． 　① 髄液の塗抹での抗酸菌陽性 　② 髄液の培養での結核菌同定 　③ 髄液のPCRによる結核菌遺伝子の検出 B）臨床症状と髄膜炎を示唆する髄液所見または肉眼所見（剖検）があり，組織学的に病変部位に抗酸菌を認める．
probable	・臨床症状に加えて診断スコアが10点以上（脳画像所見が得られていない場合），または12点以上（脳画像所見が得られている場合）ある． ・ただし，少なくとも2点以上の髄液所見または画像所見の診断スコアが必要．
possible	・臨床症状に加えて診断スコアが6〜9点以上（脳画像所見が得られていない場合），または6〜11点以上（脳画像所見が得られている場合）あり，さらに他疾患が除外されている． ・ただし，髄液検査または画像検査を施行してpossibleかどうか判定する．

(Marais S, et al. Lancet Infect. 2010; 10: 803-12.[6]より)

6 結核性髄膜炎の診断はどのように行うのでしょうか？

を満たすことで診断が確定する．本疾患の診断においては塗抹，培養，PCR法の3つ全てを繰り返し実施することが重要である[1-6]．本疾患の診断基準として，Maraisらが"Consensus tuberculous meningitis diagnosis"を報告している 表2 [6]．診断確定'definite'は塗抹・培養，またはPCR法による結核菌の同定であり，そうでない場合は，髄液検査もしくは画像検査を実施した上で「結核性髄膜炎診断スコア」表3 を用いてポイントを計算し，'probable'か'possible'に該当するかを判定する[6]．脳画像所見が得られている場合は，合計ポイント12点以上で'probable'，6〜11点で'possible'とし，脳画像所見が得られていない場合は，10点以上で'probable'，6〜9点で'possible'とする．

表3 結核性髄膜炎の診断スコア

	診断スコア
臨床症状の基準	合計の上限 6 点
・症状が 5 日間以上持続	4
・次の症状が 1 つ以上ある	2
・体重減少（小児なら体重増加に乏しい）	
・寝汗	
・2 週間以上続く咳嗽	
・1 年以内の肺結核患者との接触（10 歳未満患者のみ）	2
・局所神経障害	1
・意識障害	1
脳脊髄液の基準	合計の上限 4 点
・外観透明	1
・細胞数 10〜500/μL	1
・単核球優位（50%以上）	1
・タンパク 100mg/dL 以上	1
・髄液糖/血糖比 0.5 未満	1
脳画像所見の基準	合計の上限 6 点
・水頭症	1
・脳底部髄膜の造影剤増強効果	2
・結核腫	2
・脳梗塞	1
・単純 CT での脳底部脳槽部の高吸収域	2
脳以外の結核所見の存在	合計の上限 4 点
・胸部画像所見: 肺結核 2 点/粟粒結核 4 点	2/4
・CT または MRI または超音波による他組織の結核性病変	2
・他組織からの抗酸菌染色または培養での結核菌同定（喀痰, 胃液, リンパ節, 尿, 血液培養など）	4
・他組織からの髄液の PCR による結核菌遺伝子の検出	4
除外疾患	
・細菌性髄膜炎，クリプトコッカス髄膜炎，梅毒性髄膜炎，ウイルス性髄膜脳炎，脳マラリア，寄生虫または好酸球性髄膜炎，脳トキソプラズマ，脳膿瘍，悪性腫瘍（悪性リンパ腫など）	

(Marais S, et al. Lancet Infect. 2010; 10: 803-12.[6] より)

Pearls

現在，結核性髄膜炎の臨床診断における最大の問題点は，"Gold standard"である細菌学的手法が，時間を要する上に診断率が低いことにある．近年，従来法に代わる新しい診断的検査法として，PCR法が臨床応用されており，中でもnested PCR法の導入が結核性髄膜炎の診断に画期的な成果をあげている点は特筆に値する．さらに，定量性を加味した新しい高感度診断法として，wide range quantitative nested real-time PCR法（WR-QNRT-PCR法: WR法）が開発された❸❹．同法は，nested PCRの原理を応用し，その第2段階をreal-time PCRに置き換えた画期的手法であり，今後の実地臨床での普及が期待されている❸❹．

文献

❶ Rock RB, Olin M, Baker CA, et al. Central nervous system tuberculosis: pathogenesis and clinical aspects. Clin Microbiol Rev. 2008; 21: 243-61.
❷ 中嶋秀人，松木　充．標準的神経治療: 結核性髄膜炎　Ⅲ診断と鑑別疾患（病原体の遺伝子診断を除く）．神経治療．2015; 32: 520-3.
❸ Takahashi T, Tamura M, Takasu T. The PCR-based diagnosis of central nervous system tuberculosis: Up to date. Tuberc Res Treat. 2012; 2012: 831292.
❹ 高橋輝行，田村正人．標準的神経治療: 結核性髄膜炎　Ⅳ結核菌の遺伝子診断．神経治療．2015; 32: 524-8.
❺ Pai M, Flores LL, Pai N, et al. Diagnostic accuracy of nucleic acid amplification tests for tuberculous meningitis: a systematic review and meta-analysis. Lancet Infect Dis. 2003; 3: 633-43.
❻ Marais S, Thwaites G, Schoeman JF, et al. Tuberculous meningitis: a uniform case definition for use in clinical research. Lancet Infect Dis. 2010; 10: 803-12.

〈髙橋輝行　田村正人〉

結核性髄膜炎の治療はどのように行うのでしょうか？

1. 結核性髄膜炎は治療の遅れと不全治療が転帰不良に直結する

　中枢神経結核は，結核性髄膜炎（TBM），頭蓋内結核腫，脊髄結核性くも膜炎の3つの臨床的カテゴリーからなる．臨床的転帰は治療開始時期に依存するため，TBMが疑われるすべての患者に，病原診断を待つことなく，直ちに抗結核薬治療を開始することがもっとも重要である．ランダム化比較試験がなく，治療は観察研究と日々の診療から得られた経験に基づく．

　抗結核薬のグループを**表1**に示す．First-line drugs（a）は，最も強力な抗菌作用を示す必須の薬剤，first-line drugs（b）はfirst-line drugs（a）との併用で効果が期待される薬剤である．Second-line drugsは，first-line drugsに比し抗菌力は劣るが，多剤併用で効果が期待される薬剤である[1]．INHとRFPは結核治療におけるキードラッグであり，これらを中心として感受性のある系統の異なる抗結核薬を多剤併用および長期治療が必須である．初期強化期間"intensive phase"2カ月間は，INH，RFP，PZAの3剤と，EBまたはフルオロキノロン系（モキシフロキサシン：MLFX or LVFX）またはSM or KMの4剤併用療法を行う．その後，"continuation phase"9～12カ月間はINH，RFPの2剤

表1 抗結核薬分類

	薬剤名	略語	
First-line drugs (a)	リファンピシン	RFP	（滅菌的）
	リファブチン	RBT	（滅菌的）
	イソニアジド	INH	（殺菌的）
	ピラジナミド	PZA	（滅菌的）
First-line drugs (b)	ストレプトマイシン	SM	（殺菌的）
	エタンブトール	EB	（静菌的）
Second-line drugs	レボフロキサシン	LVFX	
	カナマイシン	KM	
	エチオナミド	TH	
	エンビオマイシン	EVM	
	パラアミノサリチル酸	PAS	
	サイクロセリン	CS	
新薬	デラマニド	DLM	

で継続療法を行う❶．EBは髄液移行性が不良であるため，標準治療4剤目はフルオロキノロン系に変更可能である．アミノグリコシド系抗菌薬注射製剤は急性炎症時には髄液移行性は上昇するが，その後の効果の検討は十分ではない．髄液移行率を 表2 に示す❷．

結核腫では，一般的に治療期間は18カ月に延長される．中枢神経結核では，治療薬の選択および投与量と期間は個々の患者の病態により調整が必要である．

表2 髄液移行率

抗結核薬	髄液移行率
イソニアジド	80-90%
リファンピシン	10-20%
ピラジナミド	90-100%
エタンブトール	20-30%
ストレプトマイシン	10-20%
カナマイシン	10-20%
アミカシン	10-20%
モキシフロキサシン	70-80%
レボフロキサシン	70-80%
p-アミノサリチル酸	No data
エチオナミド プロチオナミド	80-90%
サイクロセリン	80-90%
リネゾリド	40-70%

2. 抗結核薬耐性率は初回治療例では3%，治療歴がある例では15%と5倍に増加する

薬剤耐性結核は，human immunodeficiency virus（HIV）感染拡大をきっかけにして，サハラ以南のアフリカや構造基盤が崩壊した旧ソビエト連邦の国々を中心に増加傾向にあり，重大な問題である．2013年の時点で，超多剤耐性結核（extensively drug-resistant TB: XDR-TB）は世界中の100以上の国々から報告され，本邦も含まれる．薬剤耐性結核分類を 表3 に示す．HIV感染患者では，抗レトロウイルス薬治療による抗結核薬の吸収不良や代謝障害あるいは薬物相互作用により抗結核薬剤耐性を獲得しやすくなる．治療成功率は多剤耐性結核（multidrug-resistant TB: MDR-TB）

表3 薬剤耐性結核分類

drug-resistant TB	first-line anti-TB drugs: INH, RFP, PZA, EB, or SM のどれか1つに対し耐性
multidrug-resistant TB（MDR-TB） 多剤耐性	少なくともINHとRFPの両方に耐性
extensively drug-resistant TB（XDR-TB） 超多剤耐性	多剤耐性に加えてフルオロキノロン系いずれかとsecond-line drugs 注射製剤（カプレオマイシン: CPRM, AMK, KM）の少なくとも1つに耐性
totally drug-resistant TB（TDR-TB）	WHOにより認定されていない

表4 薬剤耐性結核菌感染症に使用される抗結核菌

分類	抗結核薬
Group 1: 　第一選択薬	PZA（酸性環境では殺菌的） EB　（静菌的） RBT（殺菌的）
Group 2: 　静脈内投与	KM AMK SM
Group 3: 　フルオロキノロン系	LVFX MFLX オフロキサシン: OFLX
Group 4: 　静菌的 　第2選択薬	PAS CS TH
Group 5: 　役割不確定	クロファジミン リネゾリド: LZD アモキシシリン/クラブラン酸 イミペネム/シラスタチン 高用量 INH（16-20 mg/kg/day）* クラリスロマイシン

*イソニアジド低濃度耐性であっても高濃度感性（>1% of bacilli resistant to 0.2 μg/mL but susceptible to 1 μg/mL of isoniazid）の場合には使用は考慮される．しかし，高濃度耐性（>1% of bacilli resistant to 1 μg/mL of isoniazid）では推奨されない．

では約50％，XDR-TBでは約30％と非常に低率である[3]．薬剤感受性検査を行い，薬剤耐性結核においては，重症度，治療効果，免疫状態を考慮に入れ，治療期間を延長する必要がある．本邦で薬剤耐性結核菌感染症に使用可能な抗結核薬を 表4 に示す．INH耐性では，PZAが治療全期間で使われる限り，臨床的転帰には大きな影響はない[4]．INH耐性髄膜炎では，フルオロキノロン系（なかでもLVFX）が臨床的転帰を改善する可能性がある[5,6]．シプロフロキサシンは結核菌に対する抗菌力が弱く推奨されない．INH耐性（SM耐性または非耐性）の治療例を 表5 に示す．

2016年5月，WHOは薬剤耐性結核治療ガイドラインをup dateし，RFP耐性では，INH耐性の有無にかかわらずMDR-Tbと同様の加療を行うこととなった．初期強化期間には，PZAと， 表6 A・Bから各1剤，Cから2剤を選択，効果的な薬剤がこれで構成できない場合には，5剤になるようにD2, D3から選択できる 表6 ．INH, EBでさらに強化されることが推奨されている．PZAが使用できない場合にはC, D（なるべくD3ではなくD2）を追加する．D1は

表5 INH 耐性（SM 耐性または非耐性）の治療例

抗結核薬　初期治療 　　　　　⇒継続治療	初期治療期間（月） 継続治療期間（月）
低濃度耐性	
INH＋RFP＋PZA＋EB	2
⇒INH＋RFP＋PZA	10
高濃度耐性	
① RFP＋EB＋PZA＋フルオロキノロン系	2
⇒RFP＋EB＋PZA	10
② RFP＋EB＋PZA	2
⇒RFP＋EB	10
③ RFP＋EB＋PZA＋フルオロキノロン系	2
⇒RFP＋PZA＋フルオロキノロン系	10

表6 RFP 耐性と多剤耐性

A．フルオロキノロン系		レボフロキサシン モキシフロキサシン ガチフロキサシン
B．Second-line injectable agents		アミカシン カプレオマイシン カナマイシン （ストレプトマイシン）
C．Other core second-line agents		エチオナミド/プロチオナミド サイクロセリン/テリジドネ リネゾリド クロファジミン
D．Add-on agents (not part of the core MDR-TB regimen)	D1	ピラジナミド エタンブトール 高用量 イソニアジド
	D2	Bedaquiline（未承認） デラマニド
	D3	p-アミノサリチル酸 イミペネム-シラスタチン メロペネム アモキシシリン-クラブラン酸 （チオアセタゾン）

second line drug であり，元来が重要薬剤である．中枢神経結核では，これらから髄液移行性の良い薬剤を選択することが重要である❼．LVFX, TH, CS は LZD 同様髄液移行性が良好である．

　2014 年 7 月，多剤耐性結核菌治療薬デラマニドが本邦で製造販売が承認され

た．強力な抗結核活性を有するが，肺外結核には適応がなく，ヒトにおける髄液移行性に関するデータもないため，現時点では推奨できない．

結核感染症では，耐性菌の拡大予防のために，患者自身が服薬の重要性を理解し，確実に服薬できるように治療終了まで一貫した支援を行う治療法であるDOTS（directly observed therapy, short-course: 直接服薬確認療法）が推奨されている．

3. HIV合併時の治療では，抗HIV薬の開始時期と相互作用に留意が必要である

HIVに感染すると，結核は潜伏感染から活動性感染となるリスクが大幅に上昇する．活動性結核では，抗結核薬を速やかに開始する必要がある．初期治療は非HIV患者と同様に経験的治療を開始するが，前述したように薬剤耐性結核となる割合は通常より高く，感受性試験の結果にしたがい薬剤を変更する．日本結核病学会治療委員会は，2014年の改訂で，治療期間を3カ月延長することを勧める要件にHIV感染症を追加した．

治療上の注意点としては，①抗結核薬と抗HIV薬との併用で両薬剤の副作用が生じやすいこと，②リファマイシン系薬剤と抗HIV薬との間に相互作用があり，特にRFPでは併用が不可能な抗HIV薬が多数存在する，③CD4リンパ球が低い・抗HIV薬の開始が早いほど，免疫再構築症候群が発症しやすいことがあげられる．免疫再構築症候群は2カ月以内に抗HIV療法を始めた場合に高率にみられる．抗HIV薬が投薬されていない場合には，抗結核薬を直ちに開始し，その後抗HIV薬を開始することが推奨されているが，抗HIV薬の開始時期は非常に重要である．米国The Department of Health and Human Services (DHHS) 2014では，CD4＜50 cells/mm^{3}では結核治療開始後2週間以内に，CD4≧50 cells/mm^{3}かつ臨床評価（Kamofskyスコア低値，BMI低値，ヘモグロビン濃度低値，低アルブミン血症，臓器障害，疾患の拡がりなど）による重症の臨床疾患を有する場合には結核治療開始後2〜4週間以内に，CD4≧50 cells/mm^{3}かつ臨床評価による重症の臨床疾患のない場合には2〜4週遅らせてもよいが8〜12週以内に，妊娠中の女性では可能な限り早期に抗HIV治療が開始されることが推奨されている．HIV合併治療の実際は，厚生労働科研HIV治療ガイドライン「抗HIV治療ガイドライン」に従う．

表7 副腎皮質ステロイドホルモン

Glasgow Coma Score（GCS）=15点，巣症状なし	GCS 15点かつ巣症状あり，11-14点で巣症状なし，GCS＜10点
デキサメタゾン0.3 mg/kg/dayを静脈内投与．以降，1週ごとに0.1 mg/kg/day 減量．3 mg/dayからは内服とし，3週間以上かけて1 mgずつ減量	デキサメタゾン0.4 mg/kg/dayを静脈内投与．以降，1週ごとに0.1 mg/kg/day 減量．4 mg/dayからは内服とし，3週間以上かけて1 mgずつ減量

4. 非HIV感染例では副腎皮質ステロイド薬併用が推奨される

　副腎皮質ステロイド薬（ST）併用は約60年にわたる7つのランダム化比較試験において，死亡率と後遺障害を約30％減少させることが立証されている[8]．非HIV感染例では重症度にかかわらずその併用が推奨される．しかし，HIV感染者ではSTの効果は明確ではない．デキサメタゾン（Dex）によって治療されたベトナム成人例545人の解析ではプラセボ群と比較して転帰の改善に有意差はみられなかった．STを使用したとしても，少なくとも転帰を悪化させることはない[9]．HIV感染例では，重篤な結核関連免疫再構築症候群に対してSTパルス療法の併用を考慮する．

　本症では血管炎による脳梗塞併発率は，MRIや剖検で22～57％[10-14]であるが，ST群で脳梗塞の発生が半減したと報告されている[15]．頭部CTを用いた南アフリカの小児例では発症に有意差がなかったとの報告[16]もあり，今後の研究が望まれる．また，アスピリンが脳梗塞発生と死亡率を減少させたとの報告もある[17,18]．成人では，①「Glasgow Coma Score（GCS）15点かつ巣症状がない」場合にはDex 0.3 mg/kg/day，②「GCS 15点かつ巣症状ありまたは11-14点で巣症状なし」または「GCS＜10点」の場合にはDex 0.4 mg/kg/dayの静脈内投与を開始する．減量方法は **表7** に示す．プレドニゾロン4 mg/kg静脈内投与を4週間継続し，その後4週以上かけて減量してもよい．脳浮腫を伴う病態ではDexに抗浮腫効果も期待できる[19]．

5. 治療期間が長期にわたり，多くの注意が必要とされる

　INHは，主にN-acetyl transferase 2（NAT 2）によって，肝臓でアセチル化代謝され，排泄される．NAT 2遺伝子には遺伝子多型が存在し，酵素活性の低

い変異型アレルの数により，rapid acetylator（RA），intermediate acetylator（IA），slow acetylator（SA）の 3 群に分類される．NAT 2 活性が低い SA では，INH が通常の経路で代謝されずに，肝毒性をもつヒドラジンになるため薬剤性肝障害の発症率が高く，RA タイプでは治療反応性が低下する．本邦において，肺結核 172 例を対象に，NAT2 遺伝子多型に基づいて INH 量を調節する個別化療法における多施設ランダム化ファーマコゲノミクス試験が行われた．RA-type 36.4%，IA-type 54.5%，SA-type 9.1％であった．標準療法群に対しては 1 日 1 回 300 mg，個別化療法群には NAT2 遺伝子多型に対応した用量(RA: 450 mg, IA: 300 mg, SA: 150 mg) を投与した．個別化療法群の SA に肝障害は発現せず，早期治療効果に関しては，RA における個別化療法群は標準療法群よりも有効例の頻度が高かった[20]．髄膜炎においても，初期治療への反応が低く，INH 非耐性または不明である場合には INH の増量や髄注を考慮する．

　INH ではビタミン B_6 欠乏性末梢神経障害を生じる．SM，KM では可能であるなら血中濃度を測定し，治療が 1 カ月を超えて長期にわたる場合には聴力検査を行う．

　EB では視神経障害について定期的に検査を行う．

　血清トランスアミナーゼが正常の 5 倍を上回るなら PZA を中止し INH・RFP・EB は続行，その後血清アルブミン低下やプロトロンビン上昇，トランスアミナーゼ上昇があるなら INH・RFP を中止し SM・EB を投与，LVFX を追加する．肝機能が正常化後，RFP・INH を再開，肝機能が再増悪するなら中断する．再投与時には INH は半量を 2 日間投与後全量に増量，RFP は INH 再開後 4 日後に 150 mg から開始，150 mg/日ずつ増量，INH・RFP を常用量で 14 日間投与しても肝機能正常なら PZA を再開する．PZA が使用不可能な場合には，EB 投与は 18 カ月間に延長される．RFP，INH を通常量に増量したのちに SM を中断する．

Pearls

結核腫では外科療法の存在を忘れてはならない．内科的治療を継続し，抗結核薬耐性時には前述した薬剤に変更する．必ずしも耐性菌ではない．外科的マネージメントは，① 組織および培養診断，② 結核腫の増大または非交通性水頭症による頭蓋内圧亢進に対する治療，③ 生命・神経学的に重篤な状況を伴う痙攣，脳幹・脊髄等圧迫など，④ 結核性膿瘍や腫瘍などとの鑑別診断の 4 つの場合が適応となる．① は経験的治療に反応しないか増大する場合に，MDR や XDR を鑑別するためである．外科療法としては，① 定位生検法，② 定位的開頭術，③ 開頭術および microsurgery，④ 神経内視鏡的治療がある．

文献

1. 日本結核病学会治療委員会. Kekkaku. 2014; 89: 683-90.
2. Thwaites GE, van Toorn R, Schoeman J. Tuberculous meningitis: more questions, still too few answers. Lancet Neurol. 2013; 12: 999-1010.
3. WHO. Treatment of tuberculosis guidelines, 4th ed. Geneva: World Health Organization, 2010.
4. Thwaites GE, Lan NT, Dung NH, et al. Effect of antituberculosis drug resistance on response to treatment and outcome in adults with tuberculous meningitis. J Infect Dis. 2005; 192: 79-88.
5. Thwaites GE, Bhavnani SM, Chau TT, et al. Randomized pharmacokinetic and pharmacodynamic comparison of fluoroquinolones for tuberculous meningitis. Antimicrob Agents Chemother. 2011; 55: 3244-53.
6. Alffenaar JW, van Altena R, Bokkerink HJ, et al. Pharmacokinetics of moxifloxacin in cerebrospinal fluid and plasma in patients with tuberculous meningitis. Clin Infect Dis. 2009; 49: 1080-2.
7. WHO treatment guidelines for drug-resistant tuberculosis, 2016 update.
8. Prasad K, Singh MB. Corticosteroids for managing tuberculous meningitis. Cochrane Database Syst Rev. 2008; 1.
9. Thwaites GE, Nguyen DB, Nguyen HD, et al. Dexamethasone for the treatment of tuberculous meningitis in adolescents and adults. N Engl J Med. 2004; 351: 1741-51.
10. Shukla R, Abbas A, Kumar P, et al. Evaluation of cerebral infarction in tuberculous meningitis by diffusion weighted imaging. J Infect. 2008; 57: 298-306.
11. Deshpande DH, Bharucha EP, Mondkar VP. Tuberculous meningitis in adults (a clinico-pathological study of 18 cases). Neurol India. 1969; 17: 28-34.
12. Dastur DK, Lalitha VS, Udani P, et al. The brain and meninges in tuberculous meningitis: gross pathology in 100 cases and pathogenesis. Neurol India. 1970; 18: 86-94.
13. Poltera AA, Templeton AC. Intracranial tuberculosis in Uganda: a post-mortem survey. Afr J Med Sci. 1973; 4: 343-9.

[14] Thomas MD, Chopra JS, Banerjee AK, et al. Tuberculous meningitis (a clinicopathological study). Neurol India. 1977; 25: 26-34.
[15] Thwaites GE, Macmullen-Price J, et al. Serial MRI to determine the effect of dexamethasone on the cerebral pathology of tuberculous meningitis: an observational study. Lancet Neurol. 2007; 6: 230-6.
[16] Schoeman JF, Van Zyl LE, Laubscher JA, et al. Effect of corticosteroids on intracranial pressure, computed tomographic findings, and clinical outcome in young children with tuberculous meningitis. Pediatrics. 1997; 99: 226-31.
[17] Misra UK, Kalita J, Nair PP. Role of aspirin in tuberculous meningitis: a randomized open label placebo controlled trial. J Neurol Sci. 2010; 293: 12-7.
[18] Schoeman JF, Janse van Rensburg A, Laubscher JA, et al. The role of aspirin in childhood tuberculous meningitis. J Child Neurol. 2011; 26: 956-62.
[19] Thwaites G, Fisher M, Hemingway C, et al. British Infection Society guidelines for the diagnosis and treatment of tuberculosis of the central nervous system in adults and children. J Infect. 2009; 59: 167-87.
[20] Azuma J, Ohno M, Kubota R, et al. NAT2 genotype guided regimen reduces isoniazid-induced liver injury and early treatment failure in the 6-month four-drug standard treatment of tuberculosis: a randomized controlled trial for pharmacogenetics-based therapy. Eur J Clin Pharmacol. 2013; 69: 1091-101.

〈石川晴美〉

| Ⅳ ウイルス感染症 | Ⅴ 遅発性ウイルス感染症・プリオン病 | Ⅵ その他の中枢神経系感染症 |

脳膿瘍はどのように診断して治療したらよいでしょうか？

1. 脳膿瘍の発生する機序

　脳膿瘍とは脳実質内に病原菌が侵入し，炎症をきたした病態である．病態の進行に伴い実質内に膿が貯留し，数週間かけてそれを包む被膜が形成される．菌が脳内に侵入する経路としては，近接する臓器の感染症（中耳炎，副鼻腔炎，口腔内感染症など）から菌が直接浸潤する場合と，遠隔臓器の感染症（感染性心内膜炎，先天性心血管奇形など）から菌血症として血行性に感染する場合がある[1]．また免疫抑制状態にある場合（免疫抑制剤使用やHIV感染など）も脳膿瘍は形成されやすい．これらの基礎疾患を保有する若年者にも起こりうるし，高齢者にも発症する．男性に多いとされている．起炎菌は原疾患に依存することが多い 表1 ．発生部位は前頭葉，側頭葉，頭頂葉，後頭葉の順に多く，皮髄境界に発生する．しかし稀に基底核や小脳に発生する．近接臓器からの感染の場合，感染源と脳膿瘍の部位は近接していることが多い．例えば前頭洞炎から前頭葉あるいは中耳炎から側頭葉などである．10～20％で病変が多発するとされている．

2. 脳膿瘍の診断

1 症状，臨床検査所見

　Brouwer MCら[2]による脳膿瘍9,699例のメタ解析によると，症状としては頭蓋内圧亢進症状としての頭痛（69％）や嘔気・嘔吐（47％）が最も多い．次いで発熱が多く，53％に認められた．43％は意識障害を伴っていた．項部硬直がみられる例もある．膿瘍の生じた部位により麻痺や失語などの局所症状で発症することも多い（48％）．25％の症例が痙攣を伴っていた．
　血液検査では炎症所見として白血球増多とCRPの上昇が60％に認められる．腰椎穿刺による髄液検査は頭蓋内圧亢進のため行うべきではないとの意見が多いが，過去の報告では16％のみが正常髄液所見を示し，細胞数増多（71％）やタンパク高値（58％）が認められる．髄液検体の培養で起炎菌が特定できたものは24％あった．

表1 感染経路別の代表的な起炎菌

免疫低下状態		
	免疫抑制剤使用，HIV感染症など	*Mycobacterium tuberculosis* その他の *Mycobacterium* species *Toxoplasma gondii* *Nocardia* *Listeria monocytogenes* *Cryptococcus neoformans* Fungus Parasite
近接臓器からの感染		
	中耳炎，副鼻腔炎，乳突蜂巣炎	*Streptococci* Gram negative bacilli *Bacteroides* （あるいはこれらの混合感染）
	歯科領域	*Bacteroides* *Prevotella* *Actinomyces* *Streptococci* （あるいはこれらの混合感染）
	頭部外傷や手術後	*Staphylococcus aureus* *Staphylococcus epidemidis* Gram negative bacilli *Clostridium*
遠隔臓器からの感染		
	心疾患からの感染	*Staphylococcus aureus* *Streptococci*
	肺疾患からの感染	*Actinomyces* *Nocardia* *Streptococci* *Fusobacterium* *Bacteroides* *Prevotella*

2 画像診断

　頭部単純CTでは不規則な低吸収の占拠性病変としてみられる．経時的に被膜が形成されるに従って被膜が等吸収のリングとして描出される．周辺には脳浮腫を伴っていることがほとんどである．造影CT所見は病期によって異なり，被膜が形成されていればリング状の増強効果を認める．MRIでは膿瘍はT1で低信号，T2で高信号を示す．周辺脳浮腫を認めることはCTと同様である．ガドリニウム

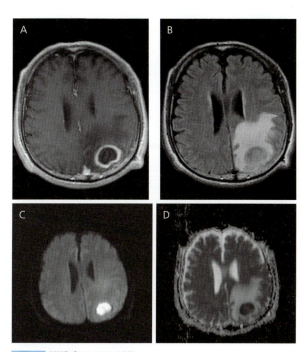

図1 脳膿瘍のMRI所見
脳膿瘍はガドリニウムT1強調画像では被膜がリング状に造影される（A）．膿瘍周囲にはFLAIR画像で著明な脳浮腫を認める（B）．膿瘍内容物は拡散強調画像で高信号を示し（C），見かけ上の拡散係数が低値である（D）ことが特徴である．

で造影すると被膜がリング状に造影される．脳膿瘍のリングは脳腫瘍のものに比べて均一であるが，皮質側のほうが厚いことが多い．被膜が多房性であることもある．膿瘍が脳室に進展し脳室内に穿破していることがある．診断に最も有用なMRIのシークエンスはdiffusion weighted imaging（DWI）である．膿瘍はDWIで高信号を示し，apparent diffusion coefficientが低値であることが特徴である 図1 ．Reddy JSら[3]の報告によるとDWIの所見から感度，特異度ともに96％で脳腫瘍との鑑別が可能であった．Susceptibility weighted imagingでのdural rim signも脳膿瘍に特徴的である．Magnetic resonance spectroscopyは脳膿瘍と脳腫瘍との鑑別に有用と報告されているが，MRIに付加する効果は限定されている．現在脳膿瘍の診断のために血管撮影が行われることは稀であるが，血管撮影では無血管野をとりまく異常血管の増生が認められる．また膿

瘍の蓄積による正常血管の変位が認められる．

3. 脳膿瘍の治療

脳膿瘍に対する治療と感染源に対する同時治療が必要である❹．まずは感染源の同定のために胸腹部の CT や心臓のエコー検査などとともに，耳鼻科診察，歯科診察などが必要である．また抗菌薬の投与開始前に血液をはじめとした各種培養検査が必要である．脳膿瘍に対する治療としては内科的な治療と外科的な治療がある．どちらを選択するかに関しては明確な規定がない．一般的に大きさが小さく，症状が軽い場合は内科的な治療を選択するべきであろう．外科加療は侵襲はあるものの，利点として直接膿瘍から起炎菌を同定できることと膿の洗浄ができる点があげられる．

内科的な治療としては起炎菌に合わせた抗菌薬の投与，脳浮腫の軽減を目的とした浸透圧利尿薬の投与が中心となる．抗菌薬の投与期間に関して明確な基準はないが，6〜8 週間を目安とする．経時的な MRI による追跡が必要である．造影効果が消失するか，明らかな縮小が認められない限りは治療を継続すべきであろう．

外科的加療にはいくつかの選択肢がある．元来脳膿瘍に対する手術としては膿瘍切除術が行われていた．これは開頭し，被膜ごと膿瘍を摘出するものである．周辺脳の神経脱落症状を生じることもあり侵襲が大きい．効果の高い抗菌薬の開発に伴い最近では行われることは少ない．次に行われるようになった手術として切開排膿術があげられる．この手術でも開頭が必要なものの小開頭で施行が可能である．可及的に脱落症状を生じない経路から皮質切開を加え脳膿瘍に到達する．次いで膿の被膜を切開し内部の膿を吸引除去後よく洗浄する．場合によってはドレナージを留置する．直視下に洗浄ができる利点は大きく汎用されている．もうひとつ最近よく行われる術式として定位的な膿瘍の吸引術がある．CT あるいは MRI ガイドで穿刺点と経路を定め，定位的に膿瘍を穿刺し内容物を吸引除去する方法である．現在では 1 mm 以下の誤差で穿刺が可能である．どの術式を選択しても，膿瘍が脳室穿破している症例では脳室ドレナージを入れるべきである．手術により十分な洗浄を行っても術後は 4 週間を目安に起炎菌にあった抗菌薬治療が必要である．

脳膿瘍はかつて死亡率 7 割と予後不良疾患であったが，CT や MRI の普及，抗菌薬の開発に伴い現在はかなり改善しているものと思われる．

文献

1. Brouwer MC, Tunkel AR, McKhann GM 2nd, et al. Brain abscess. N Engl J Med. 2014; 371: 447-56.
2. Brouwer MC, Coutinho JM, van de Beek D. Clinical characteristics and outcome of brain abscess: systematic review and meta-analysis. Neurology. 2014; 82: 806-13.
3. Reddy JS, Mishra AM, Behari S, et al. The role of diffusion-weighted imaging in the differential diagnosis of intracranial cystic mass lesions: a report of 147 lesions. Surg Neurol. 2006; 66: 246-50.
4. Mathisen GE, Johnson JP. Brain abscess. Clin Infect Dis. 1997; 25: 763-79; quiz 780-1.

〈茂呂修啓〉

腸管出血性大腸菌感染症による脳症はどのように診断して治療したらよいでしょうか？

1. 腸管出血性大腸菌感染症の概要

　腸管出血性大腸菌（enterohemorrhagic *Escherichia coli*: EHEC）感染症は，志賀毒素（ベロ毒素ともよばれる）を産生する EHEC の感染によって生じる全身性疾患のことをいう．感染の証明は，便から EHEC を分離し，志賀毒素産生能を証明することになるが，EHEC 感染症の合併症である溶血性尿毒症症候群（hemolytic uremic syndrome: HUS）を発症した症例においては，菌の証明ができない場合でも，便から志賀毒素を検出するか，血清から抗体（O 抗原凝集抗体，抗志賀毒素抗体）を検出することで診断される．

　HUS は，① 溶血性貧血（Hb 10 g/dL 以下，破砕赤血球を伴う），② 血小板減少（血小板数 15 万/μL 以下），③ 腎機能障害（血清クレアチニン値が基準の 1.5 倍以上）を 3 徴とする血栓性微小血管障害（thrombotic microangiopathy: TMA）が病態の主体をなしている．

　EHEC 感染症による HUS は，典型的 HUS ともよばれ，小児に多く，成人における典型的 HUS は TMA 患者のうち 5〜10％程度とあまり頻度は高くない．このように EHEC 感染症の合併症として HUS は広く知られ，重要な合併症であるが，生命予後を規定しているものは，HUS ではなく，急性脳症をはじめとした中枢神経障害であることは臨床において最も注意しなくてはならない事実である．

2. EHEC 感染症に伴う脳症の診断

　EHEC 感染症の経過において，軽度の意識障害は臨床上，少なからず経験されてきた．それらと脳症の発症を見極めるのは，臨床的に容易ではない．脳症と考えるのであれば，早期介入が重要とされるが，一方で不要な追加治療は，医原的な問題を発生させる可能性もある．これらの問題に対して，ガイドライン[1]においては，痙攣，意識障害（JCS Ⅱ-10 以上，GCS 13 点以下）を生じた場合に，画像検査と脳波検査を行うことが示されている．画像検査においては，頭部 CT より頭部 MRI の方がより早期に病変（とくに両側深部灰白質病変）をとらえられる可能性がある．びまん性脳浮腫も特徴的であり，これらの所見を認めた場合

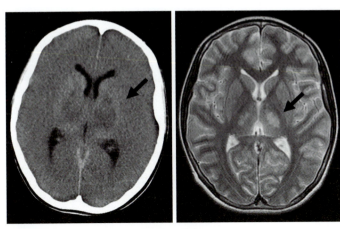

図1 EHEC 感染症に伴う脳症の画像所見
左: 頭部 CT, 右: 頭部 MRI

は,急性脳症の合併と考え,治療を開始する **図1** .また,脳波検査にて徐波化を認めた場合や意識障害が 24 時間以上持続した場合も脳症の合併と診断される.

3. EHEC 感染症に伴う脳症の病態

　脳症の病態はどのようなものが考えられているのか.HUS に合併した中枢神経症状に関する病理学的機序の考察は古くから行われている.HUS の主病態である TMA による血管内皮障害や高血圧,低ナトリウム血症など腎障害に基づいた多因子が関連して中枢神経障害を引き起こしていると考えられてきた.痙攣を起こした症例を検討すると,電解質異常や高熱,高血圧などが多かったと報告されており,中枢神経症状が合併した症例の中には二次的なものも多く含まれているのではないかと考えられている.また,HUS による血小板減少の影響により,出血性梗塞,脳出血なども発症することがある.

　しかし,これらの病態では,脳症の発症を説明できない.これまで脳症を発症して不幸な転帰をとった症例における脳組織の病理学的検討をみてみると,HUS の病態である TMA の病理所見はわずか,もしくはほとんど認められない.これらの結果から,EHEC 感染症に伴う脳症の原因となる病態は TMA とは別にあると考えられる **図2** .脳症の合併例においては,高サイトカイン血

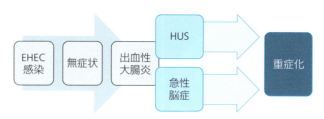

図2 EHEC 感染症において重症化する際の病態の考え方
HUS が重症化して脳症に至るわけではない

症が起こっている点や EHEC 感染症ではあまり目立たないとされてきた発熱が，脳症合併例では目立つことなどから，中枢神経において炎症を主体とした病態が脳症発症に関与していると考えると理解しやすい．おそらく脳症の病態は，志賀毒素またはそれに惹起されたサイトカインなどの炎症性物質が脳血管機能の障害をきたし，中枢神経における血管透過性亢進が強く表れた結果であろうと推察される．

4. EHEC 感染症に伴う脳症の治療

脳症の急性期治療において，まず優先されるべきは，支持療法である．呼吸管理（酸素，気道管理，人工呼吸器など），循環管理（輸液量，血圧，尿量など）の安定化を目指す．その他に，電解質や血糖管理にも留意しなくてはならない．痙攣抑制は中枢神経管理において重要であり，通常は，ジアゼパム（0.3〜0.5 mg/kg 静注），ミダゾラム（0.1〜0.3 mg/kg 静注）などで抑制可能である．まれにチオペンタール大量持続療法が必要になる難治例も存在する．なお，脳圧管理において，HUS を合併した背景でマンニトールを使用することは避けたほうがよい．腎機能低下があると循環血液量の増加をきたし，急性腎不全に至る危険性があるため，注意しなくてはならない．

脳症に対する特異的治療法については，いくつか報告がある．血漿交換療法については，同じ TMA の中で血栓性血小板減少性紫斑病（thrombotic thrombocytopenic purpura: TTP）に対する治療法として確立していたことから，HUS の重症化と考えられていた脳症に対しても行われ，その有効性について報告されてきた❷．しかし，いずれも少数例に対する後方視的検討であり，エビデンスレベルは高くない．肺水腫などのリスクもあり，同療法の経験が豊富な施設におい

てのみ検討されるべき治療法である．メチルプレドニゾロン（methylpredniso-lone: mPSL）パルス療法については，2013年のHUSガイドライン作成時においては，明確なエビデンスはなかったため，推奨グレードは該当なしとなったが，2014年にわが国よりmPSLパルス療法の有効性を示唆する報告が出された[3]．より早期のmPSLパルス療法がEHEC感染症に伴う脳症の予後を改善するかもしれない．脳症の病態でも触れたように，炎症が大きな要因となっていることからも期待がもたれる．一方で，脳症を合併した症例のほとんどでHUSを発症しており，ステロイド大量投与による問題もある．細菌感染症の状態にあること，腎機能障害が存在し，溢水による血圧上昇傾向の病態下であること，HUSに対して抗プラスミン作用や血小板凝集能亢進など凝固能亢進作用をもつ副腎皮質ステロイド薬を投与すること，といった多くの問題があげられ，同療法を行う際はやはり注意深い観察，管理が求められる．近年，免疫吸着療法などの治療法が重症の神経障害に対して効果があるとする報告も散見されている[4]．これら脳症に対する特異的治療については，今後も研究を進めていかなくてはいけない分野であり，わが国は抗菌薬使用や特異的治療への積極的な姿勢があることから，EHEC感染症に伴うHUS，脳症の疫学的評価が重要と思われる．諸外国と同様に経年的なサーベイランスを行うことがその第一歩と思われる．

Pearls

「グルメと医学」

EHEC感染症は三類感染症に指定されており，届け出義務がある．わが国おける年間届け出数は毎年3,000～4,000人程度となっており，この10年間であまり大きな変化がみられていない．感染予防対策の効果としてはまだまだの印象である．原因食材については，野菜や乳，水など様々であるが，最も頻度の高いものとして，牛ひき肉（ground beef）があげられている．潜伏期が比較的長いことから，原因食材の特定に至らない場合も少なくなく，解決すべき問題は多い．しかし，わかっているリスクを回避することがまずは重要であり，肉の生食や生焼けのハンバーグを「グルメ」と称して世間に浸透させてしまうことは，医学の敗北といえるかもしれない．予防が大事であることは多くの先人たちが医学文献で主張されてきたこと[5]であり，現場の医師たちが専門家として感染の危険性を指導していくことが求められているのではないだろうか．

文献

1. 五十嵐隆, 溶血性尿毒症症候群の診断・治療ガイドライン作成班, 編. 溶血性尿毒症症候群の診断・治療ガイドライン. 東京: 東京医学社; 2013.
2. Colic E, Dieperink H, Titlestad K, et al. Management of an acute outbreak of diarrhoea-associated haemolytic uraemic syndrome with early plasma exchange in adults from southern Denmark: an observational study. Lancet. 2011; 378: 1089-93.
3. Takanashi J, Taneichi H, Misaki T, et al. Clinical and radiologic features of encephalopathy during 2011 *E. coli* O111 outbreak in Japan. Neurology. 2014; 82: 564-72.
4. Greinacher A, Friesecke S, Abel P, et al. Treatment of severe neurological deficits with IgG depletion through immunoadsorption in patients with *Escherichia coli* O104: H4-associated haemolytic uraemic syndrome: a prospective trial. Lancet. 2011; 378: 1166-73.
5. Tarr PI, Gordon CA, Chandler WL. Shiga-toxin-producing *Escherichia coli* and haemolytic uraemic syndrome. Lancet. 2005; 365: 1073-86.

〈種市尋宙〉

細菌性髄膜炎症例の case approach

1. 問診，診察，検査

症例 74歳女性

主訴 発熱，意識障害

現病歴 3日程前より全身倦怠感，食思不振があり，入院前日夕より発熱（38℃台）があり，市販の睡眠薬を使って就寝した．翌朝起床してこないのを家人が心配して様子を見にいくと，意識が不良で呼びかけに反応が鈍い状態であり，救急要請し，当院へ救急搬送となった．

既往歴 高血圧症

常用薬 ロサルタン 50 mg 分1（朝食後）/日

家族歴 特記すべきことなし

生活歴 喫煙なし，飲酒なし

入院時現症 身長 153 cm，体重 76 kg，体温：39.0℃，血圧：137/84 mmHg，脈拍：108/分（整），胸腹部一般理学所見に異常なし，神経学的には，意識は Japan Coma Scale Ⅲ-100，呼びかけや痛み刺激に開眼せず，発語もなく，離握手の従命は不可能，痛み刺激で逃避する動きはあったが緩慢であった．眼位は正中位，瞳孔は両側 2.5 mm，正円同大，対光反射は迅速であった．深部腱反射は正常，Babinski 反射は両側陰性であった．筋力と感覚は意識障害のために詳しい評価は不可能であったが，痛み刺激への反応をみると，粗大な運動麻痺や感覚障害は認めない印象であった．項部硬直と Kernig 徴候は陽性であった．

検査所見

血液所見：白血球数 24,400/μL（好中球 88.0%，リンパ球 5.0%，単球 6.0%），赤血球数 383万/μL，Hb 11.9 g/dL，血小板数 19.2万/μL，T-Bil 1.28 mg/dL，AST 41 IU/L，ALT 48 IU/L，LDH 250 IU/L，ALP 449 IU/L，BUN 45.8 mg/dL，Cre 0.96 mg/dL，Na 144 mEq/L，K 3.0 mEq/L，Cl 103 mEq/L，CRP 27.7 mg/dL，総タンパク 6.2 g/dL，Alb 2.8 g/dL，HbA1c（JDS）5.7%，血糖 194 mg/dL，TSH 0.76 μIU/mL，FT4 1.31 ng/dL，HIV 抗体 陰性，PT% 77.5%，APTT 31.0 秒，フィブリノゲン 634 mg/dL，FDP 11.8 μg/mL，D-dimmer 5.4 μg/mL

髄液所見：細胞数 2,677/μL（単核球：多形核球＝709：1,968），総タンパク 347

mg/dL, 糖 0 mg/dL
細菌検査: 髄液の塗抹検査では, 肺炎球菌 (*Streptococcus pneumoniae*) と思われるランセット状のグラム陽性の双球菌の白血球貪食像が確認された. その後, 髄液と血液培養検査にて肺炎球菌が発育された.
胸部 X 線所見: 明らかな異常所見なし.
頭部 MRI 検査: 拡散強調画像で脳溝に高信号所見を認め, 細菌性髄膜炎に矛盾しない所見を認めた. 脳主幹動脈に明らかな閉塞や動脈瘤を認めない.

2. 治療経過

　肺炎球菌による細菌性髄膜炎と診断. 薬剤感受性結果を確認するまでは, MEPM (メロペネム) 2.0 g×3/日点滴にて治療を開始した. 治療開始より 4 日間は MEPM の投与直前にデキサメタゾン 4.0 mg×3/日点滴を行った. 2 日目には解熱し, 意識障害の改善を認め, 3 日目には開眼追視し, 発語はないが, 離握手の従命は可能になった. 髄液所見は細胞数 9,115/μL (単核球: 多形核球＝2160: 6,954) と上昇したが, 総タンパクは 402 mg/dL と著変なく, 髄液糖が入院時 0 mg/dL から 20 mg/dL へ改善, 意識も改善していた. 6 日目には意識は清明にまで回復し, 経口で食事することも可能となり, 髄液所見は細胞数 459/μL (単核球: 多核球＝170: 288), 総タンパク 81.2 mg/dL, 髄液糖 35 mg/

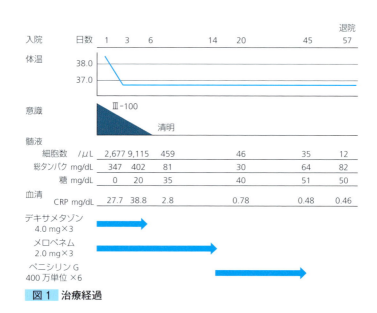

図1　治療経過

dL と改善した．薬剤感受性結果は，PCG: S（≦0.03μg/mL），CTX: S（0.25μg/mL），MEPM: S（≦0.12μg/mL），VCM: S（0.5μg/mL），ペニシリン感受性肺炎球菌（PSSP）であり，14日目から抗菌薬を MEPM から PCG（ペニシリン G）400万単位×6/日点滴へ変更し継続，以降も病状の悪化を認めることなく，髄液所見は改善を認め，57日目に退院の運びとなった．

> **細菌性髄膜炎の pitfalls**
>
> ① 古典的3徴は発熱，項部硬直，意識障害であり，成人で3徴を呈する典型例は44〜51%と決して多くはない[1-3]．2つがある場合には疑うが，1つでも高齢者や免疫能が低下した患者では臨床症候が乏しいことがあり，積極的に髄液検査を行い，鑑別することが重要である．
>
> ② 適切な初期治療の迅速な開始が良好な転帰の目指す上で重要である．細菌性髄膜炎が疑われた場合，1時間以内に検査（頭部 CT，髄液検査）が完了し，抗菌薬の治療開始が目標であるが，検査を行うことで治療開始が遅れる場合には，治療開始を優先する．
>
> ③ 中耳炎や副鼻腔炎から直接波及することや，う歯・歯槽周囲・心内膜炎などが感染源となり敗血症を基盤に生じることもあり，感染源の検索を行う．
>
> ④ 髄液検査前に抗菌薬が投与されていると，髄液所見が単核球優位になる場合や髄液からの細菌の塗抹・培養検査において陰性となることも多く，前医の治療歴の有無と内容の確認は重要である．イムノクロマトグラムによる肺炎球菌抗原検出（Binax NOW®）は，2013年7月に髄液に対する保険適応が承認され，感度・特異度ともに約100%と報告され[4,5]，髄液の塗抹検査陰性例に行うことが勧められる．
>
> ⑤ 近年，成人の主要起炎菌である肺炎球菌においてペニシリン耐性肺炎球菌（PRSP）などの耐性菌が増加している現状をふまえ，従来の標準的治療であったアンピシリンと第3世代セフェム系抗菌薬の併用では対応できないことが示されており，薬剤感受性結果を確認するまでは，第3世代セフェム系抗菌薬とバンコマイシンの併用，またはカルバペネム系抗菌薬（パニペネム・ベタミプロン合剤またはメロペネム）の単独投与が推奨されている[6]．

文献

1) Sigurdardóttir B, Björnsson OM, Jónsdóttir KE, et al. Acute bacterial meningitis in adults: a 20-year overview. Arch Intern Med. 1997; 157: 425-30.
2) Flores-Cordero JM, Amaya-Villar R, Rincón-Ferrari MD, et al. Acute community-acquired bacterial meningitis in adults admitted to the intensive care unit: clinical manifestations, management and prognostic factors. Intensive Care Med. 2003; 29: 1967-73.
3) van de Beek D, de Gans J, Spanjaard L, et al. Clinical features and prognostic factors in adults with bacterial meningitis. N Engl J Med. 2004; 351: 1849-59.
4) Henney JE. Quick test for pneumonia. JAMA. 1999; 282: 1218.
5) Genné D, Siegrist HH, Lienhard R. Enhancing the etiologic diagnosis of community-acquired pneumonia in adults using the urinary antigen assay (Binax NOW). Int J Infect Dis 2006; 10: 124-8.
6) 細菌性髄膜炎診療ガイドライン作成委員会, 編. 細菌性髄膜炎診療ガイドライン2014. 東京: 南江堂; 2014. p.89-97.

〈菅野 陽　荒木俊彦〉

結核性髄膜炎症例の case approach

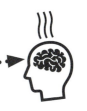

1. 問診, 診察, 検査

症例 55 歳女性
主訴 発熱, 意識障害
現病歴 来院 1 年前より長期間持続する発熱を認め, 近医内科を受診した. 持続する発熱, 継続した関節痛, およびリンパ節腫脹などより成人発症 Still 病を疑われ内服プレドニゾロンを開始すると症状は改善したが, 中止すると胸水貯留が出現するため 20 mg/日内服を継続していた. 来院 2 週前より頭痛と嘔気を訴え, やがて意識障害を呈し緊急入院した.
既往歴 特記なし, 結核罹患歴なし
家族歴 神経筋疾患, 結核罹患の家族歴なし
生活歴 喫煙歴なし, 機会飲酒のみ
初診時現症 身長 156 cm, 体重 48 kg, 体温 38.0℃, 咽頭発赤なし, 頸部および腋下リンパ節腫脹なし, 胸部聴診上異常所見なし.
神経学的所見: 意識障害 (JCS Ⅱ-10), 軽度の項部硬直, 従命不良. 左右瞳孔は対称正円 3 mm, 対光反射迅速, 眼球運動制限なし. 四肢腱反射正常, 病的反射なし, 感覚障害, 運動失調を含む神経学的異常なし.
検査所見 血液検査で WBC 12,000/μL, CRP 3.38 mg/dL と上昇した他は正常, QuantiFERON® TB2G (QFT) は判定保留, 各種自己抗体陰性, 各種ウイルス抗体陰性. 髄液検査で淡黄色透明, 細胞数 93/μL (単核球 56, 多型核球 37) と増多, タンパク 173 mg/dL と上昇, Cl 103 mEq/L, 糖 34 mg/dL (血糖 92 mg/dL). 髄液細菌抗原検査および一般培養は陰性. 髄液抗酸菌培養で第 6 病日に結核菌陽性が確認. また髄液結核菌 DNA (single-PCR 法) 陽性. 胸部単純 X 線上右胸水貯留, 胸部 CT 上右胸膜炎および胸水貯留の他, 肺野末梢に複数の結節影 (直径 5 mm 程度) を認めた. ガドリニウム造影 T2 強調脳 MRI で軟膜に粒状の増強像を認めた.

2. 初診時診断

　診断は日本神経治療学会標準的神経治療および英国感染症学会の診断治療ガイドラインに沿って行う．

　患者は長期間継続する発熱の病歴を認めており胸膜炎も出現している．ステロイド投与で改善しているようだが，結果的には免疫機能の低下をきたし髄膜炎の原因となった可能性がある．意識障害を呈する髄膜脳炎であり，脳脊髄液の細胞数増多が比較的軽度である割に，糖低下を認め，細菌性髄膜炎以外に結核性髄膜炎を鑑別診断に入れる根拠となる．胸部 CT 写真，造影 MRI より結節影を認めると結核性髄膜炎の可能性が上昇する．

3. 治療経過

　結核性髄膜炎と診断後，イソニアジド（INH）600 mg/日，リファンピシン（RFP）600 mg/日，エタンブトール（EB）750 mg/日，ピラジナミド（PZA）1.5 g/日の 4 剤併用療法を開始し改善を認めた．第 31 病日より頭痛，発熱，嘔気の増悪を認め，第 50 病日の髄液検査で初圧 285 mmH$_2$O，細胞数 130/μL，タンパク 288 mg/dL，糖 34 mg/dL であった．頭蓋内圧亢進と考え腰椎ドレナージを留置，症状改善し 71 病日に INH，RFP の 2 剤内服とした．第 110 病日頃より発熱，頭痛が再燃し第 152 病日に水平性注視方向性眼振を認めた．MRI で右橋に急性期脳梗塞像を認め髄液細胞数も 592/μL と増加した．再増悪と脳底動脈血管炎を考慮し PZA を再開しストレプトマイシン（SM）1 回 0.75 g 週 2 回筋注とステロイドパルス療法（メチルプレドニゾロン 1 g/日 3 日間），内服プレドニゾロンを開始した．症状および髄液所見は改善し，LD を抜去し INH，RFP の 2 剤にて自宅退院，以後再発なし．

4. 治療プラン

　治療開始の遅延は予後不良の誘引となるため，診断確定に先行し治療を開始してよい．具体的な治療については，これも英国感染症学会ガイドラインなどを参考に行う．

① 非 HIV 合併例の場合の first-line の治療

　INH（300〜600 mg），RFP（450/600 mg），EB（15 mg/kg），PZA（1.5/2.0 g）

　INH はピリドキサールのリン酸化を競合的に阻害，化合物を生成し排泄される．結核症全員へのピリドキシンの補充は推奨されないが，結核性髄膜炎患者では通常と比べ消耗が強く，また INH も長期間の使用となるためピリドキシン 25 mg/日の予防投与は積極的に行う．

② 副腎皮質ステロイド薬の併用

　意識障害や神経学的所見を認めない場合デキサメタゾン 0.3 mg/kg/day，神経学的所

見を伴う場合は 0.4 mg/kg/day（いずれも max 24 mg）が推奨され，1～2 カ月で漸減する．投与量を比較検討した研究は乏しいが，血管炎の改善を目指す意味で上記症例では再燃時にステロイドパルス療法を選択した．

③ 頭蓋内圧亢進および水頭症への対応

アセタゾラミドなどの内服薬に反応する例もあるが，反応しない水頭症および明らかな頭蓋内圧亢進に対し外科的なドレナージを行う．抜去できない例では脳室腹腔シャント手術および内視鏡的第三脳室開窓術も考慮する．

④ 脳梗塞の合併への対応

治療中の脳梗塞合併は決して少なくない．結核による脳底部の炎症からサイトカインが血液脳関門の破壊と白血球遊走を導き血管炎が生じていると考えられており，副腎皮質ステロイド薬の投与と抗血小板薬の併用を行う．

> **結核性髄膜炎治療の pitfalls and pearls**
>
> 英国感染症学会では INH の初期投与量は成人で 300 mg/日，小児では 10～20 mg/kg と推奨されている．しかし提示症例は初期から 600 mg/日としている．INH は N-acetyl transferase 2（NAT2）によって肝臓でアセチル化され，排泄されるが，NAT 2 遺伝子は多型が存在し，高速，中間型，低速の代謝型の 3 群に分類される．本邦における NAT 2 遺伝子多型に関する研究では高速代謝型の割合が海外に比べ多いため，初療時に昏迷を認める重症例に対してより確実な効果を期待し初期より高用量の INH を用いた．

〈高橋育子　佐々木秀直〉

細菌感染症 II

真菌感染症 III

ウイルス感染症 IV

遅発性ウイルス感染症・プリオン病 V

その他の中枢神経系感染症 VI

神経感染症総論 I

I 神経感染症総論　II 細菌感染症　**III 真菌感染症**

クリプトコッカス髄膜脳炎はどのような病気で，どのように診断・治療するのですか？

1. 概念

　クリプトコッカス属は土壌などの環境に生息する真菌（酵母）であるが，ヒトにおいては呼吸器系，中枢神経系，皮膚における真菌症の原因微生物となりうる．深在性真菌症に占めるクリプトコッカス症の頻度は，カンジダ症，アスペルギルス症に次いで多く，全世界では，クリプトコッカス症に100万人/年が発症し，60万人/年が死亡していると推計されている．一方，わが国においては，平成26（2014）年に播種性クリプトコッカス症が五類感染症指定され，疫学的には年間120件程度が報告されている．しかし，クリプトコッカス症全体としてはより多数の発症があるものと考えられる．

　ヒトに病原性のあるクリプトコッカス属の菌種は20種類以上報告されているが，このうちクリプトコッカス症を引き起こす菌種の大部分は *Cryptococcus neoformans*（血清型A）である．一方，北米太平洋沿岸でのクリプトコッカス症のアウトブレイクや，オーストラリアなどの亜熱帯域においてよくみられる *Cryptococcus gattii* によるクリプトコッカス症は，わが国においてはきわめてまれである．この *C. gattii* 感染症の臨床像として最も特徴的なのは，*C. neoformans* と比較して病原性が高い点や，クリプトコーマを呈しやすいことである．ただし，臨床症状のみから *C. neoformans* 感染症と *C. gattii* 感染症を鑑別することは困難である．本稿では特に断りのない限り *C. neoformans* によるクリプトコッカス症について述べさせていただく．

　クリプトコッカス症の発症の危険因子としては，まず，HIV感染による免疫不全があげられる．一般的に，CD4陽性T細胞数が100/μL以下でクリプトコッカス髄膜脳炎を発症しやすく，なかでも2/3の症例は50/μL以下で合併する．非AIDS症例における発症リスクとしては，ステロイドの多量・長期使用が最も多いが，そのほか臓器移植や血液疾患でも発症リスクにあげられる．一方，免疫的に健常であっても発症しうることが知られており，一般臨床においても肺の空洞影や浸潤影をきたす疾患の鑑別診断の一つとしてあげておく必要がある．

2. 病態

　一般的な C. neoformans のヒトへの侵入門戸は呼吸器である．空気中に浮遊する C. neoformans の胞子を肺に吸入すると，一部は肺胞に到達する．肺胞において，マクロファージなどにより C. neoformans の貪食，封じ込めが起こるが，細胞内で生存した一部の C. neoformans はマクロファージとともに血流に入り，皮膚，眼，骨，前立腺，尿路系など全身に散布される．髄膜脳炎へ至る過程として，C. neoformans は血液脳関門（blood-brain barrier: BBB）を通過するが，この機序として，細胞や細胞間隙を通過する以外に，感染したマクロファージそのものによって BBB を通過（Trojan horse モデル）するなどが考えられている．C. neoformans による髄膜脳炎の病変は，組織病理学的に，髄膜だけではなく，脳組織へのびまん性の分布を示すが，一部はクリプトコッコーマなど限局性の病変を形成することもある．

3. 症状

　クリプトコッカス髄膜脳炎では，HIV 感染の有無に関わらず多彩な臨床症状を呈することがうかがわれる　表1a 　．発熱や頭痛などは，多少進行してから自覚される．意識障害，性格変容，気分不快，記憶障害などの精神状態の変調が 3 割程度みられるが，これらは脳圧亢進に起因するものとされる．また，眼障害として，動眼神経麻痺，眼底出血，眼内炎なども 3 割程度の症例で認められる．特に，視神経に C. neoformans が浸潤すると失明することもあるため注意が必要である．クリプトコッカス髄膜脳炎を発症した AIDS 症例のうち，6％が小結節などの皮膚病変を認めるが，これは播種した病変である．

4. 診断

　一般的にクリプトコッカス髄膜脳炎の診断法として，血液および髄液の塗抹・培養検査がゴールドスタンダードである　図1a, b 　．検体そのものや培養陽性検体を用いて，墨汁法などで鏡検を行い，特徴的な莢膜を有する発芽酵母が同定されれば診断される　図1b 　．クリプトコッカス髄膜脳炎を発症した AIDS 症例において，髄液培養は約 90％で陽性になり，血液培養でも約 50％で陽性になるた

表1 クリプトコッカス髄膜脳炎の臨床症状ならびに真菌学的検査の特徴

		HIV 陽性（n=4,149）(%)	HIV 陰性（n=675）(%)
(a) 症状	頭痛	79.6	58.4
	発熱	57.6	70.4
	咳嗽	23.9	24.1
	呼吸困難	NR	19.2
	項部硬直	67.3	39.9
	視力障害	NR	12.5
	精神状態変調	27.9	52.3
	痙攣	9.1	10.5
	皮膚病変	NR	18.7
	AIDS 指標疾患	85.2	―
(b) 検査	髄液抗原陽性	96.3	96.6
	髄液培養陽性	90.1	82.1
	墨汁法陽性	91.5	58.9
	血清抗原陽性	NR	85.8
	血液培養陽性	70.8	26.8

NR: not reported
(Antinori S. ISRN AIDS. 2013; 471363.[1] より，著者改変)

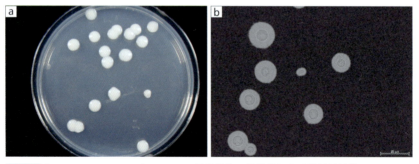

図1 *Cryptococcus neoformans* の培養像と，墨汁法による塗抹鏡検像
a) 培養像（PDA 培地）．白色〜単黄色のあるクリーム状のコロニーを形成する．
b) 墨汁法像．厚い莢膜をもつ菌体として観察される（×1,000）．

め，これらの培養検査による診断的意義は高い 表1b ．培養法以外の検査法として，ラテックス凝集反応によるクリプトコッカス莢膜抗原検出法があり，感度および特異度が高く，きわめて有用な補助診断法である．検体として血清，髄液

が用いられる．しかし，抗原価は，菌量に相関するが，治療効果とは必ずしも相関しない場合があることにも注意する．その他，真菌症の一般的な血清学的検査として β-D-グルカン測定法があるが，クリプトコッカス症においては，多くが陰性となる．

また，クリプトコッカス髄膜脳炎では脳髄圧亢進をきたしやすい．特に AIDS 症例において亢進しやすい．この機序として，くも膜顆粒に菌の多糖が集積し，髄液の還流を障害することが原因の一つと考えられている．その他，髄液検査所見として，通常，タンパクの上昇は軽度であり，糖の軽度低下がみられる．細胞数については，単球の増加がみられる．

画像診断法では，頭部 CT 検査より頭部 MRI 検査のほうが病変検出能は高い．MRI 所見としては，血管周囲腔の開大，腫瘤，偽嚢胞などがみられるが，頻度は報告によりさまざまである❷．ただし，特に病的所見を認めないものも少なからず存在するため，髄膜脳炎の除外には使用できないことに留意する．

5. 治療

クリプトコッカス髄膜脳炎においては早期の診断および治療が予後を左右するとされるが，本症の治療法としてわが国のガイドラインや米国感染症学会 (IDSA) の治療ガイドラインが参考になる❸❹．非 AIDS の症例においては，初期治療としてアムホテリシン B リポソーム製剤 (L-AMB) とフルシトシン (5-FC) を 2 週間併用投与する 表2 ．また，L-AMB に不耐性の場合，ボリコナゾール (VRCZ) の使用を検討する．VRCZ は髄液移行性が優れていることから，効果が期待できる．その他の代替薬として，表2 に記載はないが，初期治療にフルコナゾール (FLCZ) やイトラコナゾールを使用する．

導入療法の後，FLCZ またはホスフルコナゾール (F-FLCZ) 投与を 10 週間以上行う 表2 ．再発のリスク因子として，髄液中白血球数の低値，治療後 4 週の時点においても髄液中の糖が低値であること，抗真菌薬終了後も PSL 換算で 20 mg/day 以上の投与がなされていること，などがあげられ，これも含めて治療期間を勘案する．

その他の治療法として，頭蓋内圧亢進が著しい場合には繰り返し腰椎穿刺を行い，髄液のドレナージを行うことによる減圧が有効であるとされているが，長期間継続する場合には将来的なシャント造設を考慮する必要がある．

一方，高病原性である *C. gattii* 感染症に対する治療として，一般的な *C. neo-*

表2 非HIV感染者におけるクリプトコッカス髄膜脳炎に対して推奨される治療法

第一選択薬
　L-AMB 2.5〜6 mg/kg/回 1日1回点滴静注 4週間＋5-FC 25 mg/kg/回 1日4回経口投与 2週間

第二選択薬
1. L-AMB 2.5〜6 mg/kg/回 1日1回点滴静注＋5-FC 25 mg/kg/回 1日4回経口投与 2週間，その後，(F-) FLCZ 200〜400 mg/回 1日1回静脈内投与*（F-FLCZ のみ loading dose: 400〜800 mg/回 1日1回静脈内投与を2日間），あるいは FLCZ 200〜400 mg/回 1日1回経口投与 10週以上
2. (L-AMB 不耐の場合) VRCZ 4 mg/kg/回（loading dose: 初日のみ 6 mg/kg/回）1日2回点滴静注，あるいは 200 mg/回（loading dose: 初日のみ 300 mg/回）1日2回経口投与** 10週以上

＊: FLCZ は1分間に10 mLを超えない速度で投与する．
＊＊: VRCZ 経口投与の場合，体重による用量調整を行う．
略号: L-AMB: liposomal amphotericin B, 5-FC: flucytosine, FLCZ: fluconazole, F-FLCZ: fos-fluconazole, VRCZ: voriconazole
(深在性真菌症のガイドライン作成委員会，編．深在性真菌症の診断・治療ガイドライン 2014. 東京: 協和企画; 2014.[3]より，著者改変)

formans 感染症の治療に準じて行われるが，アゾール系抗真菌薬に対する感受性が若干低下しているとの報告もあり注意する．また米国感染症学会（IDSA）のガイドラインでは，クリプトコッコーマを呈した場合，治療開始4週間後も病変部の縮小が認められない場合は切除術を検討した方がよいとされる．

6. 予後

　HIV 感染症に対する抗ウイルス薬の進歩にもかかわらず，AIDS 症例におけるクリプトコッカス髄膜脳炎の予後は不良である．予後不良因子として，免疫不全状態以外に，墨汁法陽性例，髄液中の WBC 数が $20/\mu L$ 未満，初回の腰椎穿刺時の髄液中クリプトコッカス抗原価が 1：32 以上，髄圧が高いこと，などがあげられている．現在開発中の新規抗真菌薬は少ないことから，新しい診断法の開発や，既存の抗真菌薬の併用などのエビデンスの蓄積などにより，予後の向上が望まれる．

Pearls

クリプトコッカス髄膜脳炎はいまだ不幸な転帰をもたらす疾患である．健常者でも十分に発症することや，臨床上，画像的な所見に乏しい場合もあることを念頭におき，ステロイド投与歴，HIV 感染，固形悪性腫瘍，血液疾患などのリスクがなくても，本疾患を鑑別にいれて，真菌学的検査と同時に血清および髄液のクリプトコッカス抗原検査を行うように心がけたい．

文献

1. Antinori S. New insights into HIV/AIDS-associated cryptococcosis. ISRN AIDS. 2013; 471363.
2. Charlier C, Dromer F, Leveque C, et al. Cryptococcal neuroradiological lesions correlate with severity during cryptococcal meningoencephalitis in HIV-positive patients in the HAART era. PLoS One. 2008; 3: e1950.
3. 深在性真菌症のガイドライン作成委員会, 編. 深在性真菌症の診断・治療ガイドライン 2014. 東京: 協和企画; 2014.
4. Perfect JR, Dismukes WE, Dromer F, et al. Clinical practice guidelines for the management of cryptococcal disease: 2010 update by the infectious diseases society of america. Clin Infect Dis. 2010; 50: 291-322.

〈樽本憲人　大野秀明〉

CQ2 アスペルギルス・ムコール症による中枢神経系感染症はどのような病気で、どのように診断・治療するのですか？

1. アスペルギルス・ムコール症による中枢神経感染症とは

　アスペルギルス症とムコール症は糸状菌が原因の真菌感染症で，致死率の高い中枢神経感染症の一つである．両者ともに亜急性に症状出現することが多いが，宿主の免疫状態により急性発症から数カ月の慢性経過まで様々である．発熱，頭痛，意識障害，痙攣といった非特異的症状が初発症状として多い．髄膜炎を呈した場合は髄膜刺激症状を示し，膿瘍が生じた場合には病変部位に対応する巣症状を生じる．鼻腔・副鼻腔に感染巣がある場合は鼻汁，鼻閉，鼻出血が出現し，その後病変の進展に伴い形成された腫瘤病変で眼窩周囲・上顎骨の腫脹をきたし眼窩先端に進展すれば多発性単神経障害を呈する．アスペルギルス症，ムコール症の両者ともに血管との親和性が高く，海綿静脈洞やWillis動脈輪への血管浸潤をきたし，しばしば脳梗塞や脳出血，動脈瘤など経過中に脳血管障害を合併する❶．

　アスペルギルスはしばしば日和見感染をきたし，免疫不全状態の患者に対し高い侵襲性を発揮する．時に免疫正常者にも感染するが，重症度は低い．中枢神経感染を起こす菌種は *Aspergillus fumigatus* が半分以上を占め，その他には *A. flavus*, *A. terreus*, *A. niger* などがみられ，近年 *A. niger* が増加傾向にある．中枢神経への感染経路は，① 空気中の胞子を吸い込むことにより肺感染病巣が形成され，そこから真菌が血行性に播種して中枢神経に至る，② 副鼻腔・眼窩の感染病巣から直接的に中枢神経に浸潤する，③ 医学的処置に伴い直接的に中枢神経へ感染する，の3種類がある．

　ムコール症ではアスペルギルス症と比較して基礎疾患に糖尿病や抜歯の既往を有する例が多い．ムコール亜門に属する *Rhizopus* 属，*Mucor* 属，*Lichtheimia* 属に属する様々な菌種が原因となる．感染経路としては環境中に存在する真菌を吸い込むことにより，経気道的に感染すると考えられている．中枢神経を侵す経路は，① 経鼻的に副鼻腔に感染が成立した後，さらに眼窩や口蓋を浸潤・破壊し最終的に中枢神経に至る経路（鼻脳型），② 播種性に中枢神経に感染が波及する経路の2種類が存在するが，① の経路が大半である❶．

2. 診断

1 血液検査

　　真菌症の診断に有効である (1→3)-β-D-グルカンは真菌の細胞壁の主要構成成分の多糖体である．アスペルギルス属にも豊富に存在し，陽性化するが，ムコールでは細胞壁の (1→3)-β-D-グルカン量がきわめて少なく上昇しないため注意が必要である．

　　アスペルギルス属にはアスペルギルスガラクトマンナン抗原が細胞膜構成タンパクとして存在しているため，血清アスペルギルガラクトマンナン抗原の検出は重要な手がかりを与えてくれる．中枢神経アスペルギルス症では脳脊髄液中のアスペルギルガラクトマンナン抗原を検索することが有用である．近年では脳脊髄液中のアスペルギルス DNA を PCR で検出し確定診断を行う試みが研究室レベルで行われており[2]，臨床応用が待たれる．ムコール症に対しては特異的な抗原・抗体検査はなく，実地臨床で検査可能な項目はない．

2 脳脊髄液検査

　　アスペルギルス症，ムコール症ともに特異的な所見はなく，単核球を中心とした軽度の細胞数増多とタンパク上昇，糖の低下がみられる．

3 顕微鏡検査・培養検査

　　確定診断には脳脊髄液中のアスペルギルス・ムコールの証明が必要であり，脳脊髄液の検鏡と分離培養が必須であるが，両者とも陽性率が低いため，確定診断へ寄与する程度は低い．

4 画像検査

① アスペルギルス症

　　MRIは病態を反映して多彩な画像所見を示す．髄膜炎をきたしている場合には，軟膜に FLAIR 高信号域，Gd-DTPA 増強効果がみられる．脳膿瘍早期では小虚血様の病変として描出される．膿瘍が増大してくると多くの例で周囲に被膜を形成し，Gd-DTPA で被膜が造影され，内部の壊死が低信号となる，特徴的なリング状の増強効果を認める．免疫不全者の場合は増強効果が乏しいことがあるため注意が必要である．また，T2WI では膿瘍病変周囲にリング状の低信号域を認め

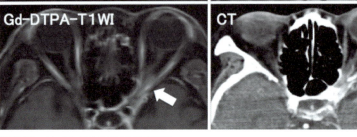

図1　アスペルギルス症の頭部 MRI
左眼窩先端部に T1WI で等信号，T2WI で低信号，造影効果を伴う病変を認め，CT では骨破壊像が観察される．

ることがあり，これは菌糸に存在する鉄やマンガンなどの微量な金属を反映した磁化率効果によると考えられている．血管を侵襲し脳梗塞をきたすと単発もしくは複数の脳虚血性病変の所見を呈し，出血も合併する．血管浸潤により感染性動脈瘤を形成する場合もあり，MRA が有用である．副鼻腔に菌球が形成された場合は，T1WI では低～高信号と様々で，T2WI では著明な低信号を示す特徴的な腫瘤性病変を示す　図1　．骨破壊像を疑う例では，骨条件 CT 検査の併用が望ましい．

② ムコール症

ムコール症でもアスペルギルス症と同様な画像変化を示す．ムコール症の中でも鼻脳型は rhino-orbito-cerebral 浸潤型ともいわれ，眼窩浸潤しやすい．また，副鼻腔から進展する腫瘤病変は典型的には T1WI で等～低信号，T2WI で高信号を示す点がアスペルギルス症との相違点としてあげられる．

5 病理学的検査

上述したように，アスペルギルス・ムコールの分離培養は困難なため，確定診断には副鼻腔病変や脳膿瘍の切除標本での病理学的検索と培養が重要かつ有用

である．グロコット染色やPASを使用する．アスペルギルス属の形態学的特徴は，糸状を示し，幅は一定（3〜6 μm）で菌体内部に隔壁をもち，菌糸の分子角度が鋭角の分岐角を示し，分岐にくびれがなく，菌糸形態に不整形さがない．ムコール症は同様に糸状を示すが，幅広く（6〜15 μm），内部が中空で隔壁を認めない形態をとる．分岐角度は不規則であり，しばしば90°の分岐角となる．凍結切片でも診断可能なことがあるため，積極的に迅速標本での診断を試みるべきである．

3. 治療

1 アスペルギルス症

中枢神経アスペルギルス症の致死率はきわめて高いため，確定診断前に速やかに経験的治療を行う必要がある．第一選択はボリコナゾール（VRCZ，ブイフェンド®）4.0 mg/kg/回 (loading dose: 初日のみ 6.0 mg/kg/回) 1日2回点滴静注が推奨される．第二選択はアムホテリシンBリポソーム製剤（L-AMB，アムビゾーム®）2.5〜5.0 mg/kg/日 1日1回点滴静注である[3]．ただし，上述したように，ムコール症との鑑別は臨床像や画像検査からは困難であることが多く，初期には第二選択のL-AMBの投与を考慮する必要がある．治療期間には定まった見解はないが，脳脊髄液所見や画像所見をフォローしながら少なくとも4〜6週間以上の長期投与が必要であり，免疫抑制状態が続く場合や臨床経過が思わしくない場合はそれ以上の治療が必要とされる．侵襲性副鼻腔アスペルギルス症をきたした場合や脳膿瘍を形成した場合には外科的切除（デブリドマン）が必要になる．

2 ムコール症

ムコール症も同様に経験的治療の開始がきわめて重要である．しかし生前の確定診断は困難で，原因真菌が分離同定されることはきわめてまれであるため，治療選択を決定するためのエビデンスレベルの高い検討はない．治療の基本は，①抗真菌薬の投与，②病巣の外科的切除，③危険因子の是正，④支持療法である[4]．

① 抗菌薬の投与

L-AMB（5.0〜10.0 mg/kg/日）の投与が推奨される．アスペルギルス症の第一選択であるVRCZはムコール症には無効であるため，注意が必要である．海外ではアゾール系抗真菌薬の posaconazole（800 mg/日）の有効性が報告されているが，国内では未承認である．フルコナゾールや5-FCについては，アムホテ

リシン B との併用で効果を認めた報告があるが，エビデンスレベルは低い．治療期間は 6 週以上としている報告が多いが根拠は乏しい．

② 病巣の外科的切除

　鼻脳型では病巣部の早期切除と壊死組織の十分なデブリドマンの併用が望ましい．デブリドマンは正常組織が出現するまで十分に行う必要があるが，しばしば顔面の高度の欠損を生じて外観上の問題を残す．

③ 危険因子の是正

　リスク因子である好中球の減少，高血糖やケトアシドーシスの是正など，基礎疾患や投薬に伴う副作用のコントロールが重要である．副腎皮質ステロイドや免疫抑制薬が使用されている場合には可能な限り急速に減量し，可能ならば中止する．

④ 支持療法

　ムコールの増殖には血清鉄が重要な役割をはたすことが知られている．鉄キレート剤であるデフェラシロクスを L-AMB に併用することで良好な結果を示した小規模の二重盲検試験が報告されている．また高圧酸素療法が虚血組織のアシドーシス改善による真菌成長の抑制を目的に行われることがある．これらの治療は支持療法として考慮してもよい．

Pearls

　アスペルギルス症が眼窩先端部や海綿静脈洞に生じたときには，Tolosa-Hunt 症候群との鑑別が重要になる．両者ともに結節性病変を生じるが，Tolosa-Hunt 症候群と診断し，安易にステロイドを使用すると，アスペルギルス症では致死的となりうるため，鑑別が重要である．ステロイド開始前には，脳脊髄液検査での細胞数増多や頭部 MRI で微量な金属を反映した T2WI 低信号域が存在しないことを確認する必要がある．

文献

1. 小笠原淳一, 神田 隆. アスペルギルス症, ムコール症. In: 辻 省次, 他編. 神経感染症を究める. 1版. 東京: 中山書店; 2014. p.226-33.
2. Reinwald M, Buchheidt D, Hummel M, et al. Diagnostic performance of an *Aspergillus*-specific nested PCR assay in cerebrospinal fluid samples of immunocompromised patients for detection of central nervous system aspergillosis. PLoS One. 2013; 8: e56706.
3. 深在性真菌症のガイドライン作成委員会, 編. 深在性真菌症の診断・治療ガイドライン 2014. 東京: 協和企画; 2014.
4. Walia U, Balkhair A, Al-Mujaini A. Cerebro-rhino orbital mucormycosis: An update. J Infect Public Health. 2012; 5: 116-26.

〈西原秀昭　小笠原淳一　神田 隆〉

カンジダ症による中枢神経系感染症はどのような病気で，どのように診断・治療するのですか？

1. 中枢神経カンジダ症の概要

　米国およびほとんどの先進諸国において，院内血流感染症の第4位とされているカンジダ血症❶は，約50％に中枢神経病変が合併すると同時にきわめて高い死亡率（80～97％）が報告されている❷❸．このように，中枢神経（CNS）カンジダ症は多くの場合，カンジダ血症に代表される侵襲性カンジダ症の播種性病変として発症し，一次病巣から血行性播種によってCNS感染が惹起される一方，外因性に脳脊髄液シャント造設などの脳神経外科手術の合併症としても起こりうる❹-❿．

　その多くは，*Candida albicans* が原因菌種であり，*C. glabrata* やその他の菌種による感染症の報告はごくわずかであるが，non-*albicans* *Candida* 種の割合は年々増加しており注意を要する．

　危険因子としては，中心静脈輸液，特に中心静脈栄養のライン感染，真菌集落を有する尿生殖器ないしは消化管の手術操作，消化管感染病巣からの血行感染，広域抗菌薬療法，副腎皮質ステロイド療法などがあげられる．

2. 中枢神経カンジダ症の症状

　通常，亜急性ないし慢性の臨床経過を示す．一般的には頭痛，発熱，食欲不振，悪心・嘔吐，意識障害や片麻痺，脳圧亢進に加え項部硬直や痙攣などの髄膜刺激症状などで発症する．しかしながら，特異的な症状を欠き，播種性カンジダ感染による全身症状が全面に出ることも少なくない．臨床的には髄膜炎が最も多いが，微小膿瘍形成に加え，時に大膿瘍形成といった占拠性病変といった多彩な病型をとる　図1,2．

3. 中枢神経カンジダ症の診断

　CNSカンジダ症の診断方法は，病変部である脳脊髄液や脳実質でのカンジダの存在を示す確定診断法と，菌の関与を示唆する補助診断法があげられる．診療

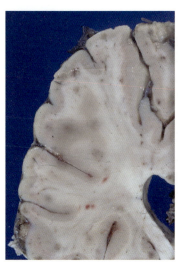

図1 カンジダ髄膜脳炎の肉眼所見

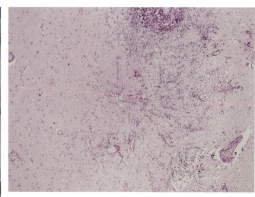

図2 カンジダ髄膜脳炎の顕微鏡所見

3 カンジダ症による中枢神経系感染症はどのような病気で、どのように診断・治療するのですか？

に際し最終的な目標となる確定診断の方法として培養検査，検鏡および病理組織学的検査での酵母様真菌の検出があげられる．一方，補助診断法としては血清診断や遺伝子診断に加え神経放射線学的診断がこれに含められる．

　CNS カンジダ症の臨床検体からの分離培養においては，通常 2〜4 日で菌が増殖する傾向を認めるが，その陽性率は 20〜75％とされ，培養できない場合も少なくない．しかしながら，CNS カンジダ症において本来無菌である髄液からのカンジダの分離同定はその診断上必要不可欠である．そこで，真菌分離率を高めるために大量の髄液を 3 つに分けて培養することが勧められている．なお，脳脊髄液の外観は清澄または軽度混濁であり，初圧の上昇，好中球またはリンパ球優位の軽度の細胞増多，タンパク増加と糖含量の正常あるいは低下を認めるが，正常の場合もある．*Candida* sp. はサブロー寒天培地で十分発育するが，培養時間を 2〜4 週間程度まで継続することで培養成績が改善するとされている．現在，多くの病院検査室で *Candida* sp. の初代分離培地として，発色基質培地（CHRO-Magar™ Candida）が使用され，分離培地とともに主要菌種の鑑別ができることから CNS カンジダ症診断への有効性が期待される．鏡検や病理組織学的検査のみで原因真菌の菌種を特定することは一般に困難とされている．そのため，時に polymerase chain reaction（PCR）法に基づく遺伝子診断法などの補助診断が菌種特定の鍵となることも少なくない．しかしながら，PCR 法にはその優れた

迅速性，感度・特異性をもつ反面，検体汚染（コンタミネーション）による偽陽性や真菌の強固な細胞壁によるDNA抽出の困難さなど，改善すべき問題点が残されている．我々の施設では，これらを解消し深在性真菌症の迅速かつ精度の高い診断法を開発すべく，*in situ* hybridization（ISH）法を併用することによる遺伝子診断法の開発を進めており，*Candida albicans*特異性のあるprimerを使用して，CNSカンジダ症の剖検例から得た脳組織のパラフィン切片上にて*Candida albicans*の遺伝子を容易に同定することが可能であった[12]．

現在，CNSカンジダ症の血清補助診断としては，主にマンナン抗原をELISAで検出するキットが利用可能であり頻用されている．しかしながらこれらのキットは*C. albicans*のマンナン抗原に対する抗体を使用したもので，カンジダ菌種により偽陰性が多く生じるので，結果の評価に注意が必要である．一方，国内において商業的にCNSカンジダ症の診断に利用できる遺伝子診断法としては，GeniQ-カンジダ（BML大塚アッセイ研究所）が存在し，菌種固有の塩基配列を検出・同定することが可能であることから，近年将来有望な検査法として注目されている．さらに，CNSカンジダ症に対しては，分離された*Candida* sp.の抗真菌薬感受性試験も試みる余地がある．特に*C. glabrata*, *C. Krusei*はアゾール系抗真菌薬に対して自然耐性を示すことは注意が必要である．

補助診断として臨床で最も簡便に利用されている検査方法として，CTやMRIに代表される神経放射線学的診断法があげられる．頭部単純CTにて，微小膿瘍は等〜低吸収域として描出され，頭部造影CTにて多発する造影増強効果を伴った点状の微小病変として認められる．さらに，肉芽種は高吸収域として描出されリング状の造影増強効果を示すとされている．一方，頭部MRIにて肉芽腫や膿瘍は，T2にて低信号として描出され，CT同様リング状の造影増強効果を示すことが多い．近年，高空間解像度ならびに高コントラストを示す64列マルチスライスCTや3.0テスラMRIなどが臨床現場で活用されるようになってきており，これまで描出することが不可能であった微小病変の検出に有用となることが期待される．

4. 中枢神経カンジダ症の内科的治療

CNSカンジダ症の治療については，2009年に米国感染症学会の専門家委員会から侵襲性カンジダ症の治療ガイドラインが発表され，従来のアムホテリシンB製剤（AmB-d）よりもLFAmB（日本ではL-AMB）の使用が推奨されており，

数週間アムホテリシン B 製剤（AmB）を投与し（患者の臨床症状・所見および髄液所見が改善した後），アゾール系薬への切り替えが勧められている．AmB-d とフルシトシン（5-FC）との併用は in vivo で相乗作用を示し，5-FC は優れた髄液中濃度に達する[10]ことから，これら 2 剤の併用は臨床においても奏効する可能性が指摘されている．AmB および 5-FC 投与後の step down 治療としてフルコナゾール（FLCZ）は，髄液中濃度および脳組織内濃度で優れており，CNS カンジダ症に対して有用なことが証明されている[4-6]．本邦では，日本医真菌学会から侵襲性カンジダ症の診断・治療ガイドラインが 2012 年に発表されている．原因カンジダ種が同定されていない場合の抗真菌薬選択（経験的治療）は，第一選択薬として，L-AMB の単独または 5-FC との併用療法が推奨されている．また，L-AMB による初期治療後，治療が有効であった症例に対し，F-FLCZ を loading dose 800 mg 2 日後，maintenance dose として 3 日目以降 400 mg への変更が可能であるとしている．また，キャンディン系薬，特に本邦で使用可能なミカファンギンは分子量が大きく，髄液移行性も低いことから CNS カンジダ症の治療には推奨されない．近年，*C. glabrata* や *C. kurusei* といったアゾール低感受性カンジダ菌種による髄膜炎がみられるが，そのような患者には初期治療として AmB と 5-FC を投与した後に優れた髄液中濃度を示すボリコナゾール（VRCZ）を投与する方法が有効とされ，その効果が期待されている．実際，前述の日本医真菌学会によるガイドラインでは，菌種判明後の第一選択薬に，L-AMB と 5-FC による初期治療が奏効した症例には，VRCZ への変更を推奨している．当然，感染源となりうる脳室ドレーンやシャントシステムなどの感染異物は除去することは必須であり，薬剤選択に関わらず，その治療期間は少なくとも 4 週間以上の比較的長期間が必要である．また，補助療法としての副腎皮質ステロイド薬の有効性については症例報告が散見される程度であり，現時点では必須の治療ではない．

5. 中枢神経カンジダ症の外科的治療

中枢神経カンジダ症に対する手術加療は，(1) 定位的手術，(2) 減圧術，(3) シャント手術，(4) その他，が行われている．

(1) deepseated もしくは eloquent area の病変では培養同定もしくは病理組織学的検討のために定位的手術が施行されることがある．

(2) 頭蓋内圧亢進症状が内科的加療で改善しない際には外減圧術や，膿瘍摘出

による内減圧術が適応となる．
(3) 水頭症の合併に対しては，シャント手術が考慮されるが，その施行時期については明確な指針はない．
(4) 膿瘍内にAmBの局所投与を施行する際には，オンマイヤーリザーバーの留置が行われる．また，髄膜脳炎が重篤な場合，細胞数増多による髄液循環不全が病態を増悪させていると考えられ，補助療法として腰椎ドレナージを用いた持続排液が考慮されることがある．

Pearls

近年，本邦からヒト剖検脳を用いて，その病理組織所見ならびに形態解析を施行することで，CNS カンジダ症の病態解析を行った研究の成果が報告されている[11]．CNS カンジダ症のテント上病変における脳表からの平均距離は約 4 mm であり大脳皮質深層に相当するとされている．皮質深層には特異的な分枝形態をもつ動脈による血管網が存在し，CNS カンジダ症の病変がこれら血管網の存在部位とほぼ一致して成立することから，この皮質動脈の分枝形態に影響を受けている可能性が示唆されている[12]．また，CNS 感染症は時に水頭症を併発するが，その病態を理解する際に基本となるのは，髄液ダイナミクスの正しい理解とされている．しかしながら，髄液循環については，以前から Monro 孔から第 4 の孔である中山孔を通る経路が指摘されているが，その送り出しの力については様々な議論がなされており今後さらなる研究が期待されている．

文献

[1] Wisplinghoff H, Bischof T, Tallent SM, et al. Nosocomial bloodstream infectionsin US hospitals: analysis of 24,179 cases from a prospective nationwide surveillance study. Clin Infect Dis. 2004; 39: 309-17.
[2] Parker JC jr, McCloskey JJ, Lee RS. Human cerebral candidosis--a postmortem evaluation of 19 patients. Human Pathol. 1981; 12: 23-8.
[3] Pendlebury WW, Perl DP, Munoz DG. Multiple microabscesses in the central nervous system: a clinicopathologic study. J Neuropathol Exp Neurol. 1989; 48: 290-300.
[4] Sanchez-Portocarero J, Perez-Cecilia E, Corral O, et al. The central nervous system and infection by *Candida* species. Diagn Microbiol Infect Dis. 2000; 37: 169-79.
[5] Nguyen MH. Yu VL. Meningitis caused by *Candida* species: an emerging problem in neurosurgical patients. Clin Infect Dis. 1995; 21: 323-7.
[6] Sanchez-Portocarero J, Martin Rabadan P, Saldana CJ. et al. *Candida* cerebrospinal fluid shunt infection: report of two new cases and review of the literature. Diagn Microbiol Infect Dis. 1994; 20: 33-40
[7] Voice RA, Bradley SF, Sangeorzan JA, et al. Chronic candidal meningitis: an uncom-

mon manifestation of candidiasis. Clin Infect Dis. 1994; 19: 60-6.
8) Geers TA, Gordon SM. Clinical significance of *Candida* species iso lated from cerebrospinal fluid following neurosurgery. Clin Infect Dis. 1999; 28: 1139-47.
9) Casado JL. Quereda C, Oliva J, et al. Candidal meningitis in HIV infected patients: analysis of 14cases. Clin infect Dis. 1997; 25: 673-6.
10) Smego RA Jr, Perfect JR, Durack DT. Combined therapy with amphotericin B and 5-fluorocytosine for *Candida meningitis*. Rev Infect Dis. 1984; 6: 791-801.
11) Nakayama H, Shibuya K, Kimura M, et al. Histopathological study of candidal infection in the central nervous system. Nippon Ishinkin Gakkai Zasshi. 2010; 51: 31-45.

〈中山晴雄　岩渕 聡　渋谷和俊〉

クリプトコッカス髄膜脳炎症例の case approach

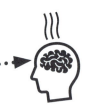

1. 症例

　真菌感染は，一般的に HIV 感染や臓器移植など免疫が低下している患者に起こる日和見感染の結果生じるが，クリプトコッカス髄膜脳炎は基礎疾患を有さない健常者でも発症しうる．本症の治療は長期間に及ぶことが多いが，最後まで粘り強く治療を継続することが重要である．

症例 24歳男性
主訴 頭痛，嘔吐
既往歴 特記すべきことなし．
生活歴 9歳までフィリピン在住．飲酒歴なし，喫煙歴なし．
現病歴 X 年 4 月から間欠的な頭痛，嘔気が出現し，徐々に増強した．X 年 6 月，前医を受診した．髄液検査では初圧が 70 cmH$_2$O と著明に上昇し，単核球優位の細胞数増多を認めた．頭部 CT では脳室拡大を認め，頭部 MRI では脳実質病変や脳表の異常増強効果を認めなかった．髄液培養でクリプトコッカスを検出し，クリプトコッカス髄膜炎と診断した．フルコナゾール（FLCZ）点滴静注を開始したが，頭痛が悪化し，アムホテリシン B リポソーム（L-AMB）点滴静注とフルシトシン（5-FC）内服へ変更して治療を継続した．頭蓋内圧亢進に対してスパイナルドレナージを留置（30 cmH$_2$O）し，頭痛が軽減した．ドレナージ抜去により頭痛が増悪したため，腰椎脳室シャント術を施行した．2 カ月間の初期治療後，ボリコナゾール（VRCZ）内服へ変更し，9 月下旬に自宅に退院した．退院 1 カ月後より VRCZ を自己中断した．11 月上旬，転居に伴い別の医療機関を受診し，VRCZ を再開されたが，血清クリプトコッカス抗原が 512 倍であることが判明し，11 月中旬，当院に入院した．
初診時現症 身長 157 cm，体重 83.4 kg．体温 37.4℃，血圧 146/96 mmHg，脈拍 109/分，整．アトピー性皮膚炎あり．意識清明，持続する頭痛はあるが，項部硬直はなく，ケルニッヒ徴候陰性．視神経乳頭の萎縮あり．
検査所見 白血球 12,360/mm^3（好中球 83.1%，リンパ球 18.9%，好酸球 2.7%，好塩基球 0.2%，単球 2.3%），BUN 12 mg/dL，Cr 0.53 mg/dL，HbA1c 4.8%，CRP 1.43 mg/dL．血清クリプトコッカス抗原 1,024 倍，HIV 抗体陰性．
髄液検査: 水様透明，細胞数 61/mm^3（単核球 47%，多形核球 14%），タンパク

145 g/dL, アルブミン 77.7 mg/dL, 糖 54 mg/dL, Cl 123 mEq/L, IgG index＝1.37, 髄液クリプトコッカス抗原 256 倍, アルシアンブルー染色: 菌体陰性.
頭部 MRI: 右側頭葉にリング状増強効果を認め, 両側側頭葉から前頭葉にかけて白質を主体に T2 強調画像/FLAIR 画像にて高信号域を認める 図1 .

入院後経過 脳実質病変が新たに出現しており, クリプトコッカス髄膜脳炎と診断した. 腰椎脳室シャントの圧が 25 mmH₂O に設定されており, 髄膜脳炎の増悪がマスクされていた. 再度初期治療として, L-AMB 点滴静注 (5 mg/kg/日) と 5-FC 内服 (100 mg/kg/日) を開始した. 血清 K が 1.7 mEq/L まで低下したため, 一時的に L-AMB を中止し, FLCZ へ変更した. K 製剤および K 保持性利尿薬により低 K 血症の補正を行い, L-AMB を再開した. 髄液細胞数は徐々に減少したが, 12 月に入り髄液アルシアンブルー染色で菌体が陽性となった. また頭部 MRI では脳実質病変の改善に乏しかった. 12 月下旬より腰椎穿刺にてアムホテリシン B (AMPH-B) 髄腔内投与を 1 週間 2 回の頻度で計 9 回施行した. AMPH-B 髄腔内投与時に腰臀部に疼痛が出現し, 薬剤の広がりとともに, 一過性に頭痛の増悪と項部硬直が出現した. ステロイドを静注および髄腔内投与することで, AMPH-B 注入に伴う疼痛を軽減することが可能であった. L-AMB および 5-FC 併用による初期治療を 4 カ月間継続し, MRI 上脳実質病変の改善を確認した. その後, FLCZ 内服へ変更した. 一過性に髄液細胞数が上昇したことから, より最小発育阻止濃度の低いボリコナゾール (VRCZ) 内服へ変更した. その後, 悪化のないことを確認し, 入院 5 カ月後に退院した. 外来にて VRCZ 内服を継続し, 注意深く経過を観察している.

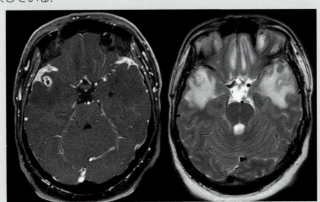

図1 クリプトコッカス髄膜脳炎の MRI 画像
ガドリニウム T1 強調画像にて, 右側側頭葉にリング状の増強効果, および髄膜に異常増強効果を認める (左). T2 強調画像では, 両側側頭葉, 前頭葉皮質下白質に広範な高信号域を認める (右).

2. クリプトコッカス症

クリプトコッカス症は，主として酵母様真菌であるクリプトコッカス属による真菌感染症である．ヒトに病原性を示すものとして Cryptococcus neoformans と Cryptococcus gattii がある．C. neoformans はハトなどの鳥類の糞便中で増殖し，土壌中に生息しており，世界中に広く分布している．一方で，C. gattii は主に熱帯・亜熱帯地域の樹木より分離される．経気道的にヒトへ感染し，肺から血中に移行し全身へ播種するが，中枢神経系に親和性が高いことから髄膜炎や脳炎を呈する．ヒト免疫不全ウイルス（human immunodeficiency virus: HIV）感染症，悪性腫瘍，膠原病，腎疾患，血液疾患などの基礎疾患を有する免疫不全者での発症が主であるが，基礎疾患を有しない健常者にも発症しうるため注意が必要である．

3. クリプトコッカス髄膜脳炎の診断

肺クリプトコッカス症を合併している場合には，咳嗽，喀痰，呼吸困難などの呼吸器症状を認めることもあるが，多くは不顕性に感染し，中枢神経病変で発症する例が多い．髄膜炎に伴い，頭痛，発熱，嘔気・嘔吐，項部硬直などの髄膜刺激徴候を呈するが，クリプトコッカス髄膜脳炎として特異的な症候はない．水頭症や脳炎を合併した場合には，意識障害や性格変化，認知機能障害，神経局所徴候を呈しうる．髄液検査では，初圧が上昇していることが多く，単核球優位の細胞数増多，タンパク増加，糖減少を認めるが，HIV 患者ではほとんど変化しない場合もある．数日〜数週間の亜急性の経過で症状が進行している場合や，ウイルス性髄膜炎または細菌性髄膜炎として治療を開始したにも関わらず改善が乏しい場合には，クリプトコッカス髄膜脳炎を含めた真菌感染症の可能性を積極的に考慮する必要がある．頭部 CT や MRI では，髄膜炎を反映して，髄膜の肥厚および異常増強効果を認めたり，水頭症を呈したりするが，診断に関する特異性は低い．また脳実質にクリプトコッコーマとよばれる結節影を認める場合があり，本症を疑う契機となりうる．

髄液の墨汁染色では厚い莢膜をもつ菌体が観察される．検出感度はクリプトコッカス髄膜脳炎の 5〜6 割程度とされる．グロコット染色やアルシアンブルー染色などの特殊染色でも，菌体の検出が可能である．診断のゴールドスタンダードは髄液培養によるクリプトコッカス属の検出であるが，結果が出るまでに数週間を要することもある．臨床現場においてはクリプトコッカス グルクロノキシロマンナン抗原が有用であり，その感度・特異度は 9 割以上とされる．血清および髄液中のクリプトコッカス抗原が陽性であれば，臨床診断例として速やかに治療を開始する．Cryptococcus gattii 感染に対しても本検査は陽性となる．クリプトコッカス抗原価の値は菌体量を反映しており，非常に高値である

場合は予後が悪いとされる．

β-D-グルカンは，真菌の細胞壁を構成する多糖体であり，深在性真菌感染のスクリーニングとしてよく用いられるが，クリプトコッカスもβ-D-グルカンを有しているものの，莢膜のために上昇しにくいことに注意が必要である．

4．クリプトコッカス髄膜脳炎の治療　表3

　本邦において 2014 年に改訂された「深在性真菌症の診断・治療ガイドライン 2014」[1]および 2010 年に改訂された Infectious Diseases of Society of America (IDSA) ガイドライン[2]に基づいて治療を進める．HIV 陽性クリプトコッカス髄膜脳炎において AMPH-B に 5-FC を併用すると，AMPH-B 単剤や FLCZ 併用群より生命予後が優れると報告されており[3]，治療の導入はアムホテリシン B（AMPH-B）もしくはリポソーム製剤である L-AMB に，5-FC を併用することが推奨される[1,2]．本邦ガイドラインは AMPH-B より忍容性の高い L-AMB の使用を推奨している[1]．AMPH-B および L-AMB は，腎機能障害や低 K 血症，低 Mg 血症の副作用が出現しやすく，定期的な腎機能，血清電解質の検査を行う必要がある．十分な補液，電解質の補正，および炭酸水素ナトリウムによる尿のアルカリ化などの適切な処置を行うことで治療の継続が可能である．また，投与時関連反応として発熱，嘔気，背部痛が出現することがある．その場合には抗ヒスタミン薬や解熱鎮痛薬の前投与を行う．5-FC の副作用としては，腎機能障害に加え，骨髄抑制がある．腎機能障害時には 5-FC の血中濃度が上昇し，毒性が増強するため，腎機能に応じた減量が適宜必要となる．一方，AMPH-B および L-AMB は腎機能低下による用量調整は不要とされている．

　クリプトコッコーマを呈する症例は難治とされる．米国のガイドライン[2]は，AMPH-B または L-AMB 点滴静注に 5-FC 内服を併用する導入治療を最低 6 週間以上行い，FLCZ 400～800 mg/日の地固め・維持療法を 6～18 カ月間行うことを推奨している．また，圧排効果や浮腫を認める場合にはステロイドの使用を，3 cm 以上の腫瘤性病変を認める場合には可能であれば外科的切除を考慮する[2]．髄液圧の上昇は予後不良と関連していることから，意識障害や難治性頭痛が持続する症例では，積極的に髄液を排出して脳髄液圧をコントロールすることを試みてもよい．米国のガイドライン[2]では，髄液圧が 25 cmH$_2$O 以上の場合に髄液除去により，初圧の半分もしくは 20 cmH$_2$O 以下まで下げることを推奨している．頻回に腰椎穿刺を必要とする場合は，スパイナルドレナージや脳室ドレナージを留置．標的治療に抵抗性または再発例では，AMPH-B の髄腔内投与も考慮する．AMPH-B の髄腔内投与は神経根の疼痛や癒着性くも膜炎をきたし，米国のガイドラインでは生命の危険がある状況以外には基本的に推奨していない[2]．しかし，AMPH-B

表1 クリプトコッカス髄膜脳炎の標的治療

非 HIV 患者の標的治療
Cryptococcus gattii 感染の場合も，*C. neoformans* 感染と同様に治療する

第一選択薬
- L-AMB 2.5〜6 mg/kg/回 1日1回点滴静注 4週間＋5-FC 25 mg/kg/回 1日4回経口投与 2週間［AⅢ］

第二選択薬
- L-AMB 2.5〜6 mg/kg/回 1日1回点滴静注＋5-FC 25 mg/kg/回 1日4回経口投与 2週間，その後，(F-)FLCZ 200〜400 mg/回 1日1回静脈内投与#（F-FLCZ のみ loading dose: 400〜800 mg/回 1日1回静注を2日間），あるいは FLCZ 200〜400 mg/回 1日1回経口投与 10週以上［C1Ⅲ］
- L-AMB 不耐の場合，VRCZ 4 mg/kg/回（loading dose: 初日のみ 6 mg/kg/回）1日2回点滴静注，あるいは 200 mg/回（loading dose: 初日のみ 300 mg/回）1日2回経口投与¶ 10週以上［C1Ⅲ］

HIV 患者の標的治療

導入治療（2週間以上かつ髄液培養陰性化まで）
- L-AMB 3〜4 mg/kg/回 1日1回点滴静注＋5-FC 25 mg/kg/回 1日4回経口投与［AⅠ］
- L-AMB 3〜4 mg/kg/回 1日1回点滴静注＋(F-)FLCZ 800 mg/回 1日1回経口または静脈内投与#［BⅢ］
- L-AMB 3〜4 mg/kg/回 1日1回点滴静注［BⅡ］
- (F-)FLCZ 400〜800 mg/回 1日1回経口または静脈内投与#＋5-FC 25 mg/kg/回 1日4回経口投与［BⅡ］

地固め治療（導入治療終了後から8週間以上行う）
- (F-)FLCZ 400 mg/回 1日1回経口または静脈内投与#［AⅠ］
- ITCZ 内用液またはカプセル剤 200 mg/回 1日2回経口投与［C1Ⅰ］

維持治療（地固め治療終了後から1年以上の維持治療かつ CD4 数＞100/μL が3カ月以上持続するまで継続［BⅡ］）
- FLCZ 200 mg/回 1日1回経口投与［AⅠ］

FLCZ は1分間に 10 mL を超えない速度で投与する．
¶ VRCZ 経口投与の場合，体重による用量調整を行う．
推奨度 A: 科学的根拠があり，行うよう強く勧められる．B: 科学的根拠があり，行うよう勧められる，C1: 科学的根拠はないが，行うよう勧められる．
エビデンスレベルⅠ: 1つ以上の無作為化比較試験による証拠．Ⅱ: 無作為化はされていないが，よくデザインされた臨床試験；コホート（集団）または case controlled（患者対照）解析研究（複数の施設での実施が望ましい）；多時系列；非対照試験から得られた画期的な結果，による証拠．Ⅲ: 専門家の意見；臨床経験に基づく証拠；記述的研究；専門委員会からの報告，による証拠．
（深在性真菌症のガイドライン作成委員会，編．深在性真菌症の診断・治療ガイドライン 2014. 協和企画; 2014.❶より改変）

の抗真菌作用は濃度依存性であり，髄液移行は不良であることから，重症例では AMPH-B の髄腔内投与を考慮してもよい．副腎皮質ステロイド薬は髄注に伴う疼痛を軽減することができ，脳浮腫に対しても効果を期待できる．

　抗真菌薬は症状と髄液所見を指標に継続する．クリプトコッカス抗原価の推移は治療効果判定の参考になるが，必ずしも治療経過を反映しないことから，髄液培養の陰性化を

確認できれば，地固め療法や維持療法へ移行する．治療の終了時点で必ずしもクリプトコッカス抗原の陰性化は必須ではない．しかし，免疫不全者では再燃する例もあり，治療終了後も注意深い経過観察が必要となる．本症は依然として死亡率は高く，治癒しても後遺症を残すことがある．さらに抗真菌薬による治療は長期間に及ぶことが多いが，最後まで諦めずに粘り強く治療を継続することが重要である．

Pearls

Cryptococcus gattii: 主に熱帯・亜熱帯地域での発生が中心であったが，1999年以降にカナダのバンクーバー島を中心とする北米で，C. gattii 患者がアウトブレイクした[4]．また流行地域への渡航歴のない C. gattii 髄膜脳炎例が本邦において報告されている[5]．C. gattii はより高い病原性があり，重篤な神経症状を呈しやすく，治療に抵抗性を示すとされている．治療については，ガイドライン上，C. neoformans に準ずることが推奨されているが[1]，重症例に対しては抗真菌薬の髄腔内投与や副腎皮質ステロイド薬の使用も検討する必要がある．

文献

[1] 深在性真菌症のガイドライン作成委員会, 編. 深在性真菌症の診断・治療ガイドライン 2014. 東京: 協和企画; 2014.
[2] Perfect JR, Dismukes WE, Dromer F, et al. Clinical practice guidelines for the management of cryptococcal disease: 2010 update by the infectious diseases society of america. Clin Infect Dis. 2010; 50: 291-322.
[3] Day JN, Chau TT, Wolbers M, et al. Combination antifungal therapy for cryptococcal meningitis. N Engl J Med. 2013; 368: 1291-302.
[4] Galanis E, Macdougall L, Kidd S, et al. Epidemiology of Cryptococcus gattii, British Columbia, Canada, 1999-2007. Emerg Infect Dis. 2010; 16: 251-7.
[5] Okamoto K, Hatakeyama S, Itoyama S, et al. Cryptococcus gattii genotype VGIIa infection in man, Japan, 2007. Emerg Infect Dis. 2010; 16: 1155-7.

〈佐治越爾　下畑享良〉

ムコール症例の case approach

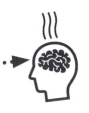

1. 問診，診察，検査

　ムコール症は，きわめて予後不良で致死的侵襲性を有する真菌症である．我々神経内科医の関わる機会が想定される臨床病型は鼻脳型である．その死亡率は 25〜62％であり，迅速な集学的診療を自らに動機づけることが肝要である．

問診：本症は健常宿主には発症せず，検索し得る報告のほとんどが悪性腫瘍や糖尿病などの基礎疾患を有する患者，免疫抑制治療中や臓器移植後などの compromised host における発症である．特に，糖尿病を基礎疾患とする場合は鼻脳型の発症が最も多いと報告されている[1,2]．その他の危険因子としては，外傷，未熟児，デフェロキサミンメシル酸塩（デスフェラール®）投与による鉄過剰状態などがあげられる．

診察：鼻腔・副鼻腔のムコール感染は急速に周囲組織へと拡大し，近接する脳神経に対しては直接浸潤，あるいは周辺血管や硬膜に沿った炎症の波及を介して，連続的・多発的な障害を生じる．したがって，我々神経内科医は，鼻腔近傍を中心とした一連で急速に進展する脳神経麻痺の発現に留意することが重要である．

検査：ムコール症には診断のための血清学的検査が存在せず，β-D-グルカンも陰性である．確定診断は，判定までに時間を要する真菌培養と侵襲的な病理組織学的検査で行うため，可及的速やかな感染組織からの検体採取が必須である．

症例 59歳男性

主訴 発熱，頭痛

現病歴 某日，発熱と頭痛を訴えて内科を受診し，頭部 CT にて中・下鼻甲介および左上顎洞に粘膜肥厚所見あり，左側副鼻腔炎の診断のもと抗菌薬を処方されて帰宅した．2 日後（第 3 病日）には嘔吐が出現し，髄膜炎鑑別目的で神経内科依頼受診となった．神経内科初診時の意識は清明で項部硬直はなかったが，わずかに左眼球の外転制限を認め，同側の副鼻腔炎との関連を見極めるための精査および経過観察目的で同日入院となった．
3 カ月前に生体腎移植を受け，以後プレドニゾロン（プレドニン®）9 mg/日，タクロリムス水和物（プログラフ®）8 mg/日，ミコフェノール酸モフェチル（セルセプト®）1,500 mg/日を内服していた．移植前後での血糖コントロールは不良であった．

既往歴 高血圧症，糖尿病性腎症・腎不全で1年3カ月前に血液透析導入
家族歴および生活歴 特記すべきことなし．
入院時現症および病状経過 身長158 cm，体重52 kg，体温：36.4℃，血圧：179/106 mmHg，脈拍：70/分・整．一般身体所見に特記すべきことなし．入院当初（第3病日）の神経学的診察では，意識清明，項部硬直はなく，脳神経においては複視を伴わない軽度の左外転神経麻痺を認めるのみであった．しかし，入院時診察終了30分後から複視の訴えとともに左眼球の外転障害が増悪し，その1時間後には左眼の視力低下，瞳孔散大，対光反射消失をきたした．以後，翌日（第4病日）にかけて左眼瞼下垂，左全外眼筋麻痺，左三叉神経第2枝領域の感覚鈍麻，左末梢性顔面神経麻痺および左舌下神経麻痺が順次急速に出現し，入院3日目（第5病日）には左三叉神経第1枝領域の感覚鈍麻，左聴力低下，左側軟口蓋・咽頭後壁麻痺ならびに左僧帽筋筋力低下も加わって，左Garcin症候群を呈するに至った．

検査所見 血液検査：白血球8,400/μL，赤血球411万/μL，ヘモグロビン12.2 g/dL，血小板16.4万/μL，尿素窒素31.1 mg/dL，クレアチニン1.48 mg/dL，CRP 6.19 mg/dL，血糖196 mg/dL，HbA1c（NGSP）7.0%，β-D-グルカン陰性，赤沈（1時間値）94 mm．

髄液検査：総細胞数41/μL（単核球10；分葉核球31），タンパク63 mg/dL，糖108 mg/dL．血液細菌培養，髄液細菌培養ならびに結核菌塗抹検査はいずれも陰性．

胸部CT：浸潤影なし．入院時（第3病日）頭部単純MRI・MRA：脳実質内に明らかな病変なし，主幹動脈系の狭窄ならびに閉塞なし．第5病日頭部ガドリニウム造影MRI：左硬膜および左視神経周囲の軟部組織に造影効果あり，加えて左顔面から側頭部の軟部組織にも造影効果あり 図1a ．

耳鼻科における鼻腔所見：入院日の依頼受診時（第3病日），左下鼻甲介に壊死またはメラノーマ様の黒色痂皮病変が確認された 図2 ．

2．診断プロセス

Compromised host，一連の多発脳神経障害，副鼻腔炎の存在を確認した場合は，迅速に耳鼻科診察を依頼する．鼻腔内観察において黒色粘膜痂皮あるいは菌糸などのムコール症を疑う真菌感染所見が認められた場合は，直ちに開窓ドレナージを施行して切除痂皮を培養に提出し，病原体の同定を行う．

なお，一般にムコールは培養同定され難く，またしばしば急速に不良な転帰を辿るため，病理組織学的検査結果が間に合わず生前診断ができない場合も少なくないことを認識し，可及的速やかな治療開始を念頭におく．

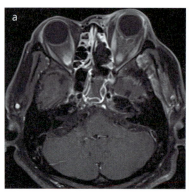
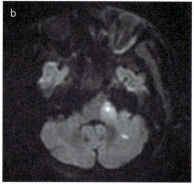

図1 頭部MRI
a：第5病日T1強調ガドリニウム造影像．副鼻腔粘膜，左眼窩内視神経周囲組織および左側眼部から側頭軟部組織にかけての広範な造影効果を認めた．
b：第26病日拡散強調像．左眼球周囲，視神経，眼窩内壁に沿った高信号に加え，左橋被蓋から小脳脚，左小脳半球にも高信号病変が認められた．

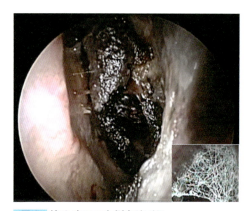

図2 第3病日の左側鼻腔所見
下鼻甲介の壊死・メラノーマ様黒色痂皮を認めた．
第5病日の耳鼻科再診では粘膜切除部位に多数の菌糸が出現していた（右下挿入図）．

　本症例は，基礎疾患にコントロール不良の糖尿病および腎不全を有し，腎移植術後に免疫抑制剤が投与されていた状況下で発熱と頭痛をきたして内科を受診，副鼻腔炎が指摘された2日後（第3病日）からわずか3日間で急速に左Garcin症候群が完成した．第3病日，耳鼻科の鼻腔所見で黒色粘膜痂皮が確認された時点で鼻脳型ムコール症が疑われ，即座に左鼻腔の開窓ドレナージを施行，抗真菌薬投与が開始されたが，病状の進行は阻止

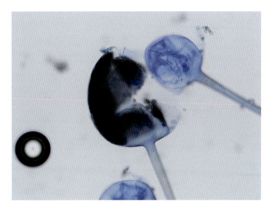

図3 *Rhizopus oryzae*（ラクトフェノールコットンブルー染色，×400倍）
胞子嚢からの胞子放出が確認された．

できなかった．確定診断については，痂皮採取から2日後（第5病日）の時点でムコールが検出され，後日 *Rhizopus oryzae* が同定された 図3 ．

3. 入院時初期対応と治療

　ムコール症が疑われた時点で可及的速やかに危険因子の除去および抗真菌薬の投与を開始する．さらにムコール症の確定診断がつき次第，耳鼻科にて病変組織の積極的広範囲切除を施行した上で抗真菌薬の頻回吸入と鼻洗浄を連日入念に行う[3]．

　本症例では，入院日（第3病日）よりタクロリムスおよびミコフェノール酸モフェチルを中止，プレドニゾロンは5mg/日へ減量するとともに，infection control team との議論のもと，第一選択薬であるポリエンマクロライド系抗真菌薬のアムホテリシンB リポソーム製剤（アムビゾーム®）点滴静注を投与最大量（5mg/kg体重/日）の2倍を超える700mg/日で開始した．加えて，キャンディン系抗真菌薬のミカファンギンナトリウム（ファンガード®）点滴静注を投与最大量300mg/日で併用した．耳鼻科においては，連日アムホテリシンB 50mg 鼻腔洗浄および隔日アムホテリシンB 50mg 吸入処置が行われた．

診断確定後の経過 左 Garcin 症候群完成以後，暫くは全身所見および神経所見に変化をみなかったが，第 7 病日に施行した MRI 拡散強調像で左側橋被蓋に ADC 低下を伴う高信号病変が出現，T2 強調像でも高信号を呈した．第 26 病日，左上下肢の失調が出現したため MRI を施行し，橋被蓋の拡散強調像病変の軽度拡大と左小脳半球に小さな高信号を確認した **図 1b**．第 35 病日以降，鼻腔から真菌は検出されず左脳神経所見も改善傾向を示したため，第 40 病日ミカファンギンナトリウムを中止，さらに第 65 病日からはアムホテリシン B 漸減を開始した．以後，薬剤性骨髄抑制による一時投与中断をはさんだものの，一貫して神経所見の悪化はなく，第 200 病日からはアムホテリシン B 隔日投与に切り替え，第 210 病日には 250 mg/隔日とした．第 225 病日の退院時所見では，三叉神経第 1・2 枝領域の感覚鈍麻は軽度残存，遅れて出現した左側下位脳神経所見は消失，左顔面神経不全麻痺と併存する左眼球癆ならびに左上下肢の軽度失調は残存していた．

Pearls

ムコール症における中枢神経病変の病理組織学的特徴

乏炎症細胞反応と病巣内の菌塊集簇，特に菌の血管高親和性による血管内侵襲像である．血管内に菌塊が充満して閉塞し，さらには血管壁を貫いて周囲組織内にも浸潤して炎症をきたす[1]．本例でも MRI で脳幹部や小脳の中枢神経病変を確認しており，これは菌体の血管内侵襲が招来した二次的な炎症波及による信号変化と推測できる．

ムコール症治療の原則

可及的速やかな外科的病巣切除・危険因子除去・抗真菌薬投与であり，治療開始遅延はクリティカルである．第一選択薬はアムホテリシン B で，保険収載上で承認された最大投与量は 5.0 mg/kg であるが[3]，初期治療において改善が得られない場合には救命を優先し，躊躇せず 10 mg/kg への増量投与を検討する．また，鼻脳型ムコール症においてアムホテリシン B・キャンディン系抗真菌薬併用群生存率がアムホテリシン B 単独群を有意に上回る後方視的検討報告があり[5]，本例はこれに準じた．なお，維持療法としてのアムホテリシン B 投与期間に関する質の高いエビデンスはない．

海外では，第二選択薬および維持療法として新規アゾール系抗真菌薬 posaconazole（日本は未承認）が推奨されている[6]．

文献

1. Roden MM, Zaoutis TE, Buchanan WL, et al. Epidemiology and outcome of zygomycosis: A review of 929 reported cases. Clin Infect Dis. 2005; 41: 634-53.
2. Skiada A, Pagano L, Groll A, et al. Zygomycosis in Europe: Analysis of 230 cases accrued by the registry of the European Confederation of Medical Mycology (ECMM) Working Group on Zygomycosis between 2005 and 2007. Clin Microbiol Infect. 2011; 17: 1859-67.
3. 深在性真菌症の診断・治療ガイドライン作成委員会, 編. 深在性真菌症の診断・治療ガイドライン 2014. 東京: 協和企画; 2014; p.42-3.
4. Chayakulkeeree M, Ghannoum MA, Perfect JR. Zygomycosis: the re-emerging fungal infection. Eur J Clin Microbiol Infect Dis. 2006; 25: 215-29.
5. Reed C, Bryant R, Ibrahim AS, et al. Combination polyene-caspofungin treatment of rhino-orbital-cerebral mucormycosis. Clin Infect Dis. 2008; 47: 364-71.
6. van Burik JA, Hare RS, Solomon HF, et al. Posaconazole is effective as salvage therapy in zygomycosis: a retrospective summary of 91 cases. Clin Infect Dis. Epub 2006; 42: e61-5.

〈道勇 学〉

真菌感染症 III

ウイルス感染症 IV

遅発性ウイルス感染症・プリオン病 V

その他の中枢神経系感染症 VI

神経感染症総論 I

細菌感染症 II

CQ1 単純ヘルペス脳炎成人例の症状や発症経過はどのようなものでしょうか？

成人における単純ヘルペス脳炎は発熱や頭痛，上気道感染症状（咳，鼻汁など）で発症し，数日後に意識障害や痙攣，異常言動などの多彩な高次脳機能障害を呈する経過を辿るのが一般的である．経過中に様々な巣症状を伴うこともある．病初期に発熱や頭痛がないなどの非典型例も存在することを留意する必要がある．

単純ヘルペス脳炎においては，神経症状，神経放射線所見を総合していくつかの臨床病型があげられている．高須らは単純ヘルペス脳炎の病型として，① 側頭葉型または辺縁系型，② 側頭葉・脳幹型，③ 脳幹型，④ その他の型，⑤ び漫性脳炎型に分けている[1]．そのうち，側頭葉型または辺縁系型が最も多く，アメリカおよび日本の単純ヘルペス脳炎のうち，約80％がこの型である[1]．側頭葉・脳幹型や脳幹型は日本では8〜20％を占めるとされている[1]．び漫性脳炎型は局在性脳炎から進展する場合がほとんどである．これらの病型に該当しない症例や遷延例や再発例などの非典型的な経過を示す症例も存在する[2,3]．

本稿では日本神経学会による単純ヘルペスウイルス脳炎診療ガイドライン作成時に渉猟された310文献をもとに，臨床症状を概説する．ここでは15歳以上の発症を成人発症と定義する．

1 発症年齢

発症年齢の記載がある15歳以上の134例では，17歳から90歳までの発症報告があり，どの年齢層でも発症している．平均発症年齢は51.4±18.4（SD）歳であった．80歳以上の高齢発症例も複数報告されている．

2 性別

性別の記載があった201例のうち，110例が男性であり，残り91例が女性であった．明らかな性差はない．

3 初発症状

病初期の経過が記載されている89例のうち，その初発症状（病院に受診する契機となった症状）は，発熱43例，頭痛20例，上気道症状7例，嘔気や下痢

などの消化器症状 15 例，意識障害 19 例，痙攣発作 16 例，高次脳機能障害 21 例，片麻痺などの巣症状が 2 例であった．

4 基礎疾患

治療中の基礎疾患について記載のあった 38 例のうち，特に合併症がない症例が 21 例，糖尿病が 3 例，肝機能障害が 4 例，悪性腫瘍が 5 例（肺小細胞癌 2 例，胃癌 1 例，悪性リンパ腫 1 例，多発性骨髄腫 1 例），小脳出血の開頭手術後 1 例，胆管炎 1 例，自己免疫性溶血性貧血 1 例，アトピー性皮膚炎 1 例，虫垂炎術後 1 例であった．先行感染として口唇ヘルペスを伴っていた症例が 2 例，角膜ヘルペスを伴っていた症例が 1 例あった．

5 発熱

初診時に発熱について記載されている 63 例のうち，37℃未満で発熱を認めなかった症例が 4 例報告されている．それ以外の 59 例では発熱があり，うち 50 例は 38℃以上の高熱であったが，残りの 9 例は 37℃台の発熱であった．過去の報告では発熱は経過中ほぼ全例で認められ，アメリカからの報告では 92%の症例，スウェーデンからの報告では全例でみられたと報告されている．発症当初，発熱の目立たない症例（発熱が脳症状の後に明らかになる症例）も 15%認められるとされている．病初期に発熱のない症例も存在することを留意しておかないと，早期診断が遅れるので注意が必要である．

6 頭痛

頭痛を訴える症例は多いが，その性状については明確には報告されていない．頭痛について記載のある 25 例のうち，きわめて軽症な症例から重度なものまで多彩な頭痛症状が報告されている．頭痛を認めない症例も多く存在する．

7 髄膜刺激徴候

髄膜刺激徴候の有無について記載のある 32 例のうち，髄膜刺激徴候を認めた症例は 19 例，認めない症例は 13 例であった．過去の日本の報告では 79〜86%，アメリカからの報告でも 81%の症例で髄膜刺激徴候がみられている．

8 痙攣発作

ミオクローヌスや複雑部分発作を呈する症例や強直間代発作を呈する症例が

ある．痙攣発作の性状について記載された27例のうち，複雑部分発作を呈した症例が5例，ミオクローヌスを呈した症例が3例，全身痙攣を呈した症例が19例と報告されている．過去の報告でもヘルペス脳炎全体の33～72％の症例で痙攣が認められると報告されている[4-6]．

9 意識障害

初診時になんらかの意識障害を認める症例が多く報告されている．受診時の意識レベルについて記載されている34例のうち，Japan Coma Scale（JCS）1桁が16例，2桁が11例，3桁が5例で，意識清明は2例のみであった．痙攣発作後の意識障害もこれらのなかに含まれている可能性はあるが，詳細な記載がないため不明である．過去の報告でもヘルペス脳炎の69～100％に何らかの意識障害を認めると報告されている[4,6]．

10 高次脳機能障害

本症の高次脳機能障害は，異常言動などの病初期からみられる精神症状と，意識障害や痙攣発作などが発症早期からあり，急性期治療によりそれらが改善した後に顕在化する記銘力障害を中心とした高次脳機能障害に大別される．前者について記載のある20例では，幻視，妄想，異常行動，性格変化，多動多弁，見当識障害などが報告されている．せん妄に伴う錯乱を呈する症例もある．健忘症状も病初期から認められたとする報告もある．後者については，記銘力障害が中心であり，一般的に前向健忘の重症度のほうが逆行健忘の重症度より高いと報告されているが[7]，両方とも重度に障害されている症例も報告されている．MMSEやHDS-Rなどでは高次脳機能障害が検出されないが，WMS-Rなどのより詳細な高次脳機能検査で初めて記銘力障害が明らかになる例もある．記銘力障害のみならず，見当識障害，病態失認，道順障害，性格変化，幻視や幻聴，相貌失認，喚語困難や錯語，意味性認知機能障害，Kluver-Bucy症候群やKorsakoff症候群を呈した症例など多彩な高次脳機能障害が報告されている．

11 巣症状

高次脳機能障害以外に片麻痺や同名半盲，半側空間無視，拙劣症，足底反射陽性などの巣症状を呈する症例も報告されている．脳幹型では末梢性顔面神経麻痺や三叉神経障害，舌下神経障害など多彩な脳神経症状や眼振や運動失調，嚥下障

害を伴う症例も報告されている．

12 再発例

少数ではあるが，再発・再燃例が報告されている．

13 遷延例

遷延する症例も少数報告されている．ヘルペス脳炎後に急性散在性脳脊髄炎（acute disseminated encephalomyelitis: ADEM）病態を合併し，それが遷延の原因であったとする報告もある．統合失調症に類似した慢性経過例やHIV感染や免疫抑制剤使用時に発症したヘルペス脳炎は非定型的症状を呈し，慢性経過をとる場合があることも報告されている．最近，遷延例のなかに自己免疫脳症を併発した例が報告されているので，注意が必要である．詳細はpearlsに記載する．

14 その他

SIADHを合併した症例も報告されている．

Pearls

単純ヘルペス脳炎後自己免疫脳症

Armangueらは単純ヘルペス脳炎発症から中央値39日（12～51日）で，ウイルス陰性化にも関わらず脳炎症状が再燃した14例（そのうち10代以上8例）について報告している（Neurology 2015; 85: 1736-43）．脳MRIでガドリニウム増強効果を伴うFLAIR高信号域の拡大があり，抗NMDA受容体抗体（5例）や未知の神経抗原に対する抗体（3例）が検出されている．いずれの症例においても，それらの抗体は脳炎発症時には陰性であったことから，脳炎改善後に自己免疫脳症を併発したものと考えられている．副腎皮質ステロイド薬や免疫グロブリン大量静注療法，血漿交換などの免疫療法が奏効すると報告されている．

文献

❶ 高須俊明. Ⅲ脳炎, 髄膜炎. In: 森　良一, 川名　尚, 編. ヘルペスウイルス感染症. 東京: メディカルトリビューン; 1986. p.100-15.
❷ 榊原隆次, 福武敏夫, 平山惠三. 単純ヘルペス脳炎における脳幹症状主体の病型について. 千葉医学. 1992; 68: 161-6.
❸ Love S, Wiley CA. Viral diseases. In: Graham D, Lanos PL, editors. Greenfields Neuropathology. Vol 2. 7th ed. London: Edward Arnold; 2002. p.19-23.
❹ 塩田博嗣, 亀井　聡, 高須俊明. 単純ヘルペスウイルス脳炎成人例の臨床解析（第1報）. Ⅰ. 臨床像と治療病態の解析. Ⅱ. 非単純ヘルペス脳炎との比較. 日大医誌. 1998; 57: 484-97.
❺ 高須俊明, 亀井　聡, 田村英二, 他. ヘルペス脳炎. 綜合臨床. 1984; 11: 2451-6.
❻ Whitley RJ, Soong SJ, Linneman C Jr, et al. Herpes simplex encephalitis. Clinical Assessment. JAMA. 1982; 247: 317-20.
❼ 深津玲子.【高次脳機能障害のすべて】神経疾患と高次脳機能障害　脳炎と脳症. 神経内科. 2008; 68: 142-6.

〈矢部一郎〉

| Ⅳ ウイルス感染症 | Ⅴ 遅発性ウイルス感染症・プリオン病 | Ⅵ その他の中枢神経系感染症 |

単純ヘルペス脳炎小児例の症状や発症経過はどのようなものでしょうか？

1. 新生児単純ヘルペス脳炎

1 原因ウイルスと発症経過

　新生児ヘルペス感染症は，全身型，中枢神経型，表在型に分類され，全身型と中枢神経型が脳炎を起こす．子宮内感染や出生後水平感染によっても成立するが，大部分の症例においては分娩時の経産道感染によって成立する[1,2]．1988年に行われた新生児ヘルペス全国調査では約2：1の比率でHSV-1感染例が多かったが[3]，2006年から2008年にかけて行われた全国調査では，HSV-1とHSV-2感染症例数はほぼ同数であった[4]．つまり，HSV-1とHSV-2はほぼ等しく新生児ヘルペス感染症の起因ウイルスとなっている．新生児ヘルペス感染症の一病型である単純ヘルペス脳炎においても，HSV-1とHSV-2のいずれもが同様に原因となる．

　妊娠期間中に性器ヘルペスが再発した場合の新生児への感染リスクは1〜2%[2,5]であるのに対して，妊娠期間中に性器ヘルペス初感染した妊婦例から出生した新生児の25〜50%でヘルペス感染がみられ，特に分娩直近に性器ヘルペスに初感染した場合には50〜80%の例で新生児ヘルペス感染が起こるとされている[2]．そのため，妊娠期間中に性器ヘルペスに初感染した妊婦から出生した児については，出生後の積極的なヘルペスウイルス対策が求められる．

　新生児ヘルペス感染症の脳炎合併全身型および中枢神経型のいずれにおいても，髄液のみならず血清中にもウイルスが検出されることから，ウイルス血症によりウイルスが播種した結果，中枢神経系を含む多臓器に障害をきたす全身型や中枢神経症状が主症状である中枢神経型の病態をとると考えられる[6]．全身型はほとんどが出生後7〜9日以内に発症するのに対し，中枢神経型は出生11〜15日後に発症のピークがあり，多くは3週間以内に発症する[3,7]．

2 臨床症状

　新生児ヘルペス感染症は非特異的な症状で発症することが多い．初発症状としては発熱，哺乳力低下，皮疹・水疱疹が多く，その他，活気の低下やチアノーゼ，無呼吸などを認める[3,4]．

　続発症状としては，痙攣，呼吸障害，肝機能異常に伴うもの，皮疹・水疱疹が

表1 新生児ヘルペス感染症の臨床症状

	森島ら[3]	Toriiら[4]
調査対象年次	1978～1987	2006～2008
初発症状		
発熱	61%	56%
哺乳力低下	32%	28%
皮疹	28%	24%
続発症状		
肝機能異常に伴うもの	43%	24%
呼吸障害	39%	36%
出血傾向	38%	36%
皮疹	25%	12%

あげられ，それら臨床症状の割合は年代別にみても変化はない **表1** ．また，全身型では，チアノーゼやショック，痙攣を認めることがある[3,4]．続発する神経症状として，易刺激性，大泉門膨隆，局所性あるいは全身性痙攣，弛緩性あるいは痙性麻痺などを呈する．

新生児ヘルペス感染症において，全身型であっても初発症状としては発熱が74%，皮疹が16%にすぎない[3]．また中枢神経型であっても初発症状として痙攣がみられるのは26%のみである[3]．初発症状および続発症状として皮疹がみられるのは新生児ヘルペス感染症全体の50%未満であり[2-4]，さらに脳炎発症時には母親にヘルペス病変を認めないことがあることから[8]，ヘルペスによる皮疹がないことが単純ヘルペス脳炎を含む新生児ヘルペス感染症を否定することにはならない．

新生児においては，発熱，哺乳不良，活気の低下などの非特異的症状のみで，中枢神経系感染症を示唆する神経症状がない場合であっても，他に明らかな原因が見当たらない場合は，単純ヘルペス脳炎を疑う必要がある．

2. 小児期の単純ヘルペス脳炎

1 原因ウイルスと発症経過

新生児期以降の小児期単純ヘルペス脳炎はHSV-1感染によることがほとんどである．小児期単純ヘルペス脳炎の1/3はHSV-1初感染時にウイルスが嗅神経や三叉神経を神経行性に上向し脳に達することにより脳炎を起こし，残りの2/3

| Ⅳ ウイルス感染症 | Ⅴ 遅発性ウイルス感染症・プリオン病 | Ⅵ その他の中枢神経系感染症 |

は初感染後三叉神経節に潜伏感染していたウイルスが再活性化して中枢神経系に感染することにより単純ヘルペス脳炎を発症すると考えられている[8,9]．しかしながら，再活性化とされた単純ヘルペス脳炎症例の1/3において，末梢組織および中枢神経系から同じ型のウイルスが分離されたにもかかわらず，遺伝学的な相違がみられたとの報告もあり[7]，口腔内などから分離されたウイルスが単純ヘルペス脳炎の原因ウイルスとは断定できない場合がある．

2 臨床症状

　小児期単純ヘルペス脳炎は6歳以下で多い．発熱，痙攣が高頻度にみられ，神経学的症状としては痙攣，意識障害，構音障害が多く 表2[10]，性格変化を認めることがある[9]．成人例に比較すると，急速に進行し重篤な意識障害に至る例が多い[10]．これらの症状は非ヘルペス性脳炎（非単純ヘルペス脳炎）症例でもみられるため 表2[10]，臨床症状から単純ヘルペス脳炎と診断することは困難である[8,10]．また，HSV-1初感染でみられるヘルペス性歯肉口内炎は単純ヘルペス脳炎症例の9%に認めるに過ぎないこと[10]から，口内疹がないことで単純ヘルペス脳炎を否定することもできない．

　単純ヘルペス脳炎の予後良好群と不良群との間で初発時の臨床症状を比較した報告では，予後不良群で痙攣と昏睡を呈した症例が多いが，統計学的な有意差はなく，臨床症状から予後を予測することは困難である[11]．

　小児期に，発熱に伴い痙攣，意識障害，構音障害，性格変化などの中枢神経

表2 小児期単純ヘルペス脳炎および非単純ヘルペス脳炎患者における臨床症状

臨床症状		HSE		非HSE	
発熱		100%	(24/24)	85%	(32/38)
痙攣		92%	(22/24)	74%	(28/38)
神経学的初発症状					
	痙攣	45%	(9/20)	40%	(15/37)
	意識障害	35%	(7/20)	57%	(21/37)
	構音障害	15%	(3/20)	3%	(1/37)
入院時の意識レベル (Glasgow Coma Scale)					
	≧11	9%	(2/23)	13%	(4/39)
	7〜10	35%	(8/23)	21%	(6/29)
	≦6	56%	(13/23)	66%	(19/29)

状を認めた場合は，口内疹がなくとも，他に明らかな病因を認めなければ単純ヘルペス脳炎を疑う必要がある．

3. 小児期単純ヘルペス脳炎における神経症状の再発と病態

　小児期単純ヘルペス脳炎の特徴のひとつとして，15～25％の割合で再発がみられる[12][13][14]．特に，アシクロビル静注療法の治療期間が短く総投与量が少ない群で再発が多いこと[12][13]，一部の症例では再発時にPCRで髄液中にHSV-DNAが検出されることから，不適切なアシクロビル静注療法によりHSVが再増殖しHSEが再燃したと考えられている．再燃は，初回治療終了2週間前後が多く，時に数カ月後の場合もある[12-14]．再燃単純ヘルペス脳炎の症状としては発熱の他に意識障害や痙攣などの神経学的症状があり[12][13][14]，画像診断で新たな壊死像が確認され，アシクロビル静注療法にて軽快する[14]．

　一方で，初回治療終了後，髄液中HSV-DNAが検出されないにも関わらず，舞踏病様アテトーゼや舌の異常運動など錐体外路症状を発症する症例が報告されている[14][15]．このような症例ではCTまたはMRIで単純ヘルペス脳炎に特徴的な壊死像が確認できないこと，アシクロビルに不応性であることから，錐体外路症状の出現はHSVの再活性化（単純ヘルペス脳炎の再燃）ではなく，何らかの免疫機序が関与して新たに発症したと考えられている[14]．このような錐体外路症状は各種抗痙攣薬に抵抗性で，数カ月間持続し，運動発達障害が進行し重度の後遺症を残すことが報告されている[14][15]．

　このように，小児期単純ヘルペス脳炎の治療終了後における神経症状の再発には，抗ウイルス療法の不成功による脳炎の再燃と，免疫学的機序によると考えられる新たな錐体外路症状とがある．

Pearls

　アシクロビルをはじめとする抗ヘルペス薬は，単純ヘルペスウイルスに対し非常に高い特異性を示す薬剤である．発症極早期に治療が開始されれば，大きな後遺症を残さず治癒せしめることが可能であるが，診断と治療が遅れれば，重篤な神経後遺症を残すことになる．したがって，中枢神経症状がある場合はもちろん，非特異的症状のみの場合であっても，明らかな原因が特定できない場合は単純ヘルペス脳炎を疑うことが重要である．

文献

1. Brown ZA, Selke S, Zeh J, et al. The acquisition of herpes simplex virus during pregnancy. N Engl J Med. 1997; 337: 509-15.
2. Corey L, Wald A. Maternal and neonatal herpes simplex virus infections. N Engl J Med. 2009; 361: 1376-85.
3. 森島恒雄, 川名 尚, 平山宗宏. 新生児ヘルペス全国調査. 日児誌. 1989; 93: 1990-5.
4. Torii Y, Kimura H, Ito Y, et al. Clinicoepidemiologic status of mother-to-child infections: a nationwide survey in Japan. Pediatr Infect Dis J. 2013; 32: 699-701.
5. Kimberlin DW, Baley J; Committee on fetus and newborn. Guidance on management of asymptomatic neonates born to women with active genital herpes lesions. Pediatrics. 2013; 131: e635-64.
6. Kimura H, Futamura M, Kito H, et al. Detection of viral DNA in neonatal herpes simplex virus infections: frequent and prolonged presence in serum and cerebrospinal fluid. J Infect Dis. 1991; 164: 289-93.
7. Whitley RJ, Lakeman E. Herpes simplex virus infections of the central nervous system: therapeutic and diagnostic considerations. Clin Infect Dis. 1995; 20: 414-20.
8. Whitley RJ, Gnann JW. Viral encephalitis: familiar infections and emerging pathogens. Lancet. 2002; 359: 507-13.
9. Landis BN, Vodicka J, Hummel T. Olfactory dysfunction following herpetic meningoencephalitis. J Neurol. 2010; 257: 439-43.
10. Ito Y, Ando Y, Kimura H, et al. Polymerase chain reaction-proved herpes simplex encephalitis in children. Pediatr Infect Dis J. 1998; 17: 29-32.
11. Hsieh WB, Chiu NC, Hu KC, et al. Outcome of herpes simplex encephalitis in children. J Microbiol Immunol Infect. 2007; 40: 34-8.
12. Kimura H, Aso K, Kuzushima K, et al. Relapse of herpes simplex encephalitis in children. Pediatrics. 1992; 89: 891-4.
13. Ito Y, Kimura H, Yabuta Y, et al. Exacerbation of herpes simplex encephalitis after successful treatment with acyclovir. Clin Infect Dis. 2000; 30: 185-7.
14. De Tiège X, Rozenberg F, DesPortes V, et al. Herpes simplex encephalitis relapses in children: differentiation of two neurologic entities. Neurology. 2003; 61: 241-3.
15. Kullnat MW, Morse RP. Choreoathetosis after herpes simplex encephalitis with basal ganglia involvement on MRI. Pediatrics. 2008; 121: e1003-7.

〈細矢光亮〉

単純ヘルペス脳炎成人例の診断や治療はどのようにしたらよいでしょうか？

1. 最も安全で有効性の高い抗ウイルス薬はアシクロビル（ACV）である

単純ヘルペス脳炎では，無治療や治療の遅れによる致死率は高く，アシクロビル（ACV）10 mg/kg/回，8時間毎の静脈内投与を速やかに開始することにより，致死率や後遺症率が改善することは明らかである．その死亡率は，無治療群が70％以上[1-3]，ビダラビン50〜54％に対し ACV 19〜28％，予後良好であったのはビダラビン13〜14％に対し ACV 38〜56％と，ACV は転帰を改善する[4,5]．

単純ヘルペス脳炎を当初から病因確定診断することはできないため，「脳炎が疑われるすべての患者」に対して，高感度 HSV PCR の結果を待つことなく ACV を開始する．単純ヘルペス脳炎に対する早期の ACV 投与は開始遅延例に対し予後が良好であるため，受診から ACV 開始までは「6時間以内」が望ましい．単純ヘルペス脳炎42例の検討において，入院から ACV 開始までの時間が，転帰良好群では1.8日，不良群では4.0日と転帰不良群でより長く[6]，85例の検討においては，入院から ACV 開始までが2日よりも短かった患者は転帰良好群で75％，不良群で30％であった．症状出現から治療開始までの平均日数が5.5±2.9日，入院から治療開始までの平均日数が2±2.7日と，発症から治療開始までに時間的損失が生じており，また，入院から最初の頭部画像撮影までの平均日数は0.6±1.05日と，頭部画像を撮影するためにも多くの時間が無駄になっていることが報告されている[7]．「確定診断が得られないこと」や「診断のために行う検査」によって，治療開始までの時間を無駄に長引かせないようにすることが大切である．

一方で脳炎の原因は多岐にわたり，単純ヘルペス脳炎の頻度は脳炎の原因として最多ではあるが本邦では約20％[8]と高いとはいえず，ACV 投与前に脳炎の原因精査のために行う検査の意義は大きい．したがって，受診から6時間以内であるなら治療開始の前に髄液・MRI など診断のための検査を優先する．ただし，臨床症状が短時間で増悪している場合には，各種検査を行っていなかったとしても速やかに ACV を開始する．

ACV は脳炎に対する empiric therapy として開始するため，以下①〜③の場合に投与を中止する．① 脳炎・脳症の原因が単純ヘルペスウイルス以外であるこ

とが判明した場合（なお，原因が帯状疱疹ウイルスであった場合には継続可能である），②「初回および初回から 24〜48 時間後の 2 回にわたる髄液検査において，単純ヘルペスウイルス DNA（HSV-DNA）定量（real-time PCR）や nested PCR などの高感度 PCR が陰性」かつ「頭部 MRI で単純ヘルペス脳炎を疑う所見を認めない」場合，③「発症から 72 時間以後の髄液検査において HSV-DNA 高感度 PCR が陰性」かつ「意識清明」かつ「発症から 72 時間以後の頭部 MRI で単純ヘルペス脳炎を疑う所見を認めない」かつ「髄液細胞数 5/μL 以下」であった場合である．①〜③を満たしていたとしても単純ヘルペス脳炎が否定できない場合には，1 回の髄液 HSV-DNA 高感度 PCR 陰性をもって ACV を中止せず，2 回以上陰性であることを確認する．髄液 HSV-DNA 高感度 PCR が陽性となった場合には，① 免疫正常例では最低でも 14〜21 日間，② 免疫不全状態を有する例では最低でも 21 日間の投与が必要である．髄液 HSV-DNA 高感度 PCR が初回または 2 回目において陽性の場合には，1 週間毎に再検し，2 回連続して陰性になるまで ACV を投与する．単純ヘルペスウイルス脳炎に対する ACV 無作為試験における治療期間は 10 日間であったが，ACV 10 日間治療後の再発が報告され[9-12]，免疫正常例では 14〜21 日間，免疫不全状態を有する例では 21 日間に投薬期間が延長された[13-16]．また，治療終了時の髄液 HSV-DNA PCR が陰性であった場合に良好な転帰であったことから，1 週間毎に再検し，陰性になるまで投与することが推奨されている[13-16]．免疫不全例では，ACV 静脈内投与終了後，CD4＞200/μL が維持されるまでバラシクロビル（再発予防の保険適用は性器ヘルペスに対してのみ，免疫正常例では 500 mg/日，ヒト免疫不全ウイルス感染症例では 1 g/日）：2 g/回・1 日 3 回を長期投与する．

　HSV の遺伝子診断は 2016 年 4 月の診療報酬改訂で保険適用となった．「免疫不全状態であって，単純疱疹ウイルス感染症又は水痘帯状疱疹ウイルス感染症が強く疑われる患者を対象としてリアルタイム PCR 法により測定した場合に，一連として 1 回のみ算定できる」（2016 年 4 月時点）とされる．現時点では，コスト・技術に関する問題が発生しており，各臨床検査会社での対応が異なる．実際には保険診療で行うことは困難である．

　保険診療外での髄液 HSV-DNA 高感度 PCR を施行できない場合には，来院 6 時間以内に治療を開始すると同時に，髄液 HSV-DNA 高感度 PCR が施行可能な医療機関への転院を考慮する．転院が困難な場合には，免疫不全状態の有無にかかわらず，ACV 10 mg/kg/回・8 時間毎の静脈内投与を少なくとも 21 日間行い，終了する前に，髄液所見が正常化しており，頭部 MRI 上病巣の進行性拡大や造

影所見がないことを確認する．終了後も臨床症状を厳重に観察し，頭部 MRI・腰椎穿刺を適時施行し，増悪がみられるようであれば ACV をただちに再開する．

2. ACV 投与方法と副作用を認識することは治療上重要である

　ACV は 10 mg/kg/回を 8 時間毎に静脈内投与する．通常，ACV 250 mg 当たり 100 mL 以上の補液で希釈し，1 回投与量を 2 時間以上かけて点滴静注する．ACV 投与により，約 20％の患者に急性閉塞性腎症を生じ，結晶尿により腎障害を生じる．投与開始後 4 日目頃に出現し，可逆的であることが多い．十分な補液を行い，腎機能に注意をはらうことで減少しうる．また，通常，ACV 250 mg 当たり 100 mL 以上の補液で希釈し，1 回投与量を 2 時間以上かけて点滴静注することも重要である．怠ると透析が必要となる場合がある．

　併用において ACV の血中濃度が上昇する薬物としてはプロベネシドとシメチジンが，ACV と併用薬の双方の血中濃度が上昇する薬物としてはミコフェノール酸モフェチルが，併用薬の血中濃度が上昇する薬物としてテオフィリンがあげられる．そのほかに ACV 脳症，アナフィラキシー，中毒性表皮壊死融解症(toxic epidermal necrolysis: TEN)，皮膚粘膜眼症候群（Stevens-Johnson 症候群），骨髄抑制，肝機能障害，間質性肺炎などが生じることがある．

3. 成人単純ヘルペス脳炎に ACV 投与後効果がない場合

　治療抵抗性単純ヘルペス脳炎を考慮し，① ビダラビン 5〜10 mg/kg/回・24 時間毎の静脈内投与（300 mg/V を 5％ブドウ糖注射液または生理食塩液 500 mL に溶解し，輸液 500 mL あたり 2〜4 時間かけて点滴静注）を併用，または ② ホスカルネット 40 mg/kg/回・8 時間毎の静脈内投与（保険未承認）を併用する．いずれも，髄液 HSV-DNA 高感度 PCR が 2 回連続して陰性であることを確認し投与終了する．ホスカルネット投与では，血清クレアチニン値を少なくとも隔日に測定し，腎機能に応じて投与量を調節する．クレアチニンクリアランス値が 0.4 mL/分/kg 以下になった場合には休薬する．

　ACV とホスカルネット両薬剤に耐性をもつ単純ヘルペスウイルスが報告されている．西條らによると，DNApol 変異による ACV 耐性クローンは，ガンシクロビルには感性であったが，ホスカルネット，ビダラビンに対し交差耐性を示した．GCV は本邦では単純ヘルペス感染症には未承認であるが，ACV およびホス

カルネット耐性単純ヘルペスウイルス脳炎に対する治療薬として GCV は考慮されるべきである[17].

4. 副腎皮質ステロイド薬の併用は確立されていないが、一定の医学的根拠がある

副腎皮質ステロイド薬療法を検討した case series や症例報告では転帰を改善している．ウイルス感染初期 4 日間のウイルス複製は活発だが，その後 8 日間は低下し，4～8 日の間は，inducible nitric oxide synthase (iNOS), matrix metalloproteinases, specific cytokines (TNF や IL-1, IL-6), chemokines (CCL5, CXCL9, CXCL10, CXCL11, MCP-1, IL-8) などの中枢神経炎症誘発性分子が増加している．副腎皮質ステロイド薬が投与された群では IL-6 が急速に減少し，感染後 1～3 日に開始された場合に転帰が改善していることより，Ramos-Estebanez らはこの時期に副腎皮質ステロイド薬を開始し，約 10 日間併用することを提案している[18]．副腎皮質ステロイド薬を長期併用すると耐性ウイルスを誘発する可能性があり注意が必要である．

急性散在性脳脊髄炎や視神経脊髄炎など，副腎皮質ステロイド薬が効果的である疾患が鑑別にあがるため，実際には併用が必須である．

Pearls

① 血清・髄液を採取する場合には，検査の追加依頼ができる十分量の検体を採取し，搬送時に持参することが望ましい．細胞診は保存検体で施行できない．
② 成人に ACV 10 mg/kg を静注投与した際の髄液中濃度は血漿中濃度の約 1/2 であると報告されている．

文献

1. Olson LC, Buescher EL, Artenstein MS, et al. Herpesvirus infections of the human central nervous system. N Engl J Med. 1967; 277: 1271-7.
2. Illis LS, Merry RTG. Treatment of herpes simplex encephalitis. J R Coll Physicians Lond. 1972; 7: 34-44.
3. Whitley RJ, Soong S-J, Dolin R, et al. Adenine arabinoside therapy of biopsy-proved herpes simplex encephalitis. National Institute of Allergy and Infectious Diseases collaborative antiviral study. N Engl J Med. 1977; 297: 289-94.
4. Skoldenberg B, Forsgren M, Alestig K, et al. Acyclovir versus vidarabine in herpes simplex encephalitis. Randomised multicentre study in consecutive Swedish

patients. Lancet. 1984; 2: 707-11.
5) Whitley RJ, Alford CA, Hirsch MS, et al. Vidarabine versus acyclovir therapy in herpes simplex encephalitis. N Eng J Med. 1986; 314: 144-9.
6) McGrath N, Anderson NE, Croxson MC, et al. Herpes simplex encephalitis treated with acyclovir: diagnosis and long term outcome. J Neurol Neurosurg Psychiatry. 1997; 63: 321-6.
7) Raschilas F, Wolff M, Delatour F, et al. Outcome of and prognostic factors for herpes simplex encephalitis in adult patients: results of a multicenter study. Clin Infect Dis. 2002; 35: 254-60.
8) Kamei S, Takasu T. Nationwide survey of the annual prevalence of viral and other neurological infections in Japanese inpatients. Internal Medicine. 2000; 39: 894-900.
9) VanLandingham KE, Marsteller HB, Ross GW, et al. Relapse of herpes simplex encephalitis after conventional acyclovir therapy. JAMA. 1988; 259: 1051-3.
10) Dennett C, Klapper PE, Cleator GM. Polymerase chain reaction in the investigation of "relapse" following herpes simplex encephalitis. J Med Virol. 1996; 48: 129-32.
11) Yamada S, Kameyama T, Nagaya S, et al. Relapsing herpes simplex encephalitis: pathological confirmation of viral reactivation. J Neurol Neurosurg Psychiatry. 2003; 74: 262-4.
12) Valencia I, Miles DK, Melvin J, et al. Relapse of herpes encephalitis after acyclovir therapy: report of two new cases and review of the literature. Neuropediatrics. 2004; 35: 371-6.
13) Kennedy PG. Viral encephalitis. J Neurol. 2005; 252: 268-72.
14) Tunkel AR, Glaser CA, Bloch KC. The management of encephalitis: clinical practice guidelines by the Infectious Diseases Society of America. Clin Infect Dis. 2008; 47: 303-27.
15) Solomon T, Michael BD, Smith PE, et al. Management of suspected viral encephalitis in adults--Association of British Neurologists and British Infection Association National Guidelines. J Infect. 2012; 64: 347-73.
16) Tyler KL. Herpes simplex virus infections of the central nervous system: encephalitis and meningitis, including Mollaret's. Herpes. 2004; 11 (Suppl 2): 57 A-64 A.
17) Wang LX, Takayama-Ito M, Kinoshita-Yamaguchi H, et al. Characterization of DNA polymerase-associated acyclovir-resistant herpes simplex virus type 1: mutations, sensitivity to antiviral compounds, neurovirulence, and in-vivo sensitivity to treatment. Jpn J Infect Dis. 2013; 66: 404-10.
18) Ramos-Estebanez C, Lizarraga KJ, Merenda A. A systematic review on the role of adjunctive corticosteroids in herpes simplex virus encephalitis: is timing critical for safety and efficacy? Antivir Ther. 2014; 19: 133-9.

〈石川晴美〉

単純ヘルペス脳炎小児例の診断や治療はどのようにしたらよいでしょうか？

　ヒトヘルペスウイルスは HHV-1 から HHV-8 型に分類され，抗ウイルス薬による治療が行われるのは，単純ヘルペスウイルス（HSV-1，HSV-2）と水痘・帯状疱疹ウイルス VZV（HSV-3），EB ウイルス（HSV-4），サイトメガロウイルス（HSV-5）である．急性脳炎の病原ウイルス別細分類では，24.1％はヘルペス族によるとされ，それらの内では VZV が最も多く（15.4％），ついで単純ヘルペスウイルス（6.4％）によるものとされている❶．しかし，単純ヘルペスによるものは顕性でなく，自然寛解例もあることを考慮すると，単純ヘルペスウイルスによるものが脳炎の原因としては最も頻度が高いと推察される．現在，年間約 100 例程度が小児の単純ヘルペスウイルス脳炎を発症している．

1. 単純ヘルペスウイルスによる脳炎の診断は？

　臨床像から単純ヘルペス脳炎を疑うわけであるが，小児の臨床症状は新生児とそれ以降で大きく異なる　表1　❷．
　新生児期の単純ヘルペスウイルス脳炎は，全身型に伴う型と中枢神経に限局する型に分かれ，非特異的症状で発症することがほとんどである．主症状としては，発熱・哺乳不良・易刺激性・活気の低下・痙攣などであり，生後平均 11 日に現われる．また，水疱は初発症状として約 3 割，続発症状を合わせても約 5 割にしか認められない❸．さらに，母親の性器ヘルペスはないことが多い（母親の性器ヘルペスの既往は 25％程度）ため感染源が不明なこともある．HSV-2 による脳炎は新生児期にのみ発症する．新生児期でのヘルペス脳炎では，1歳以上の年長児の脳炎からは髄液中からのみしか検出されないのに比べ，血清中からも検出され髄液中 DNA 量も有意に高い❹．このため，広範な病巣を形成する．また，ウイルス血症を反映して，肝機能障害，呼吸障害，出血傾向もしばしば認めてくる．
　一方新生児以降の単純ヘルペスウイルス脳炎は，発熱を 100％，痙攣を 90％以上に認める．特異的な症状はないが，急激に発症すること，意識障害の程度が強い（Japan Coma Scale で 100〜300 が 56％を占めるとされる）点が他の脳症や脳炎と異なる特徴とされる．また，比較的頻度が高い症状として構音障害を 15％に認める．ヘルペス性歯肉口内炎は 9％にしか認めない．成人の単純ヘルペ

表1 単純ヘルペス脳炎の症状・徴候（小児）（日本神経感染症学会．単純ヘルペス脳炎診療ガイドライン[2]より）

Ⅰ．新生児期の単純ヘルペス脳炎（新生児ヘルペス中枢神経型）
　1．発症病日は，多くは生後3週間以内である．
　2．初発症状としては発熱，哺乳不良，活気の低下などの非特異的症状を呈する．痙攣は初発時の約25％にみられる．
　3．続発症状として易刺激性，大泉門膨隆，局所性あるいは全身性痙攣，弛緩性あるいは痙性麻痺などの神経症状を呈するが，全身型にみられる全身症状は少ない．
　4．皮疹や口内疹は診断の参考になるが，全例にはみられない．
　5．母親の性器ヘルペスの既往は25％にすぎない．
Ⅱ．小児期の単純ヘルペス脳炎
　1．発症年齢は，6歳未満が多いが，小児期のどの年齢層にもみられる．発生に季節性はない．ヘルペス性歯肉口内炎の合併は稀である．
　2．初発症状としては発熱が高頻度．神経学的初発症状としては痙攣，意識障害，構音障害が多い．しかし，小児期の他の病因による急性脳炎・脳症と比較して，単純ヘルペス脳炎に特異的な症状はない．
　3．急性期には，半数以上は重篤な意識障害を呈するが，意識障害が軽い例も存在する．
　4．成人の単純ヘルペス脳炎に比較すると，急速に意識障害が進行する例が多い．
　5．小児の単純ヘルペス脳炎の20〜30％に再発を認める．

乳児期〜学童期に，発熱に伴い意識障害や行動異常などの中枢神経症状をきたした場合には，他の明らかな病因がなければ本症を疑う．

スウイルス脳炎では，髄膜刺激症候，急性意識障害（覚醒度低下，幻覚・妄想，意識の変容：亜急性の人格変化や見当識障害）や痙攣に加えて，局在徴候として失語症，聴覚失認や幻聴などの聴覚障害，味覚・嗅覚障害，記銘障害，運動麻痺，視野障害，異常行動などがいわれているが，小児ではこういった側頭葉や大脳辺縁系の巣症状が前面にでることは稀である．

確定診断には，表2の示した診断基準を参照にする[2]．髄液中のPCR法による単純ヘルペスウイルスのDNAの陽性あるいは，抗体価上昇により確定診断する．抗体価の上昇は10日以降であり，PCR法による診断が一般的である．Real time PCR法あるいはLAMP法による定性では，従来のPCR法で陰性とされても，陽性が確認されることもある．画像やその他の髄液所見では特異的なものはない．早期に特異的とされる脳波の周期性一側てんかん型放電（periodic lateralized epileptiform discharge: PLEDs）は1/3に認める．

2．薬剤の選択は

単純ヘルペスウイルスによる脳炎は，無治療では70％死亡する予後不良な疾患であり，抗ウイルス薬に開始が遅滞なく開始する必要がある．このため，疑い

表2 単純ヘルペス脳炎の診断基準（小児）（日本神経感染症学会．単純ヘルペス脳炎診療ガイドライン[2]より）

1. 急性脳炎を示唆する症状・症候を呈する（表1を参照）
2. 神経学的検査所見
   (1) 神経放射線学的所見にて，通常，側頭葉・前頭葉など，新生児では後頭葉に病巣を検出する．
      A．頭部コンピュータ断層撮影（CT）
      B．頭部磁気共鳴画像（MRI）
   (2) 脳波: ほぼ全例で異常を認める．局在性の異常は多くの症例でみられるが，周期性一側てんかん型放電（PLEDS）は急性期に一部の症例で見られるに過ぎない．
   (3) 髄液所見: 通常，髄液圧の上昇，リンパ球優位の髄液細胞増多，髄液蛋白濃度の上昇，および髄液糖濃度は正常を示すことが多い．また，赤血球やキサントクロミーを認める場合もある．
3. ウイルス学的検査所見（確定診断）
   (1) 抗ウイルス剤開始前の髄液を用いた polymerase chain reaction（PCR）法によるHSV-DNA検出
   (2) 単純ヘルペスウイルス（HSV）抗体測定による診断
      A．髄液HSV抗体価の経時的かつ有意な上昇※があり，また，髄腔内抗体産生を示唆する所見†がみられること．
   (3) 髄液からのウイルス分離は稀である．

上記の1，2から単純ヘルペス脳炎を疑う症例を「疑い例」，3のウイルス学的に確定診断された症例を「確定例」とする．

注釈
※判定に当たっては，抗体測定方法と測定結果表示法に留意する．CF，NTなどでの2段階希釈法による表示抗体価の2管以上の上昇を有意の上昇とする．ELISAでの吸光度測定結果の直接表示，ELISA での吸光度測定結果の任意的単位による表示では有意差の判定，髄腔内抗体産生の判定には慎重を要する．
† 血清/脊髄液抗体比≦20 または
抗体価指数＝脊髄液抗体/血清抗体÷脊髄液アルブミン/血清アルブミン≧2

例の段階で抗ウイルス薬は投与開始する．2012年欧米のガイドラインでは，脳炎では疑い例を含め6時間以内に治療開始とされる[5]．薬剤はアシクロビルが単純ヘルペス脳炎・髄膜炎に対しての第一選択薬である．作用機序は，HSVやVZVがコードするチミジンキナーゼによりアシクロビル一リン酸となり，次に宿主由来のチミジンキナーゼによりアシクロビル二リン酸，アシクロビル三リン酸となる．ウイルスのDNAポリメラーゼがアシクロビル三リン酸を取り込むと，3'-OHを欠く構造のためにDNA合成反応が停止し増殖を抑制する．宿主細胞のチミジンキナーゼはアシクロビルを一リン酸化できないため，非感染細胞でのDNA合成阻害は起こらない[6]．

3. 投与方法と中止時期

　診療ガイドラインのアシクロビルの使用量は，脳炎では疑い例を含め 10 mg/kg を 8 時間おき（30〜mg/kg/day）14 日間の静脈注射を行う．重症例では 15 mg/kg を 8 時間おきに 21 日間投与する　図1　．また，予後不良である新生児の脳炎例では，アシクロビル 10〜20 mg/kg を 8 時間おき（60 mg/kg/day）の 21 日間静脈注射を行う．また，高容量や使用日数の延長に関しては，2010 年 6 月以降に添付文書にて「必要に応じて投与期間の延長もしくは増量ができる．ただし，上限は 1 回体重あたり 20 mg/kg までとする」と改訂された．薬剤の中止には髄液中の DNA 消失の確認が望まれるが，DNA 消失後も再発することがあるため，最低でも 14 日間静脈注射を行う．

　投与後効果がない場合は，量の増量ないし延長あるいは抗ウイルス薬を変更し，アシクロビル使用にて効果がない場合，ビダラビンを 1 日 1 回 10〜15 mg/kg を 2 時間以上かけて点滴静注し，投与期間は 10〜14 日間使用する．溶解性の問題や副作用（振戦，錯乱）に注意する[7]．アシクロビルとの併用が奏効する例もある．

4. 注意点は

　アシクロビル治療に際し注意すべきこととして，急性腎不全や骨髄抑制（白血球減少，血小板減少など特に未熟児），肝機能障害（AST 上昇・ビリルビン上昇），発疹，振戦，下痢，嘔吐，ショック，皮膚粘膜眼症候群，アナフィラキシー様症状，DIC，意識障害，痙攣，錯乱などの中枢神経症状がある．高容量を急速静注すると腎機能障害が発現しやすく，これはアシクロビルが腎臓内で結晶化を起こすためと考えられている．新生児・未熟児では，1 時間以上かけて持続投与する．アシクロビル（ゾビラックス®）は 1 バイアル当たり注射用蒸留水または生理食塩水（生食）10 mL で溶解し，必要量を 100 mL 以上の補液で希釈して（2.5 mg/mL 以下の濃度にする）から使用する（用時調整）[8]．しかし，新生児へ投与するには希釈液量が多くなるため，実際には海外の添付文書を参考に希釈量を減量することが多い．アメリカでは 7 mg/mL 以下，イギリスでは 5 mg/mL 以下の濃度になるよう希釈するとされている．5％ブドウ糖液は結晶が析出するため溶解には用いない．未熟児などクレアチニンクリアランスの低い児では回数を 2

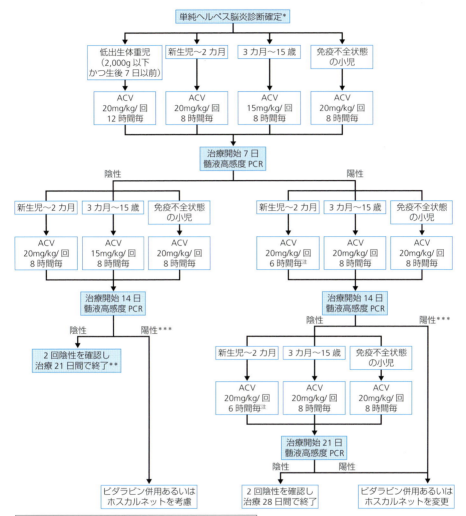

図1 単純ヘルペス脳炎の診断・治療（河島尚志，細矢光亮共同作成．）

回に減らす．

　溶解後のpHはアルカリ性で，特にドルミカム®やイノバン®，ドブトレックス®などの酸性薬剤とは配合変化するため，単独投与が望ましい．その他にも，併用注意薬剤に① プロベネシド，② シメチジン，③ ミコフェノール酸モフェチル，④ テオフィリンがあげられる．

　健常な宿主でも稀ではあるが，アシクロビル耐性（compromised hostで3.5～10％，immunocompetentで0.1～0.7％）が報告されており[9]，耐性ウイルスが確認された場合は，ホスカルネットやレフルノミド，シドフォビルなども選択されるが，現在使用の論文はHIV感染者など限定的である．

5. 予後

　神経学的後遺症を高率に残すが，特に新生児・未熟児では死亡ないし重篤な後遺症を残す．

　過去の予後に関する調査では，生検診断例で無治療では70％は死亡する．現在では，診断法に高感度のPCRが利用され対象が広がり軽症例や自然軽快例など増えていることや，抗ウイルス薬が早期から十分な期間使用されるようになり，予後は著明に改善してきている．詳細に記載している最も新しい小児予後は2012年の英国の調査で，生後2～35カ月までの脳炎児19例で死亡例はなく，14例（73.7％）に重篤な神経学的後遺症（発達障害，片麻痺，四肢麻痺，視覚障害）を残したとしている[10]．2007年以降の予後調査の報告を整理すると，後遺症を35～63％に残し，頻度として多いのは，てんかん，発達障害，認知障害，麻痺である．後遺症のてんかんは脳炎後数カ月して1歳以降に発症する．発症した22例（男児9例，女児13例）1～140カ月（平均21カ月）の解析では，スパスムが14例，焦点てんかんが8例であり，これらはスパスムで全例，焦点てんかんの60％が薬剤抵抗性であった．特に生後30カ月以前の脳炎でスパスムが多かったとされる[11]．

　新生児での予後調査では，19例では，脳炎を起こした8/9例（89％）は，麻痺や言語障害が残り，7/9（78％）が認知障害および注意欠陥と報告しており高率に後遺症をきたす[12]．

　また，再発小児例（38例）の調査では，4例が死亡，重度が10例，中等度12例，軽症3例，正常が2例とされており，再発例はさらに予後不良である．晩期の障害としてぶどう膜炎が指摘されている．

6. 転帰に影響する要因

　もっとも小児の予後（死亡率）に影響するのは，1カ月以下の新生児や未熟児感染で死亡率・後遺症とも高い．ついで転機に影響するのは，抗ウイルス薬の投与開始時期である．ウイルス側による転機にあたえる影響は，HSV-2による脳炎は年齢を考慮しても予後不良である．髄液中ならびに血清中のウイルスDNA量の比較の検討では，統計的有意差は見いだせていないが死亡ないし後遺症あり群で高く，髄液中ではHSV-2が有意に高い[13]．

　また，遺伝的背景も指摘されており，UNC93BあるいはTLR3の遺伝子変異をもち発症している患者もいる．家族歴のある発症者では再発率，障害を残す率は高率となる[11]．

7. 副腎皮質ステロイド薬の併用

　副腎皮質ステロイド薬の単純ヘルペス脳炎での使用は化膿性髄膜炎のように確立されたエビデンスは現在まで見いだされていない．このため，副腎皮質ステロイド薬はルーチンに併用する必要はない．しかし，副腎皮質ステロイドは抗ウイルス薬と併用し，著明な脳浮腫や脳の偏位，あるいは脳圧亢進で用いられている．

　Multicenterなコントロールスタディでは[14]，有効性の結論は出ていない．しかしながら，髄液中でIFN-γ，IL-6，IL-10，sTNFR1が有意に上昇しており，サイトカインを介した炎症の存在は，ステロイドに併用による予後改善の可能性が示唆される[15]．

　副腎皮質ステロイド薬として脳炎に用いられる使用薬剤はデキサメタゾンあるいはメチルプレドニゾロンによるステロイドパルス療法である．デキサメタゾンやメチルプレドニゾロンによるステロイドパルス療法はヘルペス脳炎を含む5例での有効性を示唆する論文[16]や成人でのデキサメタゾンの有効例の報告がある．現状での小児での適応はCTやMRIで急速に進行している時，再発にてウイルスDNA陰性やADEMの画像を呈する時などに抗ウイルス薬との併用で短期間用いることは推奨される．

Pearls

近年，American Academy of Pediatrics から発熱，被刺激性，異常髄液所見に特に全身性痙攣を伴っている場合にのみヘルペス感染を考慮するとし，不用意なアシクロビル使用をしないよう勧告をしてきている[17]．さらに，無呼吸や focal seizure ではヘルペス脳炎の可能性はないとの意見もある[18]．

文献

1. 泉 達郎．急性脳炎・急性脳症．こどもケア 6．2012; 23-9.
2. 日本神経感染症学会．単純ヘルペス脳炎診療ガイドライン．http://www.neuroinfection.jp/guideline001.html（平成 27 年 1 月 2 日アクセス）
3. 森島恒雄，川名 尚，平山宗宏．新生児ヘルペス全国調査．日児誌．1989; 93: 1990-5.
4. Kimura H, Futamura M, Kito H, et al. Detection of viral DNA in neonatal herpes simplex virus infections: frequent and prolonged presence in serum and cerebrospinal fluid. J Infect Dis. 1991; 164: 289-93.
5. Kneen R, Michael BD, Menson E, et al; National Encephalitis Guidelines Development and Stakeholder Groups. Management of suspected viral encephalitis in children-Association of British Neurologists and British Paediatric Allergy, Immunology and Infection Group national guidelines. J Infect. 2012; 64: 449-77.
6. 細矢光亮．抗ウイルス薬の使い方．小児科診療．2010; 73: 209-12.
7. Tunkel AR, Glaser CA, Bloch KC, et al. Infectious Diseases Society of America. The management of encephalitis: clinical practice guidelines by the Infectious Diseases Society of America. Clin Infect Dis. 2008; 47: 303-27.
8. アシクロビル点滴静注用 250 mg 添付文書（2013 年 11 月改訂．第 10 版）
9. Piret J, Boivin G. Resistance of herpes simplex viruses to nucleoside analogues: mechanisms, prevalence, and management. Antimicrob Chemother. 2011; 55: 459-72.
10. Ward KN, Ohrling A, Bryant NJ, et al. Herpes simplex serious neurological disease in young children: incidence and long-term outcome. Arch Dis Child. 2012; 97: 162-5.
11. Abel L, Plancoulaine S, Jouanguy E, et al. Age-dependent Mendelian predisposition to herpes simplex virus type 1 encephalitis in childhood. J Pediatr. 2010; 157: 623-9.
12. O'Riordan DP, Golden WC, et al. Herpes simplex virus infections in preterm infants. Pediatrics. 2006; 118: e1612-20.
13. Kimura H, Ito Y, Futamura M, et al. Quantitation of viral load in neonatal herpes simplex virus infection and comparison between type 1 and type 2. J Med Virol. 2002; 67: 349-53.
14. Martinez-Torres F, Menon S, Pritsch M, et al: GACHE Investigators. Protocol for German trial of Acyclovir and corticosteroids in Herpes-simplex-virus-encephalitis (GACHE): a multicenter, multinational, randomized, double-blind, placebo-controlled German, Austrian and Dutch trial [ISRCTN45122933]. BMC Neurol. 2008; 8: 40. doi: 10.1186/1471-2377-8-40.
15. Nakano A, Yamasaki R, Miyazaki S, et al. Beneficial effect of steroid pulse therapy on

acute viral encephalitis. Eur Neurol. 2003; 50: 225-9.
- ⑯ Venturini E, Chiappini E, Fonda C, et al. Herpes simplex encephalitis with occipital localization in an infant: a different route of entry in the brain system? Pediatr Neurol. 2013; 48: 463-5.
- ⑰ Red Book: 2006 report of the Committee on Infectious Diseases. ELK Grove Village, IL: Amirican Academy of Pediatrics 2006.
- ⑱ Meadows JT, et al. Acyclovir use in sick infants. Pediatr Emerg Care. 2010; 26: 495-8.

〈河島尚志〉

水痘帯状疱疹ウイルスによる中枢神経感染症はどのような病気で，どのように診断・治療するのですか？

1. 水痘帯状疱疹ウイルスによる中枢神経感染症

水痘帯状疱疹ウイルス（varicella-zoster virus: VZV）による中枢神経感染症の病型として，髄膜炎，脳炎，肉芽腫性血管炎に伴う脳梗塞，脊髄炎，多発脳神経麻痺が知られている．これらの VZV 中枢神経感染症では VZV の抗原や DNA が髄液や病巣から検出されることが多いことから，脊髄後根神経節に潜伏感染していた VZV が再活性化して直接中枢神経に侵襲し神経症状を引き起こすと考えられている❶．また，帯状疱疹の病態と同じく，高齢者，がんや HIV など基礎疾患のある患者，ステロイド薬や免疫抑制薬投与など免疫抑制状態下にある患者において VZV による中枢神経系合併症も増加する傾向にあるが，健常者に生じることも少なくないので注意が必要である．VZV 中枢神経感染症は髄膜炎以外の病型は頻度が稀と考えられるが，抗ウイルス薬による治療選択を見誤らないためにも，これらの臨床像を把握しておくことが重要である．

2. 髄膜炎

髄膜炎は脳の表面を被う脳軟膜とくも膜の炎症である．臨床徴候は発熱，頭痛，悪心，嘔吐を伴い，項部硬直，Kernig 徴候など髄膜刺激症状を認める．また，しばしば jolt accentuation, neck flexion test が陽性となるが，これらは原因にかかわらず髄膜炎に共通する症状と所見である．髄液検査は単核球優位の細胞増多，タンパクの上昇を示し，糖は正常のことが多い．一般的に髄液検査で細菌が存在しなければ無菌性髄膜炎と診断され，そのほとんどはウイルス性髄膜炎である．原因となるウイルスはエンテロウイルスが多いが，成人では単純ヘルペスウイルス 2 型（herpes simplex virus type 2: HSV-2）と VZV が次に続き，VZV は全体の 8％とされている❷．

VZV による髄膜炎では，多発脳神経麻痺や仙髄神経根障害による排尿障害を引き起こすこともあり，後者は Elsberg 症候群ともよばれる．VZV による髄膜炎は若年健常者にもしばしばみられるが，一般的に予後は良く，後遺症を残すことはほとんどない．

3. 脳炎・血管炎による脳梗塞

　脳炎の症状として，急性の意識障害，頭痛，発熱，痙攣がみられる．神経学的所見では髄膜炎と同様に項部硬直など髄膜刺激症状徴候が認められるが，脳実質の障害のため運動麻痺や感覚障害を認めることもある．

　VZV はウイルスが原因となる脳炎の中では HSV についで 2 番目に多いとされるが，頻度は比較的まれでウイルス性脳炎全体の 2.5％にとどまる．しかし，PCR を用いた近年の解析により，高齢者，眼部帯状疱疹，播種性帯状疱疹の患者では VZV 脳炎のリスクが高まることが報告され，これまで考えられてきた以上に VZV 脳炎が多い可能性が示唆されている❸．

　VZV 脳炎の臨床病型の特徴として，MRI など画像的にも病変が認められない髄膜脳炎型と MRI 画像で非特異的な虚血もしくは出血性病変，多発性白質病変を認める血管炎型がある❸．病理学的検討では VZV 脳炎は大小の血管炎を基板に発症していると報告されており，血管炎型の MRI 画像で認められる脳実質病変は，血管炎に起因するもので VZV 脳炎の画像所見として比較的特徴的ともされる❹．単純ヘルペス脳炎でみられるような側頭葉や辺縁系病変は稀で，出血や壊死も VZV 脳炎ではほとんどみられない．一般に成人の VZV 脳炎では髄液中にウイルス DNA が検出されることから，ウイルスの直接的な中枢神経侵襲が病態として考えられているが，水痘に伴って急性小脳失調を呈する小児の水痘脳炎では髄液中に VZV が検出されないことより二次性の免疫アレルギー学的機序が考えられている❶．

　帯状疱疹の合併症として肉芽腫性血管炎による脳梗塞が知られ❶，典型例は眼部帯状疱疹に続発する対側片麻痺 (post-herpetic contralateral hemiplegia) を呈し，脳梗塞の発症時期は帯状疱疹罹患後 8 日目から 6 カ月（平均 7 週目）とされる．脳梗塞合併例では，前大脳動脈や中大脳動脈に狭窄または閉塞を認めることが多く 図1 ，また，これらの症例では VZV DNA や抗原が障害血管壁に認められる．そのため，血管炎の原因として，三叉神経節に潜伏感染している VZV が再活性化して三叉神経が分布している血管に直接侵襲することが想定されている．帯状疱疹後の 6 カ月間は対照群に比べて脳卒中の発生率が高まるとの報告もあり，帯状疱疹ワクチンや抗ウイルス薬治療が帯状疱疹後脳卒中の発症リスクの軽減に役立つ可能性がある．また，稀であるが小児の水痘罹患後に脳梗塞を発症することがある．水痘罹患後 6 カ月以内に発症することが多く，機序として水

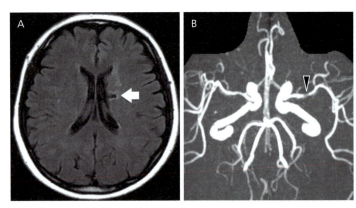

図1 VZV の血管炎による脳梗塞
A: 左大脳白質の脳梗塞（MRI FLAIR），B: 左中大脳動脈の狭窄（MRA）
（近畿大学放射線診断科 松木充先生より提供）

痘後に三叉神経節に潜伏した VZV が再活性化して帯状疱疹後脳梗塞と同様の機序で血管に直接侵襲すると考えられている．

4. 多発脳神経麻痺

　顔面や頸部の帯状疱疹に脳神経麻痺を合併することがある．帯状疱疹に伴う顔面神経麻痺は Ramsay-Hunt 症候群とよばれるが，多発脳神経麻痺となることも少なくない．下位脳神経麻痺では嚥下障害や構音障害，嗄声をきたし，一側性の舌咽神経，迷走神経，副神経，舌下神経などが障害されるため，一側の軟口蓋の挙上障害，舌偏位，胸鎖乳突筋や僧帽筋の筋力低下が認められる　図2　．
　多発脳神経麻痺では髄膜炎を伴っていることが多く，その場合は髄液検査で細胞数やタンパクの増加が認められる．脳 MRI では異常がみられないことが多いが，造影 MRI で障害のある脳神経に増強効果を認めることがある．発症機序は膝神経節や迷走神経下神経節などから再活性化した VZV の神経への直接障害，VZV による炎症の波及や血行障害，浮腫の影響とされる．

5. 脊髄炎

　脊髄炎は稀な病態であるが，帯状疱疹に合併して Brown-Séquard 症候群，横

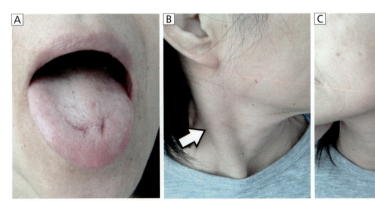

図2 下位脳神経麻痺
A: 舌の左方偏位（左舌下神経障害），B: 右胸鎖乳突筋の筋収縮は正常，
C: 左胸鎖乳突筋の筋収縮低下（左副神経障害）．

断性脊髄症などを生じることがある．高齢者や HIV 感染など免疫不全患者の報告が多く，運動麻痺など後遺症を残すことが多い．脊髄病変の MRI 所見として，T1 強調画像にて低〜等信号，T2 強調画像にて高信号を示すことが多く，造影剤による増強効果がみられることもある．また，増強効果は脊髄内の病変だけでなく脊髄周囲の髄膜や後根神経に認めることもあり脊髄神経根炎を示唆する．

帯状疱疹が出現した髄節に一致して脊髄炎を認めることが多く，発症機序としては脊髄後根神経節で再活性化した VZV が後根から脊髄内への直接侵襲して脊髄炎が生じると考えられるが，帯状疱疹後脳梗塞と同じく血管炎により前脊髄動脈などの血管障害をきたして脊髄病変を生じることもある　図3　．

6. 診断と治療

1 診断

診断には，髄液を用いた PCR 法で VZV DNA が検出されることが有用である．ただし，陰性であっても診断を否定するものではなく，特に治療開始後は陰性化する可能性が高いため，治療前の髄液で検査を行う．VZV 抗体測定を用いる場合は，髄液 VZV 抗体価の経時的かつ有意な上昇，あるいは髄腔内抗体産生（血清/髄液抗体比≦20，または抗体価指数＝髄液抗体/血清抗体÷髄液アルブミン/血清アルブミン≧2）を示唆する所見を確認する．

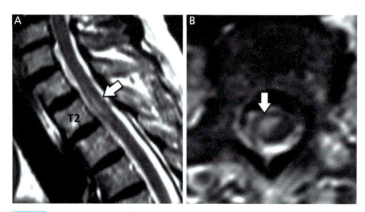

図3 VZV による脊髄炎
第2胸椎レベルの脊髄前半部の高信号病変（MRI T2 強調画像）．前脊髄動脈領域の梗塞性病変が示唆される．

2 治療

　抗ウイルス薬としてアシクロビルの投与を行う．アシクロビルは 10 mg/kg/回，1日3回点滴静注し，14 日間を1クールとする．髄膜炎の予後は良好であるが，脳炎や脊髄炎では後遺症を残すことも多く，アシクロビル開始の遅れは予後不良につながる．そのため，臨床症状，髄液検査，画像所見から脳炎など神経合併症が疑われれば直ちにアシクロビル投与を開始することが推奨される．

　最近の英国の調査によると脳炎のうち何らかの病原体が同定されるのは 42 % で，そのうちの 1/4 に HSV もしくは VZV が同定されている．したがって，臨床的に脳炎が疑われればアシクロビルを直ちに開始し，HSV または VZV による脳炎と確定診断された場合，免疫正常宿主であればアシクロビルを2週間，免疫抑制宿主では3週間投与することが提唱されており[5]，VZV 中枢神経感染症においても投与期間の目安となる．

　副腎皮質ステロイド薬の投与方法は確立されていないが，副腎皮質ステロイド薬がウイルス感染時の宿主免疫反応による細胞傷害性を伴う炎症反応を抑制すると考えられ，脳炎・血管炎，脊髄炎，多発脳神経麻痺ではアシクロビル投与開始と同時にデキサメタゾン投与やステロイドパルス療法を行う．

Pearls

無疱性帯状疱疹（zoster sine herpete）

帯状疱疹と同時，あるいはその前後に神経症状が出現すれば合併症として認識することは容易であるが，帯状疱疹などVZVの皮疹がなければ原因として見逃す可能性も大きい．実際にzoster sine herpeteに伴う中枢神経合併症は少なくないと考えられ，髄膜炎や脳炎などの神経感染症の患者に遭遇した場合，帯状疱疹がみられなくても原因ウイルスとの1つとしてVZVを念頭におく必要がある．

Elsberg症候群

Elsberg症候群とは両側性の仙髄神経根障害による症候であり，尿閉，会陰・下肢の感覚障害や神経痛の症状がみられる．Elsberg症候群とは性器ヘルペスに伴う仙髄神経根による尿閉を指すこともあったが，現在では無菌性髄膜炎に伴う仙髄神経根障害と定義され，原因ウイルスとしては単純ヘルペスウイルス（特にHSV-2）の頻度が高く，ついでVZVが多いとされる．尿閉時には導尿が必要となるが，髄膜炎の軽快とともに尿閉も改善する．

文献

1. Echevarría JM, Casas I, Martinez-Martin P, et al. Infections of the nervous system caused by varicella-zoster virus: a review. Intervirology. 1997; 40: 72-84.
2. Kupila L, Vuorinen T, Vainionpää R, et al. Etiology of aseptic meningitis and encephalitis in an adult population. Neurology. 2006; 66: 75-80.
3. 中嶋秀人，細川隆史，山根一志，他．皮疹を伴わなかった水痘・帯状ヘルペスウイルスによる髄膜脳炎の1例．神経内科．2011; 74: 512-5.
4. Gilden D, Cohrs RJ, Mahalingam R, et al. Varicella zoster virus vasculopathies: diverse clinical manifestations, laboratory features, pathogenesis, and treatment. Lancet Neurol. 2009; 8: 731-40.
5. Solomon T, Michael BT, Smith PE, et al. Management of suspected viral encephalitis in adults: Association of British Neurologists and British Infection Association National Guidelines. J Infect. 2012; 64: 347-73.

〈中嶋秀人〉

ヒトヘルペスウイルス6型脳炎はどのような病気で，どのように診断・治療するのですか？

1. ヒトヘルペス6型と初感染時の脳炎/脳症

　ヒトヘルペスウイルス6型（HHV-6）はヘルペスウイルスの中でも日和見感染症の起因病原体として重要なサイトメガロウイルス（CMV）と同じβヘルペスウイルス亜科に属しており，さらにHHV-6AおよびBの2種類のウイルスに分類されている．HHV-6Bは3歳頃までにほぼ全ての乳幼児が初感染し，熱性発疹症である突発性発疹（突発疹）を起こすことがわかっている．しかしながら未だHHV-6A初感染の臨床像は明らかになっていない．突発疹は一般的に予後良好であるが，熱性痙攣や脳炎/脳症などの中枢神経合併症の合併率が他の熱性疾患に比べて高い．HHV-6B初感染時の脳炎/脳症は本邦では年間約100例程度発生しており，そのうち半数に重篤な神経学的後遺症を残す．神経症状は有熱期あるいは解熱後発疹が出現してから認められるものもあり様々で，一次性脳炎と免疫関連脳炎の両者が存在するようである．初感染時の脳炎発症には，インフルエンザ脳症などと同様サイトカインが重要な役割を演じていること，さらに血清および髄液中IL-6濃度が神経学的後遺症を予測するのに有用であることが明らかになってきている．初感染時のHHV-6B脳炎/脳症は，臨床症状や神経放射線学的所見に基づきいくつかの病型に分類される．当初，インフルエンザウイルス感染とならびHHV-6が急性壊死性脳症の起因病原体として注目されたが，最近では有熱期に痙攣重積で発症し一旦意識障害が改善したのち，解熱発疹期に再び痙攣が群発する痙攣重積型急性脳症との関連性が注目されている．頭部MRIの拡散強調画像では皮質下白質に高信号病変を認め，その病変は脳葉性分布（両側前頭葉，一側大脳半球など）を示す例が多い．一つのウイルス感染に伴い異なった脳炎臨床像を示すことから，今後は病型毎の詳細な病態解明や診断，治療ガイドラインが必要になると思われる．

2. 移植後HHV-6B脳炎

　HHV-6Bは他のヘルペスウイルス同様初感染後潜伏感染し，造血幹細胞移植（HCT）や臓器移植などの免疫抑制状態時に再活性化し，脳炎・脳症をはじめと

した中枢神経系合併症に加え，acute graft versus host disease，肝炎，骨髄抑制，間質性肺炎など CMV 感染症と類似した様々な臨床像との関連性が示唆されている．HHV-6B の再活性化時期は CMV より早く移植後 2 から 4 週間に集中しており，約半数の患者で認められる．

移植後の HHV-6 感染に伴う中枢神経系合併症の中で特に注目すべき点は，移植後急性辺縁系脳炎（post-transplant acute limbic encephalitis: PALE）の原因ウイルスのひとつと考えられている点である[1]．

1 疫学

HCT 患者における HHV-6B 脳炎の合併率は米国の報告では 1%[2]，本邦の報告では 3% である[3]．なかでも臍帯血移植後に好発し，複数回の移植により脳炎発症率が上昇するという報告もある．

2 症状と検査所見

特徴的な症状はせん妄および前向性健忘で，痙攣を伴うこともある．一般血液検査については，SIADH を伴った際に低ナトリウム血症を認める以外異常所見は認められない．髄液所見も一般的なウイルス性脳炎や髄膜炎と同様，軽度の細胞数増多（1〜40/mm^3）および軽度から中等度のタンパク上昇（20〜200 mg/dL）を認めるのみで，糖の低下は認められない[1]．HHV-6B 初感染時に合併する脳炎・脳症では髄液中のウイルス DNA 量は低値であるが，移植後の再活性化による脳炎症例の髄液中ウイルス DNA 量は突発疹罹患時の脳炎合併症例に比べ明らかに多量のウイルス DNA が存在している 表1 [4]．よって，前述の HHV-6B 初感染時の小児脳炎/脳症と成人移植患者の再活性化による脳炎は，臨床像，病

表1 初感染時と再活性化時における髄液中 HHV-6 DNA 量の比較
(Kawamura Y, et al. J Clin Virol. 2011; 51: 12-9.[4] より改変)

	陽性症例/計 (%)	HHV-6 DNA 量 中央値（範囲） copy/mL	p 値		
初感染時 HHV-6 脳炎・脳症	1/22 (4.5)	0 (0-178.5)	} a		
HHV-6 初感染の熱性痙攣	1/6 (16.7)	0 (0-292.5)	} b	} c	
HHV-6 感染以外の熱性痙攣	0/19 (0)	0 (0-0)			} d
移植後 HHV-6 脳炎	7/7 (100)	1820 (625-3152250)	} e		
成人コントロール	0/8 (0)	0 (0-0)			

a: p=0.648, b: p=0.127, c: p=0.021, d: p<0.001, e: p<0.001

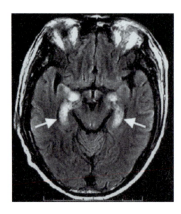

図1 移植後辺縁系脳炎の頭部 MRI T2 強調像
(Ogata M, et al. J Infect Dis. 2006; 193: 68-79.[5]より)
海馬に高信号を認める（白矢印）．

態ともに明らかに異なっている．

　画像診断にはMRI特に拡散強調画像（DWI）あるいはフレアー法（FLAIR）画像が有用で，海馬に異常高信号を認める症例が多い **図1**[5]．脳波では側頭部あるいは前側頭部に周期性一側性てんかん性発射あるいは散発性の発作間欠時てんかん放電を認めるが，全般性徐波を認めることもある[1]．

3 診断

　前述のように典型的なHCT後HHV-6B脳炎は，記憶障害，痙攣重積，意識障害で発症し，画像所見および急性期の脳脊髄液から高コピー数のHHV-6B DNAが検出され確定診断される．

　血液からのウイルス分離，血清学的診断は活動性感染の良い指標であるが結果判定までに時間がかかり，現時点ではPCR法によるウイルスDNA検出が最良と思われる．リアルタイムPCR法を用いてウイルスDNA量をモニタリングすることは，ウイルス増殖の程度を評価するうえでも有用である．

　また近年HHV-6B脳炎を診断するうえで注意が必要な点として，HHV-6ゲノムが宿主染色体に組み込まれ生殖細胞系を介して垂直伝搬するchromosomally integrated HHV-6（CIHHV-6）があげられる[6]．CIHHV-6は本邦においては健常人において約0.2％で[7]，欧米では0.8％の頻度で認められる報告がある[6]．CIHHV-6患者は一般的に無症状で臨床的意義は不明だが，最近CIHHV-6からの再活性化および狭心症との関連性を示唆する報告もある．HCTレシピエントあるいはドナーがCIHHV-6の場合，血液中あるいは髄液中から高コピー数のHHV-6 DNAが検出され，HHV-6再活性化や脳炎と誤診される可能性がある．

CIHHV-6 患者では血液や髄液以外に毛包や頬粘膜から高いコピー数の HHV-6 DNA が検出されるため，このような場合には CIHHV-6 を考慮し fluorescence in situ hybridization（FISH）により挿入染色体を同定し確定診断が可能である[8]．移植時レシピエントおよびドナーいずれにも CIHHV-6 の可能性があるため，誤診を防ぐためには移植前にレシピエント，ドナー共に HHV-6 DNA 量を PCR でスクリーニングしておく必要がある．

4 治療

前述のように本ウイルスは初感染時も脳炎・脳症を合併することがあるが，その場合は髄液中からウイルス DNA は検出されないか検出されたとしてもコピー数は低いことから，主な病態は高サイトカイン血症であると推測されている．よって，治療法も抗ウイルス療法よりもステロイドパルス療法や大量ガンマグロブリン療法といった抗サイトカイン療法が主となる．

一方，移植後の HHV-6B 脳炎は髄液中に高いコピー数のウイルス DNA が存在すること，さらに病理組織学的解析で海馬に HHV-6B 抗原が証明されていることからも，移植後 HHV-6B 脳炎の病態は一次性脳炎と考えられ，抗ウイルス薬投与は病態に合った治療戦略と考えられる[8]．ウイルス特異的チミジンキナーゼを欠く HHV-6B にはアシクロビルは無効だが，ガンシクロビル（GCV），ホスカルネット（PFA），およびシドフォビルには抗ウイルス効果が確認されている．しかしながらこれらの抗ウイルス薬に関するプラセボ対照無作為化二重盲検比較試験は行われていないため，本邦のみならず世界的にも HHV-6B 感染に対する治療薬として承認されていない．よって確立した治療法は未だないが，現状のデータからは GCV（5 mg/kg 静注を 12 時間毎）あるいは PFA（60 mg/kg 静注を 8 時間毎あるいは 90 mg/kg 静注を 12 時間毎）の投与が考慮される[9]．シドフォビル投与も第二選択肢として考慮されるが，本邦では他疾患も含め未承認であり腎毒性も高い．これらの抗ウイルス薬は原則単剤で使用されるが，改善が認められなかった場合には他剤への変更あるいは併用も考慮される．GCV は特に HCT 患者で使用する場合に骨髄抑制が，また PFA は電解質異常や腎毒性が注意すべき副作用である．HHV-6 脳炎に対する抗ウイルス薬の投与期間に定められたものはなく，移植後 2〜4 週頃に中枢神経症状が出現した場合には，脳脊髄液を採取し real-time PCR 法によりウイルス DNA 量を測定し診断するとともに，その後の抗ウイルス薬の効果判定と投与期間もコピー数の推移を基にして決定していくことになる．GCV，PFA 投与により脳脊髄液中のウイルス DNA は速や

かに低下するが，記憶障害など神経症状の回復は遅れることがある．

抗ウイルス薬が無効であった HST 症例には，ドナーリンパ球輸注も有効な手段となる可能性もある．難治例には試みる価値のある治療法と思われる．

5 予防

近年，低用量 PFA（50 mg/kg 静注を 1 日 1 回）の予防投与や症状出現前の血清中の HHV-6B DNA 検出を指標とした PFA や GCV の preemptive-treatment が試みられたが，明らかな HHV-6B 脳炎発症の予防効果は確認できていない．今後，予防投与の開始日，投与量，投与期間決定のため大規模試験が必要である．

6 予後

移植後 HHV-6 脳炎の予後については，最終的な HCT 患者の予後には脳炎以外の様々な合併症も関連するため判定が困難だが，44 例の HHV-6B 脳炎症例をまとめた報告では，25％の患者が脳炎の診断後 4 週間以内に死亡，14％が一度改善しているが他の要因により死亡したことが記されている．後遺症は 18％でみられ，43％は後遺症なく完全に改善している．本邦からの報告では，23 例中 9％が死亡，43％が記憶障害を残し，48％が完全に改善している．よって，一部症例では致死的な経過，あるいは重度の神経学的後遺症を残すことは明らかで決して予後良好とは言い難い．

Pearls

HHV-6B 初感染時に合併する脳炎・脳症では髄液中ウイルス DNA 量は低値であることが多いが，移植後の再活性化による脳炎症例の髄液中には多量のウイルス DNA が存在している．よって，HHV-6B 初感染時の小児脳炎/脳症と成人移植患者の HHV-6B 再活性化による脳炎は，臨床像，病態ともに異なっている．移植後 HHV-6B 脳炎は移植後急性辺縁系脳炎の臨床病型をとり，典型的な症状，画像所見，および髄液からの HHV-6B DNA 検出により診断されるが，ウイルス DNA の異常高値が続き血液，髄液以外の検体からもウイルス DNA が検出された場合は，むしろ CIHHV-6 を考慮する必要がある．

文献

1) Seeley WW, Marty FM, Holmes TM, et al. Post-transplant acute limbic encephalitis: clinical features and relationship to HHV6. Neurology. 2007; 69: 156-65.
2) Hill JA, Koo S, Guzman Suarez BB, et al. Cord-blood hematopoietic stem cell transplant confers an increased risk for human herpesvirus-6-associated acute limbic encephalitis: a cohort analysis. Biol Blood Marrow Transplant. 2012; 18: 1638-48.
3) Ogata M, Satou T, Kadota J, et al. Human herpesvirus 6 (HHV-6) reactivation and HHV-6 encephalitis after allogeneic hematopoietic cell transplantation: a multicenter, prospective study. Clin Infect Dis. 2013; 57: 671-81.
4) Kawamura Y, Sugata K, Ihira M, et al. Different characteristics of human herpesvirus 6 encephalitis between primary infection and viral reactivation. J Clin Virol. 2011; 51: 12-9.
5) Ogata M, Kikuchi H, Satou T, et al. Human herpesvirus 6 DNA in plasma after allogeneic stem cell transplantation: incidence and clinical significance. J Infect Dis. 2006; 193: 68-79.
6) Pellett PE, Ablashi DV, Ambros PF, et al. Chromosomally integrated human herpesvirus 6: questions and answers. Rev Med Virol. 2012; 22: 144-55.
7) Tanaka-Taya K, Sashihara J, Kurahashi H, et al. Human herpesvirus 6 (HHV-6) is transmitted from parent to child in an integrated form and characterization of cases with chromosomally integrated HHV-6 DNA. J Med Virol. 2004; 73: 465-73.
8) Miura H, Kawamura Y, Kudo K, et al. Virological analysis of inherited chromosomally integrated human herpesvirus-6 in three hematopoietic stem cell transplant patients. Transpl Infect Dis. 2015; 17: 728-31.
9) Zerr DM, Gupta D, Huang ML, et al. Effect of antivirals on human herpesvirus 6 replication in hematopoietic stem cell transplant recipients. Clin Infect Dis. 2002; 34: 309-17.

〈河村吉紀　吉川哲史〉

サイトメガロウイルス脳炎の診断や治療はどうしたらよいのでしょうか？

　サイトメガロウイルス（cytomegalovirus: CMV）は，新生児から成人まで幅広く感染する．新生児で産道感染，乳児で母乳，唾液，尿などで感染した場合は，大部分は不顕性感染か軽症である．多くの人は，幼児〜小児期に家族間，小児間で唾液，尿などを介して不顕性感染する．また精液，子宮頸管分泌物などの体液でも感染するので性交や輸血などでも感染する．思春期以降に初感染を受けると発熱，頸部リンパ節腫脹，肝機能異常など伝染性単核症と類似の症状となることが多い．感染するとCMVは，唾液腺，造血細胞，乳腺，中枢神経，肝臓，腎臓など多くの組織に潜伏する．感染しても多くの人ではキャリアーとなり，一生発症しない．我が国では，成人期での抗体保有率は80〜90％と高かったが，近年低下し，70％程度である．

1. どのような場合に特に注意するのか

　CMV抗体陰性者が妊娠した場合と免疫抑制状態者ではCMV感染症に罹患しないように細心の注意を払う．

　CMV抗体陰性の妊婦では，1〜2％が初感染し，そのうち20〜40％が経胎盤感染する（先天性CMV感染症）．経胎盤感染すると10〜20％が症候性になり，低出生体重，小頭症，脳内石灰化，難聴，脈絡網膜炎，黄疸，肝脾腫などが出現する．無症候性でも10〜15％に遅発的に神経学的障害（難聴，てんかん，精神運動発達障害など）が生じる．

　HIV感染者や臓器移植患者，膠原病などで免疫抑制療法や強力な化学療法を行うと免疫抑制状態になり，体内に先行していたCMVが再活性し肺炎，肝炎，胃炎，食道炎，網膜炎，脳炎など多くの病態を発症しやすくなる．HIV感染者では，CD4が500/μL以下でCMV感染症を生じやすくなり，50/μL以下でCMV脳炎が生じやすくなる．健常人でCMV神経感染症（脳炎など）を生じることはきわめて稀である．CMV脳炎は，びまん性脳炎，脳炎，脳室脳炎の形態をとり，脳室が拡大する．症状はHIV脳症（脳炎）と類似する進行性認知症を呈する場合と脳神経障害，眼振，意識障害がみられる一般的な脳炎と同様の症状を呈するものがある．

2. 診断

　AIDS では CMV の神経感染症は，抗 HIV 多剤併用療法（antiretroviral therapy: ART）導入後はほとんどみられなくなった．しかし HIV 感染者，臓器移植者，免疫抑制状態者などで，頭痛，発熱，精神症状などの脳炎症状があった場合は積極的に CMV 脳炎を疑う．特に肺炎，腸炎，網膜炎など他の臓器の CMV 感染または既往があるときは積極的に疑う．

　髄液所見は非特異的であるが，細胞数増加，タンパク上昇，糖低値を示すことが多い．PCR 法で髄液 CMV-DNA が検出されれば確定診断となる．定量は治療の効果判定に有用である．

　頭部 MRI では上衣下から脳実質にかけて T1 低信号，T2 高信号，脳室周囲の線状の造影効果がみられる場合があり，診断の一助となる．脳炎以外の CMV 神経感染症は，多発根神経炎，（横断性）脊髄炎などがある．後者は稀で今まで世界で 10 数例報告されている．

　臨床症状とあわせて血清の抗体検査（CMV-IgM，CMV-IgG），CMV 抗原の検出（アンチゲネミア）も有用である．CMV-IgM は初期感染・再賦活時に上昇する．CMV-IgG は既感染者で陽性であるが，ペア血清で 4 倍以上の上昇を認めた場合には再活性化を疑う．CMV 抗原の検出は，CMVpp65 抗原に対するヒトモノクローナル抗体を用いた酵素抗体法で末梢血中の感染細胞を検出する．

　先天性 CMV 感染では，頭部単純 X 線が有用で小頭症，脳室壁に石灰化などを認める．

3. 治療

1 治療方針

　CMV 脳炎も他の CMV 感染症と同様の治療を行うことが多い．ガンシクロビル（ganciclovir: GCV）が第一選択薬である．投与開始後，2 週間以上ウイルス量に増加がみられる場合には，GCV 治療抵抗性の CMV 感染症を考慮し，GCV の増量，ホスカルネットへの変更，または GCV にホスカルネットの追加を行う．骨髄抑制などの副作用が強い場合もホスカルネットへ変更する．血小板減少や肝機能異常に対しては，CMV 高力価 γ グロブリン製剤の投与が有効である．

　CMV 脳炎はほとんどが免疫抑制状態者に生じるので，多くの場合は 2〜4 週間

の初期治療後，数週間の維持療法を行う．CMV 感染の活動性を評価するために CMV 抗原血症検査（陽性細胞数）や定量 PCR 法を用いてモニタリングを行う．臨床症状の消失と，CMV モニタリングで陰性化を確認して治療終了とする．一般に CMV 抗原血症検査では，連続 2 回陰性を確認して終了する．

HIV などの免疫抑制状態者では再燃がよくみられるので，治療終了後も，モニタリングの継続は必要である．

臓器移植患者などでは活動性感染が確認されたら臨床症状発現前に先制治療を行うこともある．

先天性 CMV 感染症では，症候性では GCV やバルガンシクロビル（valganciclovir: VGCV）投与を行う．また症候性でも無症候性でも定期的に聴力検査を行う．新生児期の自動聴性脳幹反応検査がスクリーニングに有用であり，異常を認めた場合は GCV や VGCV の投与が有効であるとの報告もある．

2 投与の実際

① ガンシクロビル（ganciclovir: GCV）

GCV は，CMV などのウイルス内のガンシクロビルキナーゼによりリン酸化され，活性型のガンシクロビル三リン酸になる．これがウイルスの DNA ポリメラーゼを阻害する．

初期治療は 5 mg/kg，12 時間毎，1 日 2 回，2〜3 週間，1 時間以上/回かけて点滴静注する．AIDS や免疫抑制状態者では引き続き，維持治療として 5 mg/kg を週に 7 日，1 日 1 回，または 6 mg/kg を週に 5 日，1 日 1 回，1 時間以上かけて点滴静注する．

2〜3 週間の初期治療で十分な治療効果が得られない場合には，初期治療量の期間を延長する．維持療法中に再燃が認められる場合には，必要に応じて初期治療の用法・用量を投与する．

副作用は，白血球減少，血小板減少，再生不良性貧血，腎機能低下，骨髄抑制などがあるので頻回に検査を行う．また膵炎，深在性血栓性静脈炎，痙攣，精神病性障害などの神経障害もある．妊婦では禁忌である．

② バルガンシクロビル（valganciclovir: VGCV）

GCV の L-バリンエステル体で，GCV のプロドラックである．吸収されると直ちに GCV になる．初期治療は 1 回 900 mg を 1 日 2 回投与する（21 日まで）．維持治療は 1 回 900 mg を 1 日 1 回投与する．

副作用は GCV と同様である．初期治療量が 21 日を超えると，高度な白血球

減少がみられやすくなる．

③ ホスカルネット（foscarnet）

　直接，ウイルスの DNA ポリメラーゼのピロリン酸結合部位に結合してウイルスの DNA 合成を阻害する．腎機能障害を生じやすく頻回の血液検査が必要である．腎障害を軽減するため，十分な水分補給を行い，緩徐な利尿作用をもつチサイアザイド系利尿薬やループ利尿薬を使用し，利尿を確保する．CCr 0.4（mL/分）以下のときは禁忌である．他の副作用には電解質異常(低カルシウム血症，低マグネシウム血症，低カリウム血症)，痙攣発作，テタニー，末梢性振戦，頭痛などがある．

　初期療法は 90 mg/kg を 12 時間毎に 1 日 2 回，2 時間以上/回かけて投与するか，または 60 mg/kg を 8 時間毎に 1 日 3 回，1 時間以上/回かけて，2〜3 週間点滴静注する．維持療法は 90〜120 mg/kg，1 日 1 回，2 時間以上かけて点滴静注する．維持療法中に再発が認められた場合は，初期療法の用法・用量を再投与する．

④ シドフォビル（cidofovir）

　シチジン核酸アナログの抗ウイルス薬である．ヘルペスウイルス，アデノウイルス，ポリオーマウイルス，ポックスウイルスなどに対して幅広い抗ウイルス作用をもつ．AIDS の CMV 網膜炎の治療薬として欧米で使用されている．一般には CMV 脳炎には使用しない．

Pearls

健常成人にも発症する？

　成人の CMV 脳炎は，ほとんどが免疫抑制状態者で生じる．しかし，きわめて稀ではあるが，健常成人でも（特に高齢者）CMV 脳炎は発症することがある．筆者はかなり以前に健常成人の CMV 脳炎 2 例を経験した．53 歳の男性例と 78 歳の女性例である．PCR 法がなかった時代で髄液の CMV 抗体価の変動や抗体指数で診断した．前者は完治したが後者は残念ながら不幸な転帰をとった．現在は CMV 感染の診断や活動性のモニタリングは，CMV 抗原血症検査（陽性細胞数）や定量 PCR 法で比較的簡便に行うことができるようになった．健常成人でも原因不明の脳炎の場合には CMV 脳炎の可能性も念頭にいれておいたほうがよい．

文献

1) 造血細胞移植ガイドライン　サイトメガロウイルス感染症．第2版．JSTHC monograph 31, 2011.
2) Silva CA, Oliveira AC, Vilas-Baas L, et al. Neurologic cytomegalovirus complications in patients with AIDS: retrospective review of 13 cases and review of the literature. Rev Inst Med Trop Sao Paulo. 2010; 52: 305-10.
3) 岸田修二．診断と治療のTopics．AIDSの中枢神経合併症 Up-Date．HIV感染症とAIDSの治療．2011; 2; 43-58.
4) 鈴木　裕，亀井　聡，田村正人，他．免疫異常のない健常成人に起こったサイトメガロウイルス脳炎．臨床神経学．1990; 30: 168-73.

〈鈴木　裕〉

フラビウイルス感染症−日本脳炎・ウエストナイル脳炎はどのような病気で，どのように診断・治療するのですか？

　日本脳炎もウエストナイル脳炎も，蚊がウイルスを媒介してヒトやウマが感染して脳炎を発病する感染症である．日本脳炎ウイルス（JEV）もウエストナイルウイルス（WNV）も，デングウイルスや黄熱ウイルスと同じフラビウイルス科フラビウイルス属のウイルスである．JEV の媒介蚊は日本では，コガタアカイエカである．日本脳炎は，アジア地域における最も重要なウイルス性脳炎で，世界的に小児を中心に毎年約 50,000 人が発症し，およそ 10,000 人が死亡している．日本脳炎は，JEV の感染によりひき起こされる．日本脳炎は脳炎を発症すると特異的治療法がなく，後遺症を残す可能性が高い．JEV 保有蚊の刺咬によりヒトに感染するが，不顕性感染率が高く，脳炎以外の脊髄炎や髄膜炎などの症状を含めて発症するのは 300〜1,000 人に 1 人である．ウエストナイルウイルス感染症は，ウエストナイル熱と脳炎という病態がある．ウエストナイル熱は非致死性の発熱性疾患であるが，脳炎を発症すると日本脳炎と類似した症状を呈する．日本脳炎ウイルス血清型群のウイルスに関して脳炎をきたした場合の病状や病態は類似している．

1. 疫学・流行状況

　ウエストナイル熱はもちろん日本脳炎も輸入症例の可能性があるので，海外の流行状況は重要である．

1 日本脳炎

　日本脳炎は，東アジア，東南アジア，南アジアを中心にオーストラリア北部が発生地域である．年間 3〜5 万人の患者発生が推計されているが，日本では 1992 年以降患者の報告数は 10 名を超えていない*．しかし，日本脳炎ウイルスは，夏季にはブタと蚊の間で活発に活動している．厚生労働省では，感染症流行予測調査事業の一環として，毎年夏季にブタの日本脳炎ウイルス抗体獲得状況から間接的に，日本脳炎ウイルスの蔓延状況を調べている．ブタは通常生後およそ 6 カ月以内に出荷されるため，日本脳炎抗体陽性であるブタは日本脳炎ウイルスに感染

*2016 年は 11 例報告された．

したと考えられ，間接的に日本脳炎ウイルス感染を知ることになる．その調査結果[1]によると，毎年7月から10月にかけて西日本を中心に日本脳炎ウイルスをもった蚊が発生し，多くのブタが感染しており，日本脳炎ウイルスは依然として関東以西の日本国内の自然界で活発に活動している．また，ウイルスの非構造タンパクに対する抗体保有率から推計した日本脳炎ウイルス不顕性感染率は，2007年から2008年度に採血された熊本県住民の年間自然感染率を調査した結果，約2.6%という感染率を報告している[2]．

2 ウエストナイル熱/脳炎

1999年にウエストナイルウイルスが米国に侵入して以降2014年までに，米国では脳炎を発症した患者18,810人のうち1,641人が死亡している．2015年も2,060人（1,360人が脳炎患者）の患者が報告され119人が死亡しており[3]，流行は終息していない．

2. 感染経路

JEVは水田などに発生するコガタアカイエカ（*Culex tritaeniorhynchus*）などのイエカにより媒介され，ブタなどの増幅動物との間で感染環を形成している．ヒトやウマは自然界では終末宿主にあたる．他の媒介蚊としては，*Culex vishnui*（インド），*Culex gelidus*, *Culex fuscocephala*（インド，マレーシア，タイ）などがある．コガタアカイエカは，水田，沼や池のような比較的大きなたまり水で繁殖する．蚊はウイルス血症を起こしている増幅動物（ブタなど）を吸血して，中腸上皮で増殖した後唾液腺に集積し，唾液からウイルスが排出するようになると媒介蚊となる．脳炎を発症した患者は，すでにウイルス血症の時期は過ぎているので，その血液を吸血した蚊が感染蚊となる可能性はなく，感染源とはならない．WNVはJEVと比べるとヤブカ属の蚊にも媒介能があり多種類の蚊が媒介することが可能である．WNVの増幅動物は鳥類である．

3. 臨床所見

日本脳炎の潜伏期間は6～16日である．初発症状は発熱・倦怠感・頭痛・悪心・嘔吐・眩暈などで，その後高熱とともに意識障害，易興奮性，仮面様顔貌，項部硬直，振戦，筋硬直，不随意運動，羞明あるいは麻痺症状が出現し，病状の進

行に伴う脳浮腫による脳圧亢進，痙攣や呼吸不全をきたす．特異的治療法はなく，対症療法が中心となる．早期に診断し，脳圧亢進の是正・痙攣の予防・呼吸管理・発熱への対策・合併症の予防を念頭に治療を実施する．治療が長期化する場合，肺炎などの合併症に注意が必要である．日本脳炎の臨床検査で留意すべき点は，発病早期（1〜2日後）の髄液検査では，むしろ多形核球優位の細胞増加を示す場合があることである．平石らも1967年に，多形核球優位の髄液所見を示す症例を報告している❹．また，末梢血でも病初期では白血球数の軽度上昇がみられることも多い．頭部MRIでは，視床，黒質，海馬，脳幹がT2強調画像で高信号域を認める❺．また，日本脳炎ウイルス感染では脊髄炎や髄膜炎を起こすこともある．後遺症としてはパーキンソン病様症状，痙攣，麻痺，精神発達遅滞，精神障害などである．ウエストナイル熱・脳炎の潜伏期間は2〜15日である．多くは非致死性の発熱性疾患でありウエストナイル熱はデング熱と類似した症状を呈するが，脳炎を発症すると日本脳炎とよく似た病態を呈する．

4. 実験室診断

　日本脳炎，ウエストナイル脳炎患者の血液や髄液からウイルスを検出する可能性は，脳炎発症後早期でないと低い．脳実質からのウイルス分離や遺伝子検出は病期が進んでも可能である．したがって脳炎患者の診断には血清学的診断が欠かせない．日本人の場合，日本脳炎ワクチン接種あるいは自然感染によって日本脳炎抗体陽性の場合が多いので，特異的IgM抗体検査が重要である．しかし，国内で日本脳炎，ウエストナイルウイルスIgM抗体検査を実施している検査会社はないので，ペアー血清によりHI抗体，CF抗体検査による抗体上昇を確認することになる．ただし，日本脳炎とウエストナイル脳炎を鑑別するためには中和抗体検査により抗体価を比較する必要がある．中和抗体検査，IgM抗体検査は保健所を通じて国立感染研究所（一部の衛生研究所でも実施可）に行政検査を依頼することができる．

5. 予防と治療

　細胞培養日本脳炎不活化ワクチンの開発に着手したのは，1980年代にフランスで，Vero細胞を用いて不活化ポリオワクチンと狂犬病ワクチン製造が製造されていたこと，大量にマウスを使用することから動物愛護の点から培養法に切り

替えることが望まれていた点，Vero細胞を用いるほうがマウスと比べて供給量の面からも安定であることなどの理由からであった．細胞培養日本脳炎ワクチンの開発が成功したのは，日本脳炎ウイルスを増殖させやすいVero細胞を，マイクロキャリアー（*Cytodex*）に付着させてタンク培養する方法が開発されたことである．この方法を用いて細胞培養ウエストナイル不活化ワクチンも日本国内で試作されている．ウマ用の不活化ワクチンはすでに実用化されているが，ヒト用のワクチンは生ワクチン，不活化ワクチンを含めて実用化されたワクチンはない．

Pearls

北海道南部には，日本脳炎ウイルスと近縁なダニ媒介性脳炎ウイルスが分布しマダニによって媒介される．1993年と2016年にダニ媒介性脳炎患者が報告されている．このウイルスはヨーロッパ亜型，シベリア亜型，極東亜型に分類されるが，北海道のウイルスは極東亜型のロシア春夏脳炎ウイルスである．潜伏期間は7〜14日で，前駆症状として頭痛，発熱，悪心・嘔吐，羞明がみられる．致死率は20〜30％，後遺症率は30〜80％と高い．

文献

1. 国立感染症研究所　感染症疫学センターホームページ「感染症流行予測調査・日本脳炎」
   http://www.nih.go.jp/niid/ja/diseases/na/je.html
2. Konishi E, Kitai Y, Tabei Y, et al. Natural Japanese encephalitis virus infection among humans in west and east Japan shows the need to continue a vaccination program. Vaccine. 2010; 28: 2664-70.
3. Centers for Disease Control and Prevention. West Nile virus
   http://www.cdc.gov/westnile/statsmaps/index.html
4. 平石克平，松原義雄，角田孝穂．神経進歩．1967; 11: 69-88.
5. Hayes EB, Sejvar JJ, Zaki SR, et al. Virology, pathology, and clinical manifestations of West Nile virus disease. Emerg Infect Dis. 2005; 11: 1174-9.

〈髙崎智彦〉

インフルエンザ脳症の診断や治療はどのようにしたらよいでしょうか？

1. インフルエンザ脳症とは

インフルエンザ脳症の病像はきわめて多様である[1]．早期に死亡に至る重症例から，脳症かどうかの判断が難しい軽症例まで，その臨床像はさまざまである．特に近年その存在が明らかになった亜急性・二相性の経過を辿る脳症の臨床経過は，従来の急性脳症の概念とは少し異なっている．

インフルエンザ脳症ガイドライン2009年改訂版[2]では，インフルエンザ脳症を以下のように定義している．

インフルエンザ感染の確定診断の下，「急性発症の，意識障害を主徴とする症候群：急性脳症による意識障害は，ほとんどの場合，一定程度（傾眠ないしせん妄）以上の重症度と一定程度（12～24時間）以上の持続時間を有する．しかし，二相性の経過をとる症例がしばしばあり，この場合，発症後早期の意識障害は一過性でも，後に意識障害の増悪が起きる場合がある．」

2. インフルエンザ脳症の診断

図1 にインフルエンザ脳症疑い例の初期対応を示した．小児の場合，インフルエンザの発熱による痙攣や熱せん妄がしばしば認められるので，脳症を疑い二次または三次医療機関への紹介について，図1 に示してある．インフルエンザ脳症の時にみられる異常行動（約30％）については，表1 に示した．この異常行動は，年齢によってかなり差が認められる．

次に，インフルエンザ脳症ガイドラインでは紹介を受けた医療機関で，どう診断していくか，診断基準を作成している．図2 に診断のフローチャートを示した．重要な点は，「確定例」，「疑い例」いずれにおいても，後述するインフルエンザ脳症に対する治療法を開始することが望ましいことである．

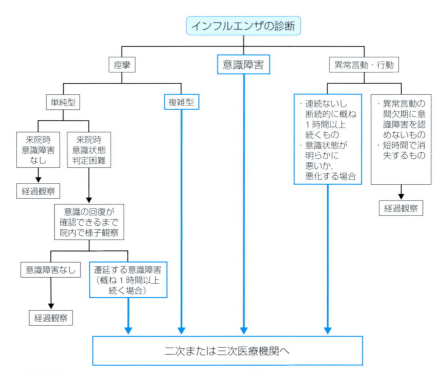

図1 インフルエンザ脳症が疑われる症例の初期対応

表1 インフルエンザ脳症における前駆症状としての異常言動・行動の例
（インフルエンザ脳症患者家族の会「小さないのち」アンケート調査より）

① 両親がわからない，いない人がいると言う（人を正しく認識できない）．
② 自分の手を噛むなど，食べ物と食べ物でないものとを区別できない．
③ アニメのキャラクター・象・ライオンなどが見えるなど，幻視・幻覚的訴えをする．
④ 意味不明な言葉を発する，ろれつがまわらない．
⑤ おびえ，恐怖，恐怖感の訴え・表情
⑥ 急に怒り出す，泣き出す，大声で歌い出す．

3. インフルエンザ脳症の予後不良因子

　インフルエンザ脳症の予後不良因子として，以下の項目が報告されている 表2 ❸．脳症が疑われる症例において，これらの所見を認めた場合，より注意深い経過観察と集中的な治療を行うことが望ましい．

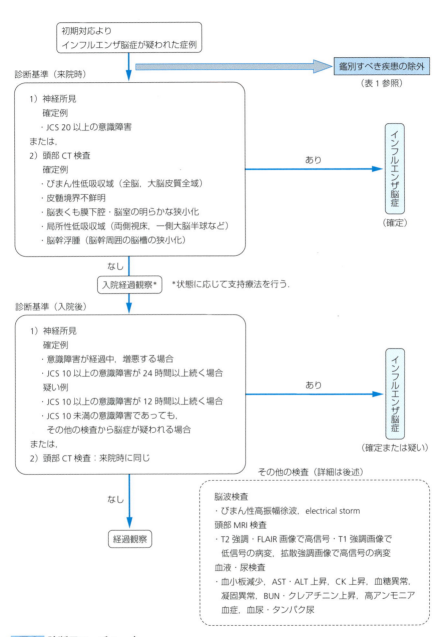

図2 診断フローチャート

表2 インフルエンザ脳症の予後不良因子

1) 症状……最高体温（41℃以上），下痢
2) 使用薬剤……ジクロフェナクNa，メフェナム酸
3) 検査所見の異常
    ・血液検査……Hb 14 g/dL 以上，血小板 10 万/μL 未満，AST・ALT 100 IU/L 以上，CK 1,000 IU/L 以上，血糖 50 mg/dL 未満または 150 mg/dL 以上，PT 70％未満，アンモニア 80 μg/dL 以上
    ・尿検査……血尿，タンパク尿
 頭部 CT 検査……浮腫，出血，低吸収域

4. インフルエンザ脳症の治療

インフルエンザ脳症の治療について，2009年版のガイドラインを 図3 に示した．現在，最新の知見を参考にし，ガイドラインの見直しが進んでいる．それは，1．二相性脳症（痙攣重積型脳症）において，従来のサイトカインストームを抑制するステロイドパルス療法およびガンマグロブリン大量療法の有効性は低く，一方，ホスフェニトインによる早期からの痙攣抑制が予後の改善につなが

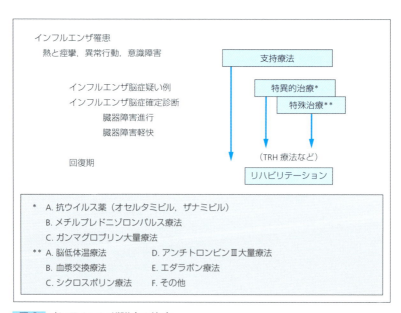

図3 インフルエンザ脳症の治療

ることが明らかになってきた[4]．また，近年画像変化を中心とする MERS（clinically mild encephalitis/encephalopathy with a reversible splenial lesion; 可逆性脳梁膨大部病変を有する軽症脳炎・脳症）の存在が明らかになり，この病態に対する治療法の確立について，現在検討が進んでいる．治療法の具体的な内容については，インフルエンザ脳症ガイドライン改訂版[2]を参照して頂きたい．

5. まとめ

2009 年新型インフルエンザのパンデミックにおいて，米国などインフルエンザによる重症肺傷害による小児死亡が非常に多かった（米国 CDC 推計 1200 例）．一方，わが国の小児死亡は 41 例と少なかったが[5]，その多くはインフルエンザ脳症によるものであった．近年，成人のインフルエンザ脳症の報告が増加しており，今後，成人に対するガイドラインが待たれている．

Pearls

インフルエンザ脳症は予後の悪い疾患である．致死率こそ 30%から 7%に低下したが，この 7%は発症後数時間での死亡が多く，前述の急性期治療が間に合わない．また，何年も外来フォローしている子ども達の中で，急性期は「完全に治癒した」と思い，念のため年 1 回，定期に診ていると，ある時期から ADHD などの行動異常を認めるようになる症例を経験している．急性の脳障害が遅発性の高次機能障害につながるかどうか，今後の重要な課題である．

文献

[1] Morishima T, Togashi T, Yokota S, et al; Collaborative Study Group on Influenza-Associated Encephalopathy in Japan. Encephalitis and encephalopathy associated with an influenza epidemic in Japan. Clin Infect Dis. 2002; 35: 512-7.
[2] インフルエンザ脳症ガイドライン．岡山大学小児科 HP 等
http://www.okayama-u.ac.jp/user/pedhome/download/IAE_guideline_2009.pdf
[3] Nagao T, Morishima T, Kimura H, et al. Prognostic factors in influenza-associated encephalopathy. Pediatr Infect Dis J. 2008; 27: 384-9.
[4] Nakazawa M, Akasaka M, Hasegawa T, et al. Efficacy and safety of fosphenytoin for acute encephalopathy in children. Brain Dev. 2015; 37: 418-22.
[5] Okumura A, Nakagawa S, Kawashima H, et al. Deaths associated with pandemic (H1N1) 2009 among children, Japan, 2009-2010. Emerg Infect Dis. 2011; 17: 1993-2000.

〈森島恒雄〉

10 HTLV-1 関連脊髄症（HAM）の診断と治療はどうしたらよいのでしょうか？

1. HAM の主症状と特徴

　HAM の診断は他の多くの神経疾患と同じく神経学的診察と問診によりなされ，HTLV-1 抗体の結果すら必要としないほど症候学的に独立した疾患である．いくつかの点に留意すると自信をもって診断することができる．HAM の主症状は，歩行障害（100%），排尿障害（93%），感覚障害（56%）であるが受診される患者の主訴のほとんどが運動障害である．と同時に，それ以外の症状はその目で診察，あるいは聞き出さないと見逃してしまいがちである．この項ではそのような，診断に際して押さえるべきポイントについて記載する．

1 運動障害・反射の特徴

　運動障害は，走りにくい，つまずきやすい，階段昇降が困難，脚がつっぱるなどの訴えが多い．病初期で痙性歩行だけで来院した患者でも下肢の筋力低下を認めることが多く，特に腸腰筋の筋力低下は必発に近い．典型例では両下肢の痙性が著明で典型的なはさみ脚歩行がみられることが多いが，経過を通じて痙性があまり強くない例もある．筋力低下は，自覚していない初期でさえも多くの症例で腸腰筋の筋力低下を認めるので初診時には同筋力の低下をぜひ確認されたい．腸腰筋やハムストリングスなどの近位筋の筋力低下と比較すると前脛骨筋や腓腹筋など遠位筋の障害は明らかに軽度であり，筋力低下すら認めない例がある．深部腱反射は両下肢の著しい亢進を認め，筋力低下のない上肢でも亢進していることが多く，下顎反射まで亢進していることも多い．腹壁反射はほとんどの患者で消失する．Babinski 徴候はほぼ全ての患者で初期より認められ，しかも典型的である．Babinski 徴候が出ない場合は，それだけで「HAM らしくない」と考えるほど感度の高い検査である．症状は基本的には左右対称的であるが，初期に左右差が認められる例もある．運動障害の評価や治療効果の判定，特定疾患の申請などに Osame の運動障害重症度（OMDS）が用いられる．スコアをカルテに記録しておくことが経過を把握するために大変有用である　表1　．

表 1 納の運動障害重症度（Osame's Motor Disability Score）

Grade	Disability
運動機能障害の重症度（Osame Grade）	
0	歩行・走行ともに異常を認めない
1	走るスピードが遅い
2	歩行異常（つまずき・膝のこわばり）
3	かけ足不能
4	階段昇降に手すり必要
5	片手によるつたい歩き
6	片手によるつたい歩き不能・両手なら 10 m 以上可
7	両手によるつたい歩き 5 m 以上，10 m 以内可
8	両手によるつたい歩き 5 m 以内可
9	両手によるつたい歩き不能，四つんばい移動可
10	四つんばい移動不能，いざり等移動可
11	自力では移動不能，寝返り可
12	寝返り不能
13	足の指も動かせない

Osame M, et al. HTLV-1 and the Nervous System 1989

2 感覚障害の特徴

　HAM と診断のついた患者の問診からは感覚障害が初発症状だった例が多数存在するが，それを主訴として神経内科を受診することは少ない．感覚障害は，足の裏の違和感を訴える者から下半身全体の違和感を述べる者までさまざまで，程度もしびれ感や紙を 1 枚挟んだような鈍さを訴える患者もいれば，しびれが強く夜間不眠を訴える者もいる．一部は筋痙攣による痛みや，激しい坐骨神経痛・神経根痛様の症状の時もある．しかし，一般に感覚障害は軽く，明らかな感覚低下はない．明らかな感覚低下を認めるときはむしろ HAM 以外の脊髄疾患を先に疑ったほうがよい．上肢にしびれを訴える患者もほぼいない．

3 自律神経障害

　排尿障害で神経内科外来を受診することはまずないが，HAM と診断のついた患者に問診すると 90％以上に排尿障害が認められる．排尿障害を初発症状として発症する例は 14〜33％程度存在し，患者は長年にわたり切迫性尿失禁に悩んでいることがある．排尿障害に反射の亢進を認めた場合は頚椎症のみならずHTLV-1 の感染を考慮に入れるべきである．多くの例で過活動性膀胱と随意尿時の排尿筋の収縮不全，さらには一部に排尿筋括約筋協調不全を認めるが，尿意は比較的保たれている．便秘やインポテンツも認められる．Babinski 徴候や，腸腰

筋の筋力低下などに並んでHAMの特徴ともいえる症状として，下半身の発汗障害がある．患者は上半身にたくさん汗をかいてもパンツはぬれないという患者が多く，魚鱗癬様となっている患者もいる．患者自身は代償的機序による顔面や上半身の発汗過多により下半身の発汗障害に気がついていないことが多いのでこちらから確認する必要がある．

4 その他

HAMは総義歯や乾燥性角結膜炎の既往をもつ患者も散見され，すでにSjögren症候群と診断されていることもある．ぶどう膜炎（HTLV-1ぶどう膜炎）や肺の異常を指摘された既往にも注意されたい[1]．

5 発症からの経過

当科の検討では，男女比は1：3で女性が多く，世界的にも同じである．発症平均年齢は，男性54.8歳，女性50.6歳であった[2]．発症年齢を図に記す 図1 ．患者の約半数は20年前後で車いすが必要となっていた．また，症状が急速に進行する患者（2年間にOMDSで3段階以上進行する例）が全体の3割弱存在し，それ以外の患者と比較すると，車いすを必要とするまでの期間が1.5年 vs 14.4年と10倍の開きがある．急速に進行する患者は発症年齢が高いほど多くなっている 図2 ．最終的に自己導尿，車いす状態となるが，それ以上は進行せず上肢も保たれるため寝たきりになる例はほとんどいない．

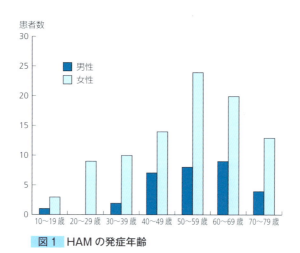

図1 HAMの発症年齢

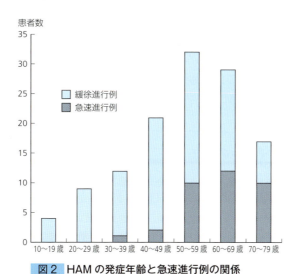

図2 HAMの発症年齢と急速進行例の関係

2. HAM 診断に有用な検査

1 画像検査

　　MRI 検査では慢性の HAM 患者の脊髄は胸髄を中心として広く萎縮している．急性期には局所的な脊髄腫大や T2 強調画像で浮腫を思わせるような高信号を認める．頸髄に多い．同部位の造影効果を認めた場合は ATL の局所浸潤を鑑別する．多くの患者に，大脳白質や基底核部に頭部 MRI T2 強調画像で高信号病変を認める．

2 血清抗 HTLV-1 抗体，HTLV-1 プロウイルス量の測定の意義

　　抗 HTLV-1 抗体については，1987 年厚生省の HAM 診断基準にあるように髄液中 HTLV-1 抗体陽性が重要である．髄液の抗体価は血清の抗体価よりかなり低いが，髄液中抗体が陽性であれば診断に十分である．髄液中の抗体価の高さは病勢を反映しないので抗体価の定期的測定には意義がなく，診断や治療の評価にも使用しない．偽陽性の時があるので，末梢血で抗体陽性の場合はウエスタンブロット（WB）法で確認する．保険適用である．WB 法で判定保留の場合は，HTLV-1 プロウイルス量を定量 PCR で測定し感染を確認する．プロウイルス量

は抗体価と異なり，発症予測の因子の一つであり，HAMの病勢を評価する指標としても知られている．定量PCR（HTLV-1プロウイルス定量）はSRL（検査会社）に外注依頼（保険適応なし）する他，当科を含めたいくつかの大学やJSPFADでも測定している．抗体価の診断基準における役割については厚労省補助金で作成された「HAM診療マニュアル」にわかりやすく詳述している．ネットで参照されたい．

3 末梢血，髄液，その他の検査

生化学的検査については患者の髄液で細胞数増多やタンパク増加がみられることがあるが，診断には髄液中のHTLV-1抗体しか必要としない．髄液中ではネオプテリン，IP-10，TNF-α，IL-6，IFN-γなどの上昇が報告されておりCNSでの炎症を反映していると考えられる．活動性の指標として最も使用されてきたのは髄液中ネオプテリン値であり，経験的に10 pmol/L以上であると活動性が強い．

3. HAMの治療

1 リハビリテーション

HAMに対するリハビリテーションの効果は顕著で，筋力トレーニングと十分なストレッチを行うと明らかな効果が得られる．両下肢の筋力トレーニングとともに脊柱起立筋をはじめとした体幹筋を意識したトレーニングが重要である．現在，ロボットスーツ（HAL）の治験も進んでいる．

2 副腎皮質ステロイド薬など

急性期には，3日間のステロイド大量静注療法で明らかな症状の改善をみることが多い．内服のステロイド薬を続けることがATLの発症率を上昇させるか明らかになっていないが，我々は経験的に5〜10 mg程度の内服を続けることが多い．なお，最近のHAM患者の集積データを用いた検討で，ステロイド内服を継続している患者が服用していない患者よりも症状の進行が抑制されていることが報告されている．その他には，インターフェロンα療法（保険適応）がある[3]．注射日に微熱が出るが顕著な副作用は少なく使いやすい治療薬である．2週間ないし4週間で治療効果を確認し，だらだらと使わないことが重要である．サラゾピリンは髄液中のネオプテリンを改善することが報告されている．使いやすいが

保険適応はない．筋痙縮に対してはギャバロン®（バクロフェン）やテルネリン®（チザニジン），ミオナール®（エペリゾン）など使用する．しびれに対してはテグレトール®（カルバマゼピン）やリボトリール®（クロナゼパム）などを使用するがふらつきに注意する．排尿障害に対しても尿流動態検査などの結果をふまえ少量のウブレチド®（ジスチグミン）や抗コリン薬などを使用する．

Pearls

HAMは脊髄疾患であるが，ほぼ全例で腸腰筋が特異的に障害され原因はわかっていない．また，HAMは基本的に上肢の筋力が保たれるが，上肢の近位筋の筋力低下がみられることもあり，あるいは傍脊柱筋のみが著しく障害されている例すらある[4]．歩き方も痙性歩行ではなく筋疾患でみられるようなlordtic gaitやwaddling gaitを呈したりすることがある[5]．しかし，それらの多くでCKの上昇は認められないし，電気生理検査で筋原性を確認することは不可能に近い．しかし，そのような症例に対して主治医が行った筋生検で筋疾患の病理像が明らかとなったという報告が散見される．この関連の妥当性については今後も症例の蓄積と検討が必要である．

文献

[1] Nakagawa M, Izumo S, Ijichi S, et al. HTLV-I-associated myelopathy: analysis of 213 patients based on clinical features and laboratory findings. J Neurovirol. 1995; 1: 50-61.
[2] Nozuma S, Matsuura E, Matsuzaki T, et al. Familial clusters of HTLV-1-associated myelopathy/tropical spastic paraparesis. PLoS One. 2014; 9: e86144.
[3] Izumo S, Goto I, Itoyama Y, et al. Interferon-alpha is effective in HTLV-I-associated myelopathy: a multicenter, randomized, double-blind, controlled trial. Neurology 1996; 46: 1016-21.
[4] Matsuura E, Yoshimura A, Nozuma S, et al. Clinical presentation of axial myopathy in two siblings with HTLV-1 associated myelopathy/tropical spastic paraparesis（HAM/TSP）. BMC Neurol. 2015; 15: 275.
[5] Matsuura E, Umehara F, Nose H, et al. Inclusion body myositis associated with human T-lymphotropic virus-type I infection: eleven patients from an endemic area in Japan. J Neuropathol Exp Neurol. 2008; 67: 41-9.

〈松浦英治　出雲周二〉

HIV 感染症における中枢神経系感染症にはどんな疾患があり，どのように治療するのでしょうか？

1. HIV の構造と感染増殖過程

　ヒト免疫不全ウイルス（human immunodeficiency virus: HIV）はヒトへの感染により後天性免疫不全症候群（acquired immunodeficiency syndrome: AIDS）を引き起こすレトロウイルスである．HIV には，全世界に広がっているいわゆる AIDS の原因ウイルスである HIV-1 と，アフリカ西海岸を中心に流行して毒性が弱く，発症までの期間が長いとされている HIV-2 というサブタイプが知られている．HIV-1 はレトロウイルス科に属する RNA ウイルスであり，HIV-1 の遺伝情報は約 9 kb の RNA に含まれている．レトロウイルスに共通の構造遺伝子として，gag（コアタンパク），pol（逆転写酵素），env（外殻）の 3 つであるが，HIV-1 にはこの他に調節遺伝子を数種類コードしている．HIV-2 との違いは，これらの調節遺伝子の部分である．

　HIV-1 の主な標的細胞は $CD4^+T$ リンパ球とマクロファージであり，単球，ミクログリア，大腸の上皮細胞に感染する．これら細胞表面の CD4 タンパクとケモカインレセプターなどのコレセプターが HIV-1 の受容体となる．HIV-1 がこれらの受容体に結合すると，ウイルス RNA 遺伝子は細胞の中に取り込まれ，HIV-1 の有する逆転写酵素によって DNA に逆転写される．このようにしてできた proviral DNA は細胞の遺伝子に組み込まれる．細胞の遺伝子が免疫的刺激により活性化されると，mRNA，ウイルスタンパクが順次つくられ，ウイルス粒子に組み立てられて感染細胞から放出される．

　生体内で HIV-1 は主に CD4 陽性 T リンパ球とマクロファージに感染し，結果として CD4 陽性 T 細胞の減少を招く．感染初期は急性高ウイルス血症となり，その後数年の無症候期を経て，AIDS 発症期となる．

2. AIDS の診断と指標疾患，中枢神経系感染症

　HIV の抗体スクリーニング検査法には酵素抗体法（ELISA），粒子凝集法（PA），免疫クロマトグラフィー法（IC）などがある．このスクリーニング検査の結果が陽性の場合に，① 抗体確認検査〔Western blot 法，蛍光抗体法（IFA）など〕

② HIV 抗原検査，ウイルス分離および核酸診断法（PCR など）などの病原体に関する検査のいずれかが陽性の場合に HIV 感染症と診断する．この基準を満たし，かつ 表1 の指標疾患（Indicator Disease）の1つ以上が明らかに認められる場合に AIDS と診断する．

　HIV 感染者には，結核，サイトメガロウイルス感染症，単純ヘルペスウイルス感染症，進行性多巣性白質脳症などの感染症や，他には HIV-1 そのものによる神経合併症，つまり原発性 HIV-1 感染症として急性 HIV-1 無菌性髄膜炎，HIV-1 関連神経認知障害（HAND），HIV-1 遠位感覚優位多発ニューロパチー（DSPN），HIV-1 ミエロパチー，HIV-1 関連ミオパチーが起こることが知られている．この中で中枢神経系感染症には，HIV 関連神経認知障害（HAND），急性 HIV 無菌性髄膜炎，トキソプラズマ脳症，クリプトコッカス髄膜炎，サイトメガロウイルス脳炎，進行性多巣性白質脳症，結核性髄膜炎，細菌性髄膜炎，神経梅毒がある．トキソプラズマ脳症（→本書VI-5 参照），クリプトコッカス髄膜炎（→本書III-1 参照），サイトメガロウイルス感染症（→本書IV-7 参照），進行性多巣性白質脳症（→本書V-2 参照），結核性髄膜炎（→本書II-5〜7 参照），細菌性髄膜炎（→本書II-1〜4 参照），神経梅毒（→本書VI-1 参照）はそれぞれ本書他項に詳述されているので参照頂きたい．HIV 感染症に伴うこれらの合併疾患に対する治療の原則は，最初に合併症（感染症）の治療を開始し，そののち HIV に対する抗ウイルス療法を開始することである．治療開始後は特に免疫再構築症候群（IRIS）に対する注意が必要であり，重篤な場合はステロイド治療を併用する．本稿では以下主に急性 HIV 無菌性髄膜炎と HIV-1 関連神経認知障害（HAND）を取り上げる．

3. 急性 HIV 無菌性髄膜炎

　HIV の感染初期に発熱・咽頭痛・全身リンパ節腫脹・脾腫・発疹などに，さらに頭痛・羞明・意識障害などの急性髄膜炎症状を呈する場合がある．HIV 感染後 seroconversion が完成していない3から6週間程度で発症することが多い．確定診断は，髄液中 p24 抗原あるいは RT-PCR 法にて HIV-RNA を検出することであるが，通常この時点ではスクリーニング検査が陰性となり得ることが特徴であり，血液抗原・抗体検査である第四世代検査でも感度は90％程度とされている．したがって本疾患が疑われる場合はスクリーニング検査陰性でも HIV-RNA（PCR 法）の提出が望ましい．髄液細胞数は4〜82/μL と軽度上昇にとどまるこ

表1 AIDS の指標疾患（Indicator Disease）

A．真菌症
  1．カンジダ症（食道，気管，気管支，肺）
  2．クリプトコッカス症（肺以外）
  3．コクシジオイデス症
      1）全身に播種したもの
      2）肺，頸部，肺門リンパ節以外の部位に起こったもの
  4．ヒストプラズマ症
      1）全身に播種したもの
      2）肺，頸部，肺門リンパ節以外の部位に起こったもの
  5．ニューモシスティス肺炎
   （注）原虫という説もある

B．原虫症
  6．トキソプラズマ脳症（生後1カ月以後）
  7．クリプトスポリジウム症（1カ月以上続く下痢を伴ったもの）
  8．イソスポラ症（1カ月以上続く下痢を伴ったもの）

C．細菌感染症
  9．化膿性細菌感染症（13歳未満で，ヘモフィルス，レンサ球菌などの化膿性細菌により以下の
    いずれかが2年以内に，2つ以上多発あるいは繰り返して起こったもの）
      1）敗血症
      2）肺炎
      3）髄膜炎
      4）骨関節炎
      5）中耳・皮膚粘膜以外の部位や深在臓器の膿瘍
  10．サルモネラ菌血症（再発を繰り返すもので，チフス菌によるものを除く）
※11．活動性結核（肺結核または肺外結核）
  12．非定型抗酸菌症
      1）全身に播種したもの
      2）肺，皮膚，頸部，肺門リンパ節以外の部位に起こったもの

D．ウイルス感染症
  13．サイトメガロウイルス感染症（生後1カ月以後で，肝，脾，リンパ節以外）
  14．単純ヘルペスウイルス感染症
      1）1カ月以上持続する粘膜，皮膚の潰瘍を呈するもの
      2）生後1カ月以後で気管支炎，肺炎，食道炎を併発するもの
  15．進行性多巣性白質脳症

E．腫瘍
  16．カポジ肉腫
  17．原発性脳リンパ腫
  18．非ホジキンリンパ腫
    LSG分類により
      1）大細胞型
        免疫芽球型
      2）Burkitt型
※19．浸潤性子宮頸癌

F．その他
  20．反復性肺炎
  21．リンパ性間質性肺炎/肺リンパ過形成: LIP/PLH complex（13歳未満）
  22．HIV脳症（痴呆または亜急性脳炎）
  23．HIV消耗性症候群（全身衰弱またはスリム病）

※ C11活動性結核のうち肺結核およびE19浸潤性子宮頸癌については，HIVによる免疫不全を示唆
  する症状または所見がみられる場合に限る。

とが多く，他のウイルス感染やクリプトコッカス髄膜炎を除外診断する必要がある．

この疾患は急性 HIV 感染症の 1 病型と考えられ，抗 HIV 療法開始が推奨されている．しかし，現在の日本の医療費助成制度では 4 週間以上の間隔をあけた 2 回の確認採血が必要であり，急性感染期に治療を開始することは現実的には難しい．治療開始の長所と短所を患者が十分に理解し，医療者と相談した上で，患者毎に治療開始時期を判断する必要がある．

4. HIV-1 関連神経認知障害（HAND）

HAND は HIV 感染症に伴う認知機能障害の包括的名称であり，いわゆるエイズ認知症症候群（AIDS dementia complex）を含み，認知，運動，行動習慣の異常を中核（皮質下性認知障害）とし，亜急性ないし，慢性に進行する．さらに Frascati 基準に従って，重症度に応じて無症候性神経認知障害（asymptomatic neurocognitive impairment: ANI），軽度神経認知障害（mild neurocognitive disorder: MND），HIV 認知症（HIV-associated dementia: HAD）の 3 つに分類される．1996 年以前の報告では軽症例の ANI と最重症の HAD はほぼ同数であったが，抗レトロウイルス薬多剤併用療法（cART）が標準治療として導入されるようになって以降 HAD は減少し，ANI の割合が増加している．HAND について行われた大規模な横断研究である CHARTER 研究では，1,555 名の HIV 患者のうち，33％に ANI，12％に MND，2％に HAD を認めた．その他の報告でも HAND の有病率は HIV 感染者の 20〜50％程度とされ，非常に高い[1][2]．

HAD は通常免疫不全の進行した CD4 数低値で発症し，ANI や MND は CD4 数が高い早期から発症する可能性がある．HAND は無症候期では有病率はわずか 0.4％程度にしかすぎないが，AIDS 発症ともに増加する．HAND 合併 HIV 感染者は非合併例と比較して，生存率が低いという報告もあり，cART 時代に入り長期生存が可能となった HIV 感染症のコントロールにおいて，HAND の重要性はより高まってきている．

1 臨床症状

HAND の初期徴候は軽微で，内服忘れ，性格変化，転倒などで気づかれ，注意力の低下，集中力の低下，健忘，思考や情報処理の緩慢化がみられる．作業能率の低下や鈍さ，無気力，興味の喪失，典型的うつ症状を示す気分障害，幻覚，妄

想，気分の変化などさまざまな精神状態が合併することもある．また，錐体路障害や歩行障害，失調，パーキンソニズム，振戦，巧緻運動障害，交互変換運動障害，尿失禁などもみられる．末期には全般性認知症を呈し，ほとんど植物状態となり，死に至る．未治療の場合は，平均生存期間は6カ月程度である．

2 検査

　HANDに特徴的な血液検査所見はないが，血清抗HIV抗体や血漿中HIV-RNA量測定，末梢血中CD4陽性細胞数や梅毒など性感染症の検査は行う必要がある．脳MRI画像では，左右対称性の大脳皮質や基底核（特に尾状核）の萎縮をきたす．T2強調画像やFLAIR画像で脳室周囲や深部白質の広範囲からびまん性の特徴的な高信号域を特に前頭葉白質優位に両側性左右対称に認めることが特徴である．MRスペクトログラフィー（MRS）ではN-アセチルアスパラギン酸の減少，コリンおよびミオイノシトールのピークの増加を，主に前頭葉白質から基底核にかけて認める．拡散テンソル画像（DTI）ではびまん性の白質障害が検出され，前頭葉白質や脳梁により特異的である．ファンクショナルMRIでは代償性に神経活動は増加することが報告されている．パーフュージョンMRIでは脳血流の減少が報告されている．磁化移動画像MRIでも各領域でびまん性の白質異常が評価されている．PETによる脳代謝ではグルコース代謝は初期には視床や基底核で亢進し，病気の進行とともに大脳皮質および皮質下灰白質全体に代謝が低下する．SPECTでは大脳皮質の血流が低下する．

　髄液検査では単核球優位の軽度細胞増多，タンパク上昇などを認める．IgGの増加，オリゴクローナルバンドも時に検出され，髄液中HIV-1 RNA，DNAは病期を問わず認められる．髄液中HIV-RNA量が通常のHIV感染者より多くなるという報告もある．髄液中HIVのEnv/polシークエンス解析も行われる場合もある．TNF-αやMCP-1（CCL2），IL-10（CXCL10），MIP-1α（CCL3），MIP-1β（CCL4），RANTES（CCL5），fractalkine（CX3CL1）などのケモカイン，抗HIV抗体やネオプテリン，$β_2$ミクログロブリンなどの免疫活性化指標の増加を認める．MMPやuPA（ウロキナーゼプラスミノーゲンアクチベーター）とsUPAr（可溶性レセプター），キノリン酸，グルタミン酸，NO，アポトーシスマーカー，FasやFasリガンド，NFL（ニューロフィラメントタンパク軽鎖），tauタンパク，sAPP，14-3-3タンパクなど測定され，上昇を認める場合がある．

　脳波では全般性徐波あるいは前頭葉優位の徐波を認め，徐波の増加と認知症状との間に相関性がみられる．

3 神経心理検査

　　HANDの診断には，患者の神経認知障害のエピソードを証明することが必要だが，ANIは定義上日常生活には問題がない軽度の障害であり，感染早期からのスクリーニング検査が重要である．記憶だけでなく，意欲の低下や情報処理スピードの低下などがみられ，長谷川式認知症スケール（HDSR）やMMSEは，HANDの初期スクリーニング検査として不適である．EACSガイドラインでは，全例に3つの質問: 1）頻回の物忘れがあるか，2）判断や計画，問題解決の速度が落ちたか，3）注意を保つことが困難になったか，を行い，異常があった場合にはさらに追加評価を行う．よりくわしいものでは，Montreal Cognitive Assessment（MoCA）がベッドサイドでできる有用なスクリーニング検査である．スクリーニングには他にHIV認知症スケール，国際的HIV認知症スケールが使用される場合もあるが，時間を要し，また軽症の診断には有用性が乏しいなどまだ問題が多い．また，各領域の認知機能に対し，Trail-Making TestやDigid Symbol test, Digid Span, Grooved Pegboardなどいくつかの神経心理検査を組み合わせたバッテリーで評価が行われる．中川らが中心となって作成した国際的HIV認知症スケールにレーブン色彩マトリックス検査，Rey-Osterrieth complex Figure test, 数唱，符号問題，時計描画，Word Fluency Test, Minimental state examinationを加えたHIV感染患者の高次脳機能評価バッテリーは時間短縮が得られ有用である．

4 診断と鑑別診断

　　HANDの診断には，HIV感染の血清学的証明と，神経心理検査で言語/言葉，注意力/ワーキングメモリ，抽象/遂行機能，記憶（学習と想起），情報処理速度，感覚・知覚，運動技能などのうち少なくとも5領域は評価して少なくとも1つは認知機能の低下を証明すること，また各認知領域は2種類以上の検査で評価することが求められ，2領域以上の認知ドメインの障害（神経心理検査結果が平均より1 SD以上低いか，あるいは2 SD以上低いか），日常の生活機能障害の程度，診察での異常あるいは感情や社会行動の変化が重要である．さらに日和見感染性中枢神経疾患や脳腫瘍や，中枢神経感染症，脳血管障害，脳腫瘍，Alzheimer型認知症，うつ病，エファビレンツなどの薬剤性などを除外する．進行性多巣性白質脳症やトキソプラズマ脳炎，サイトメガロウイルス脳炎，中枢原発悪性リンパ腫，神経梅毒も鑑別にあがり，各種の抗原検査，抗体検査，PCRなどを提出する．またビタミンB_1やビタミンB_{12}欠乏症，甲状腺機能低下症なども検査が必要であ

り，高年者ではAlzheimer病や脳血管性認知症などとの鑑別も重要である．

5 HANDの治療

　最近のガイドラインではHIV感染初期からcART療法の開始が推奨されるようになった．これに伴い，有効なcARTを早期から施行して，中枢神経内でのHIVの遺伝子複製を最大限抑制することが重要である．適切なcART開始後は，数週間から数カ月以内に症状や画像上の改善を認めることが多いが，中には完全には改善せず症状が持続する症例も多く，早期からの適切な神経心理学的評価とcARTによる十分な治療を行うことが重要である．

　有効なcARTで血漿中HIV-RNAを検出感度以下まで減らすことが可能であるが，HIVを完全に体内から排除することはできない．また血漿中HIV-RNAを検出感度以下に保てても，抗HIV薬濃度は血中に比べて中枢神経系で低いため，中枢でのHIV感染を抑制できていない場合もある．血漿中HIV-RNAは検出されないが，髄液中HIV-RNAが検出される状態はエスケープ現象といわれ，10%程度で認める．薬剤耐性の獲得，服薬アドヒアランスの低下，薬剤の中枢移行性が悪い，などの理由で，cARTの治療経過中にHANDを発症する場合もあり，cART療法の処方内容の変更を考慮する．

　治療薬に関してより中枢移行性が高い薬剤を選択したほうがHANDに対して効果が高い可能性がある．抗HIV薬を中枢移行性の程度により分類した，CNS penetration effectiveness score（CPE score）があり，各使用薬剤の点数を合計して，算出する　表2　．CPEスコアが高い薬剤を選択したほうが，髄液中のHIV-RNAを減少させる効果が高いと報告されている．しかしCPEスコアが高い薬剤が，より認知機能や予後を改善するかということに関しては，いくつか支持する報告はあるものの，未だ十分なエビデンスには乏しい[3]．CSFにおける薬剤濃度が高くても，必ずしも脳組織中での濃度が高いとは限らない，などの指摘もある．

　cARTによる治療中にHANDを発症した場合には，まず服薬アドヒアランスや耐性検査を評価することが先決であり，その上でCPEスコアも念頭に，より高いスコアのcARTに変更を検討する．最近のcARTは強力になってきているため，服薬アドヒアランスが低くても，血漿中HIV-RNAが低値で抑えられているという場合もある．また耐性検査は通常血液のみで行われるが，血液中のHIVは耐性を獲得していないにも関わらず，中枢神経系でのHIVは薬剤耐性を獲得したという報告もある．臨床症状の進行するHAND症例においては髄液中HIVの

表2 CPEスコア（2010）(Letendre S, et al. 17th Conference on Retroviruses and Opportunistic Infections, 2010[3] から改変)

	4	3	2	1
NRTI	ジドブジン	アバカビル，エムトリシタビン	ジダノシン，ラミブジン，サニルブジン	テノホビル，ザルシタビン
NNRTI	ネビラピン	デラビルジン，エファビレンツ	エトラビリン	
PI	インジナビル/リトナビル	ダルナビル/リトナビル，ホスアンプレナビル/リトナビル，インジナビル，ロピナビル/リトナビル	アタザナビル，アタザナビル/リトナビル，ホスアンプレナビル	ネルフィナビル，リトナビル，サキナビル，サキナビル/リトナビル，チプラナビル/リトナビル
吸着，融合阻害薬		マラビロク		エンフュービルタイド
インテグラーゼ阻害薬		ラルテグラビル		

シークエンスも調べることも必要である．

　HANDにおいても免疫再構築症候群（immune reconstitution inflammatory syndrome: IRIS）を発症する場合があり，CD8リンパ球による重症脳炎を起こして，神経認知機能の急激な悪化を認め，MRIでびまん性の白質および灰白質の異常が，髄液検査ではCD8陽性細胞の増加がみられる[4]．cART自体にも中枢神経毒性を有するものがあり，HANDの症状を修飾する可能性がある．必ずしも中枢移行性がいい薬剤で毒性が高いというわけではなく，治療効果のある濃度，毒性をもつ濃度にもそれぞれ幅があるため，最適な薬剤の選択は難しい．

Pearls

　HIV感染症における中枢神経系感染症には，HIV関連神経認知障害，急性HIV無菌性髄膜炎，トキソプラズマ脳症，クリプトコッカス髄膜炎，サイトメガロウイルス脳炎，進行性多巣性白質脳症，結核性髄膜炎，細菌性髄膜炎，神経梅毒がある．これらは採血検査，脳MRI検査や髄液検査にて診断できるが，特にHIV関連神経認知障害に関しては除外診断と神経心理検査が重要である．抗HIV薬による治療に関してはほぼ毎年検討がなされ，抗HIV治療ガイドライン（厚生労働科学研究「HIV感染症及びその合併症の課題を克服する研究」班）やHIV感染症「治療の手引き」（日本エイズ学会HIV感染症治療委員会）を参照頂きたい．

文献

1) Schouten J, Cinque P, Gisslen M, et al. HIV-1 infection and cognitive impairment in the cART era; a review. AIDS. 2011; 25: 561-75.
2) 鈴木直人，西萩　恵，近藤正樹，他．厚生労働科学研究費補助金エイズ対策研究事業「NeuroAIDS の発症病態と治療法の開発を目指した長期フォローアップ体制の構築研究」班（班長　中川正法）: HIV 感染者高次脳機能評価バッテリーの作成，平成18年度総括・分担研究報告書. 7-14, 2007.
3) Nightingale S, Winston A, Letendre S, et al. Controversies in HIV-associated neurocognitive disorders. Lancet Neurol. 2014; 13: 1139-51.
4) http://www.uptodate.com/contents/hiv-associated-neurocognitive-disorders-epidemiology-clinical-manifestations-and-diagnosis
5) Letendre S, et al. 17th Conference on Retroviruses and Oppoturnistic Infections, 2010, Abstract 172.

〈三浦義治　岸田修二〉

エンテロウイルス D68 に関連した急性弛緩性脊髄炎はどのような疾患でしょうか？

2015年秋に国内で急性弛緩性麻痺（acute flaccid paralysis: AFP）の症状を認める小児例が相次いで探知された．症状は上気道炎症状と発熱の後に，上肢あるいは下肢に弛緩性麻痺を認めており，ポリオの症状に酷似していた．いずれの症例も検査診断によりポリオは否定されたが，この内一部の症例の呼吸器由来検体などからエンテロウイルス D68（以下，EVD68）が検出された❶❷．欧米では前年の 2014 年に小児の AFP 症例の多発が報告されているが❸❹，エンテロウイルス（以下，HEV）D68 との関連が明確に証明された症例は少ない❺．

1. エンテロウイルスについて

ヒトに感染する HEV は，VP1 遺伝子による系統解析により A〜D の種（species）に分類され，100 以上の血清型（serotype）が存在する．この中でポリオウイルスは HEV-C に，手足口病の原因ウイルスである EV71 は HEV-A に，EVD68 は急性出血性結膜炎の原因ウイルスである EV70 らとともに，HEV-D に属する．EVD68 はもともとライノウイルス 87 とされていたウイルスで，遺伝子解析により EVD68 に再分類されたものである．性状はライノウイルスに近いことから増殖温度が 33℃と低く，酸性（pH 3）条件では増殖しにくい性質を有する．その他の HEV は糞便中から検出されることが多いが，EVD68 は呼吸器由来検体から検出されることが多く，糞便中からの検出率は低い．EVD68 は VP1 領域の塩基配列を用いた分子系統樹解析により 3 つの lineage に分類されるが，2015 年に国内で検出された EVD68 は 2014 年に欧米で検出されていた EVD68 とともに lineage 2（Clade B）に分類されており❻❼，主に気管支喘息あるいは上下気道感染症患者から検出されていた❽-⓮．

2. AFP サーベイランスの実施

ポリオが否定された急性弛緩性麻痺症例は感染症法に基づく届出対象に含まれておらず，全国での発生動向を把握するのが困難であった．そこで，厚生労働省は感染症法に基づく積極的疫学調査の一環として，平成 27（2015）年 8 月 1

日〜12月31日までに急性弛緩性麻痺を認めて，24時間以上入院した者（ただし，血管障害，腫瘍，外傷などの確定診断がなされ，明らかに感染性とは異なる症例は除外する）について国立感染症研究所で調査を行うことを決め，全国の地方衛生研究所には，可能な限りポリオウイルスを含む病原体を検出するための検査の実施が求められた．なお，報告対象の「急性弛緩性麻痺」には，急性弛緩性麻痺（ポリオ様麻痺），急性弛緩性脊髄炎，急性脳脊髄炎，急性脊髄炎，Guillain-Barré症候群，急性横断性脊髄炎，単麻痺，Hopkins症候群など，様々な疾患名で診断されていることが多く，小児での報告例が多いことが補足説明された．

その結果，全国33都府県から115例のAFP症例が報告された．約半数に髄液細胞数の増加があり，約半数に脊髄MRIで異常所見が認められた．麻痺発症前に呼吸器症状（一部，喘息様症状）を認めた症例が約半数あり，約60〜70％に麻痺発症前に発熱が認められていた．症状，所見，画像所見，神経生理学的所見を含めた詳細な二次調査が必要と判断され，国立感染症研究所のヒトを対象とする医学研究倫理委員会の承認を得て，厚生労働科学研究班で全国調査が実施された（厚生労働科学研究費補助金新型インフルエンザ等新興・再興感染症研究事業：研究代表者　多屋馨子）．

3. 2015年AFP症例の多発

症例は2015年9月に発症のピークがあり，年齢中央値は5歳で，男女比はほぼ同等であった．単麻痺が最も多く，対麻痺，四肢麻痺も多く認められた．顔面（神経）麻痺や膀胱直腸障害を認めた症例も散見された．報告された症例には，急性弛緩性脊髄炎（acute flaccid myelitis: AFM）以外に，脳幹病変を有する急性脳神経障害，急性脳炎・脳症，急性散在性脳脊髄炎，Guillain-Barré症候群，急性小脳失調，乳児ボツリヌス症が含まれていた．

EVD68が検出されている症例はこのうち一部であり，多くは急性期の検体が採取されておらず，病原体検索が不可能な症例が多かった．また，血液や髄液での検査が実施されていても，呼吸器由来検体の検査数は少なかった．今後さらに詳細な検討が必要であるが，報告された症例の中では，AFMが最も多かった．AFMについては，CSTE（Council of State and Territorial Epidemiologists），2015の症例定義「① 四肢の限局した部分の脱力を急に発症（acute onset focal limb weakness），② MRIで主に灰白質に限局した脊髄病変が1脊髄分節以上に広がる，③ 髄液細胞増多（白血球数＞5/μL），①＋②はconfirmed，①＋③は

probable」を用いて分類した．

　AFMに特化すると，発熱が多くの症例に認められていた．呼吸器症状の合併も約80％で認められており，髄液細胞増多を認めた症例が多かった．麻痺の完成は早く，多くの症例で後遺症を残した．長期的な予後については，現在詳細に検討中である．画像所見では，脳幹・脊髄に病変が認められ，脊髄広範に病変がみられるものが多かった．神経伝導速度所見では，運動神経の伝導は左右差をもって多くの症例に異常が認められたが，感覚神経の伝導には異常は認められなかった．前角異常をあらわすF波の検出が多く認められた．

　世界保健機関（WHO）西太平洋地域では唯一日本のみがAFPサーベイランスを実施していない．急性脳炎（脳症）は五類感染症全数届出疾患で，診断した医療機関は診断後7日以内に最寄りの保健所に届出の義務がある．一方，AFPは感染症法に基づく対象疾患に含まれていないことから，2015年秋のAFP症例の多発を迅速に探知することが困難であった．ポリオの鑑別（糞便のウイルス検査）が速やかに実施されていた症例は少なく，病原体診断が実施されていない例も多かった．また，急性期の呼吸器検体，糞便検体が凍結保管されている症例は少なく，病原体診断が困難な症例が多かった．

おわりに

　現在中南米を中心に急増しているジカウイルス感染症とGuillain-Barré症候群（AFP症状を認める）との関連が示唆されているが，これに加えて海外ではポリオが流行している国が未だ存在していること，AFP症例の迅速な探知と全貌の把握，適切な時期での病原体診断を実施するためには，わが国もAFPサーベイランスを導入して，迅速な症例探知と，原因病原体の検索を実施する体制の整備が必要であると考えられた．

Pearls

　診療のポイントは，ポリオ様の急性弛緩性麻痺の症例を診断した場合は，速やかに最寄りの保健所に連絡をとる．急性期の血液（血清），呼吸器由来検体，便，尿，髄液（5点セット）の確保と，急性期と回復期のペア血清を採取し，ポリオを否定するとともに，エンテロウイルスを含めた病原体診断が必要である．髄液検査，頭部脊髄MRI検査，神経生物学的検査が病態の把握に重要である．読んでおきたい文献（Baggen J, et al. Enterovirus D68 receptor requirements unveiled by haploid genetics. Proc Natl Acad Sci U S A. 2016; 113: 1399-404.）

謝辞

　AFPの症例調査にご協力いただいた全国79の医療機関の先生方ならびに，連携していただいた自治体，保健所，地方衛生研究所の皆様に深謝申し上げます．現在詳細な状況について解析中であり，解析結果がまとまれば別途報告の予定である．国内のAFPに関する調査は，吉良龍太郎，チョンピンフィー（福岡市立こども病院小児神経科），奥村彰久（愛知医科大学医学部小児科），森　墾（東京大学大学院医学系研究科放射線医学講座），鳥巣浩幸（福岡歯科大学総合医学講座小児科学分野），安元佐和（福岡大学医学部医学教育推進講座），清水博之（国立感染症研究所ウイルス第二部），藤本嗣人（国立感染症研究所感染症疫学センター）との共同研究である．

文献

1. 豊福悦史，益田大幸，谷口留美，他．エンテロウイルスD68型が検出された，急性弛緩性脊髄炎を含む8症例—さいたま市．IASR．2015; 36: 226-7.
2. 筒井理華，武差愛美，坂　恭平，他．エンテロウイルスD68型が検出された麻痺症状を呈する小児症例を含む2症例—青森県．IASR．2016; 37: 12-3.
3. Messacar K, Schreiner TL, Maloney JA, et al. A cluster of acute flaccid paralysis and cranial nerve dysfunction temporally associated with an outbreak of enterovirus D68 in children in Colorado, USA. Lancet. 2015; 385: 1662-71.
4. Greninger AL, Naccache SN, Messacar K, et al. A novel outbreak enterovirus D68 strain associated with acute flaccid myelitis cases in the USA (2012-14): a retrospective cohort study. Lancet Infect Dis. 2015; 15: 671-82.
5. Van Haren K, Ayscue P, Waubant E, et al. Acute flaccid myelitis of unknown etiology in California, 2012-2015. JAMA. 2015; 314: 2663-71.
6. 伊藤健太，堀越裕歩，舟越　優，他．エンテロウイルスD68型が検出された小児4症例—東京都．IASR．2015; 36: 193-5.
7. 改田　厚，入谷展弘，山元誠司，他．エンテロウイルスD68型の再出現と系統樹解析（2010～2015年）—大阪市．IASR．2015; 36: 247-8.
8. 幾瀬　樹，丸山　馨，布施理子，他．気管支喘息発作の急増とエンテロウイルスD68型陽性—鶴岡市．IASR．2015; 36: 248-9.
9. 藤井慶樹，則常浩太，八島加八，他．喘息症状を呈する患者からのエンテロウイルス68型（EV-D68）の検出—広島市．IASR．2015; 36: 249-50.
10. 伊藤卓洋，中村晴奈，東　礼次郎，他．2015年秋における小児の喘息発作入院増加とエンテロウイルスD68型流行との関連—三重県津市．IASR．2015; 36: 250-2.
11. 豊福悦史，益田大幸，谷口留美，他．喘息様症状での入院者数とエンテロウイルスD68型流行との関連—さいたま市．IASR．2016; 37: 13-4.
12. 川村和久，岡本道子，押谷　仁．短期間の地域流行が示唆されたエンテロウイルスD68型検出の小児4症例—仙台市．IASR．2016; 37: 14-5.
13. 是松聖悟，三浦克志，長谷川俊史，他．エンテロウイルスD68型流行期における小児気管支喘息発作例の全国調査．IASR．2016; 37: 31-3.
14. 国立感染症研究所感染症疫学センター，ウイルス第二部：エンテロウイルスD68型（EV-D68）に関する国内の疫学状況のまとめ（更新）（2016年1月20日現在）．IASR．2016; 37: 33-5.

〈多屋馨子〉

単純ヘルペス脳炎症例の case approach

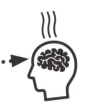

1. 問診，診察，検査

症例 59歳，男性，会社員

主訴 痙攣

現病歴 強直性痙攣を呈し搬送された．搬送時，発熱を認め，開眼しているが名前は言えなかった．

既往歴 45歳から高血圧症（内服薬なし）．喫煙：なし．飲酒：ウイスキー300 mL/日×20年．

家族歴 特記事項なし．

一般身体的・神経学的所見 身長162 cm，体重57 kg，血圧153/93 mmHg，脈拍102回/分・整，体温37.6℃．
一般身体所見に異常なし．開眼しているが名前はいえない（GCS E4V4M6）．四肢の筋力や協調運動に異常なし．四肢深部腱反射は左右差なく軽度亢進しているが，Babinski徴候は陰性．痛覚の低下や髄膜刺激徴候は認めなかった．

検査所見 尿一般に異常所見なし．白血球7,800/μL（分画 正常）の他，血算に異常なし．
一般血液生化学検査も，γ-GTP 86 IU/L，CK 383 IU/L，CRP 0.35 mg/dLの他は異常なし．
髄液は，無色透明．初圧180 mmCSF．細胞数24/μL（M：P=12：0），タンパク濃度35 mg/dL，糖88 mg/dL（血糖110 mg/dL）．単純ヘルペスウイルスDNA高感度PCR法（real-time PCR法）は定量感度以下．
頭部MRI：左側優位に両側の側頭葉内側面から下面にFLAIRで高信号域を認め，Gd造影にて増強効果を認めた 図1 ．
脳波：8～10 Hz，20～50 μVのα波を後頭から頭頂にかけて認め背景活動の主体をなし，左側頭に11 Hz，100 μVの鋭波の散在を認めた．

経過 急性脳炎と臨床診断し，入院時よりアシクロビル1,500 mg/日を開始し，デキサメタゾンを併用した．治療開始後，意識清明となり髄液所見も改善した．髄液の単純ヘルペスウイルスDNA高感度PCR法で検出感度以下であることを確認後にアシクロビルを第17病日に終了した．しかし，投与終了5日後の第22病日より精神症状が出現し，その3日後には昏睡（E1V2M5）となった．髄液はキサ

ントクロミー陽性で，細胞数 221/μL（M：P＝160：4），タンパク濃度 277 mg/dL と増悪した．単純ヘルペス脳炎の再燃と診断しアシクロビルとビダラビン，デキサメタゾンを投与し，ステロイドパルス療法を併用したが，深昏睡（E1V1M3）となった．同日の髄液の単純ヘルペスウイルス DNA 高感度 PCR 法で初めて単純ヘルペスウイルスを検出した．痙攣を繰り返し人工呼吸器管理となった．全身管理を行うも，敗血症を併発し第 96 病日に永眠された 図2 ．

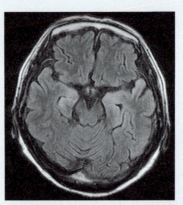

図1 左側優位に両側の側頭葉内側面から下面に FLAIR で高信号域を認めた

● 2．症例のポイント

　本症例はアシクロビルの体重当たりの適正な使用量，使用期間，単純ヘルペスウイルス DNA 定量 PCR 法の 2 回の偽陰性，再燃例における追加治療法の構築が課題であった．単純ヘルペス脳炎の転帰不良因子として，高齢者，アシクロビル開始時の高度意識障害，アシクロビル治療開始の遅れ，アシクロビル開始時の頭部 CT や MRI 画像所見で広範な病巣を認めることがあげられる．特に単純ヘルペス脳炎の発症から 3 日以内，アシクロビル使用開始 5 日後からは検出されずに偽陰性を呈する場合があることから注意を要する．初回髄液で高感度 PCR 法が陰性であったとしても単純ヘルペス脳炎が疑われる，あるいは否定できない場合は 24〜48 時間後の再検査が推奨される．治療については，単純ヘルペス脳炎を疑う，あるいは否定できない時点で腎機能に注意してアシクロビル 10 mg/kg/回・8 時間毎の静脈内投与を開始する．免疫正常の診断確定者に対しては 14〜21 日間，免疫不全状態を有する例では少なくとも 21 日間の投与を要する．なお，抗ウイルス

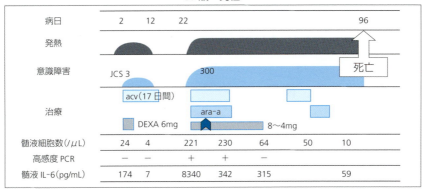

図2 症例

註：acv＝アシクロビル，ara-a＝ビダラビン
DEXA＝デキサメタゾン，▲＝ステロイドパルス（メチルプレドニゾロン 1,000mg/day×3 日間）

● 入院時の高感度 PCR は陰性．
● 急性期にアシクロビル（acv）を 17 日間投与したが，再燃．第 96 病日に死亡．
● 急性期に高感度 PCR 法で陰性であったとしても，臨床的に単純ヘルペス脳炎を疑う場合には，治療を継続し，高感度 PCR 法による再検は必要．

患者は 59 歳で，痙攣，発熱，意識障害で入院．アシクロビルとデキサメタゾンで軽快．しかし，再燃を認め再度アシクロビルとビダラビンの併用およびステロイドで治療するも死亡．本例の急性期の高感度 PCR 法は陰性で，再燃時にはじめて陽性となった．
したがって，急性期に高感度 PCR 法が陰性であっても，単純ヘルペス脳炎を疑う場合には治療を継続し，PCR の再検が必要．

薬の投与期間終了時点において単純ヘルペスウイルス DNA 高感度 PCR 法で，陽性の場合には投与を継続し，陰性化を確認した後に終了とすることが重要である．また，アシクロビルと副腎皮質ステロイド薬の併用はアシクロビル単独治療に比べて予後が良好であったとの報告がある．急性脳炎例を診察する際には，常に単純ヘルペス脳炎の可能性を考えて診療にあたること，臨床的に疑わしい，あるいは否定できない場合にはアシクロビルをただちに開始することが重要である．

〈石原正樹〉

水痘帯状疱疹ウイルス脊髄炎症例の
case approach

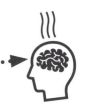

● 1．問診，診察，検査

症例 73歳，男性

主訴 食欲不振，歩行困難，尿閉

現病歴 ○年4月5日に右側胸部から背部に水疱の集簇を伴う赤い皮疹が帯状に出現した．皮膚科を受診し，帯状疱疹と診断され，バラシクロビルを処方された．その後，食欲不振が続き，11日に歩行困難が，12日に尿閉が出現したため，13日に神経内科を受診し，精査・加療目的に入院した．

既往歴 胃癌（術後），逆流性食道炎

家族歴 特記すべき事項なし．

入院時（初診時）現症

一般身体所見：身長 167 cm，体重 48 kg，体温 37.9℃，血圧 158/93 mmHg，脈拍 94 回/分 整．胸椎 5-8 髄節に相当する右側胸部から背部に，赤く一部痂皮化した水疱の集簇を認めた．

神経学的所見：意識，高次脳機能は正常で脳神経は著変なかった．運動系は，徒手筋力検査（右/左）にて両側上肢は正常であったが，腸腰筋（IP）3/5，大腿四頭筋（QF）3/5，hamstrings 4/5，前脛骨筋（TA）3-4/5，下腿三頭筋（TS）3-4/5 と右下肢で中等度の筋力低下を認め，筋緊張も低下していた．反射系も両側上肢は正常であったが，両側下肢で膝蓋腱反射とアキレス腱反射が低下しており，右 Babinski 徴候が陽性であった．座位保持は可能だが，起立や歩行は困難であり，高度の尿閉と排便困難（脱肛あり）を認めた．明らかな感覚障害はなく，髄膜刺激症候も認めなかった．

入院時（初診時）検査所見：血算に著変なく，血液生化学検査では，肝機能や腎機能は正常であったが，CRP 3.5 mg/dL と軽度の上昇を認めた．頸胸椎 MRI では，T2 強調画像にて胸椎 3-4 レベルに右優位の高信号病変を認めた **図1**．

髄液検査所見：細胞数 111（/μL）（単核球：多形核球＝320：11）と単核球優位の細胞増多とタンパク増多（93 mg/dL）を認めた．水痘帯状疱疹ウィルス（VZV）と単純ヘルペス1型（HSV1）に対する抗体価（EIA価）を髄液と血清のペアで測定した．IgM 型抗体価は全て陰性であったが，IgG 型抗体価は，抗 VZV 抗体が髄液で>12.8，血清で>128 であり，抗 HSV1 抗体は髄液で 7.3，血清で>128 と

全て高値を示した．また，髄腔内抗体産生を示唆する抗体価指数もVZVで8.24，HSV1で4.70と上昇していた．髄液検体を用いたPCR法は，外部委託したsingle PCR法は全て陰性であったが，院内で実施したnested PCR法でVZV-DNAが陽性であった 図2 ．

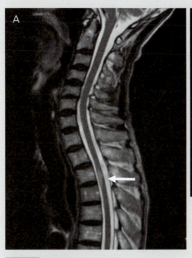
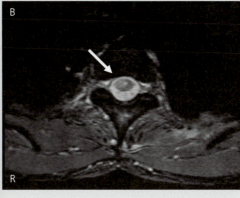

図1 頸胸椎MRI所見
A: T2強調画像（矢状断），B: T2強調画像（水平断）
胸椎3-4レベルに右優位の高信号病変を認める．

2．診断，治療，臨床経過

　以上より水痘帯状疱疹ウイルス（VZV）脊髄炎と診断し，アシクロビル750 mg/日を14日間点滴し，ステロイドパルス療法（メチルプレドニゾロン1000 mg/日を3日間）を併用した．加えて，プレドニゾロン50 mg内服から開始し，1週間毎に10 mgずつ漸減を行った．治療が奏効し，髄液所見の改善に伴い，皮疹と右下肢筋力低下は改善し，自力歩行が可能となった．しかし，食欲不振と軽度の排尿困難が持続した 図3 ．

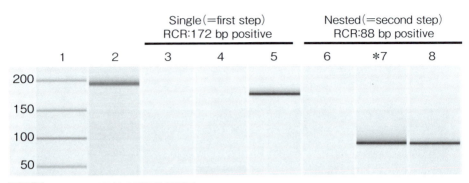

図2 Nested PCR法の電気泳動結果
*: 陽性, bp: base pair
Lane 1: 分子量マーカー, Lane 2: 内部標準（human β-globin: 196 bp）, Lane 3: 陰性コントロール, Lane 4: 症例, Lane 5: 陽性コントロール（172 bp）, Lane 6: 陰性コントロール, Lane 7: 症例, Lane 8: 陽性コントロール（88 bp）
Lanes 3-5: single PCR法, Lanes 6-8: nested PCR法.
電気泳動は, Agilent 2100 bioanalyzer system™を用いて実施した. 標的配列は, VZV-DNAのORF-29領域である. Lane 7で明瞭なnested PCR法の陽性バンドを認めた.

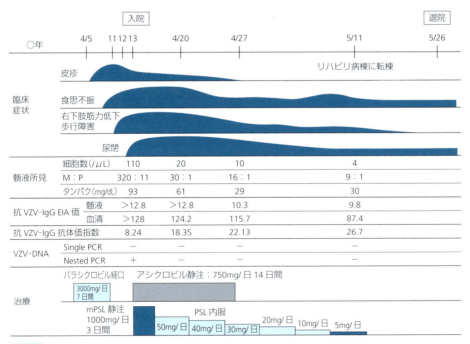

図3 臨床経過

診断の pitfalls and pearls

　VZV 感染に伴い，稀に脊髄炎を併発することが知られている[1-5]．水疱性皮疹に加えて下肢筋力低下や膀胱直腸障害などの脊髄病変を示唆する症候があった場合，VZV 脊髄炎を第一に疑うべきである．その際，神経学的所見を詳細にとるのに加えて，脊椎 MRI や髄液検査を初期から積極的に実施すべきである．一方，皮疹を伴わない所謂 "zoster sine herpete" の症例も報告されており注意を要するが，その際においても神経学的所見，脊髄 MRI，髄液検査は診断に有用なので着実に実施すべきである[3]．また，髄液検査では，抗 VZV IgG 抗体価（EIA 価）を髄液と血清のペアで測定し，抗体価指数を評価するのが重要である[2-4]．加えて，PCR 法で髄液中の VZV-DNA も積極的に検索すべきである[1-5]．その際，可能ならば nested PCR 法も実施するとよい[2,5]．同法は従来の single PCR 法に比べて感度が約 1,000〜10,000 倍と優れており，従来の検査法が陰性の症例でその威力を発揮する[2,5]．髄液検査は反復して実施し，その際に抗体価の測定や PCR 法も繰り返し施行すべきである．過去の文献では，発症からの時間経過に伴い PCR 法の陽性率は低下し，反対に抗体価の陽性率は上昇する傾向が示されている[2-4]．したがって，VZV 脊髄炎の確定診断には，抗体価の測定と PCR 法を適切に組み合わせて施行するのが有用である．

治療の pitfalls and pearls

　VZV 感染による皮疹に対しては，バラシクロビル 3,000 mg/日の内服治療を 7 日間行うのが一般的である．しかし，感染が脊髄に及んだ場合，内服治療では不十分なのでアシクロビル 750〜1,500 mg/日の点滴治療への切り替えを積極的に行うべきである．加えて，炎症の波及を抑えるため，副腎皮質ステロイド薬を可能な限り併用する方がよい[2,5]．

文献

1. 中里良彦, 二宮充喜子, 吉丸公子, 他. 高度の四肢麻痺を呈した herpes zoster myelitis の1例—本邦報告28例のまとめ—. 神経内科. 2005; 62: 487-93.
2. Takahashi T, Tamura M, Miki K, et al. Varicella zoster virus myelitis in two elderly patients: diagnostic value of nested polymerase chain reaction assay and antibody index for cerebrospinal fluid specimens. Case Rep Neurol. 2013; 5: 81-90.
3. 犬飼 晃, 片山泰司, 見城昌邦, 他. 抗体価指数による髄腔内抗体産生の評価が病因診断確定に有用であった zoster sine herpete にともなう脊髄炎の1例. 臨床神経. 2010; 50: 634-40.
4. Gregoire SM, van Pesch V, Goffette S, et al. Polymerase chain reaction analysis and oligoclonal antibody in the cerebrospinal fluid from 34 patients with varicella-zoster virus infection of the nervous system. J Neurol Neurosurg Psychiatry. 2006; 77: 938-42.
5. Takahashi T, Tamura M, Takasu T. Diagnostic value of a "wide-range" quantitative nested real-time PCR assay for varicella zoster virus myelitis. J Med Virol. 2013; 85: 2042-55.

〈髙橋輝行　田村正人〉

インフルエンザ脳症成人例の case approach

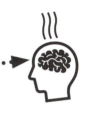

1. 問診，診察，検査

症例 37歳，男性
主訴 痙攣
現病歴 入院4日前から発熱と頭痛，悪寒，戦慄を呈し，3日前に某医でロキソプロフェンを処方された．強直性痙攣を呈し前医に入院した．てんかん重積状態のために人工呼吸器管理がなされ，フェニトインとミダゾラム，プロポフォール，アシクロビルが開始された．第2病日の後鼻腔拭い液からA型インフルエンザウイルス抗原を検出しオセルタミビルを開始．痙攣が頓挫しないため，第8病日に当科に転院した．季節は初夏で，周囲にインフルエンザウイルス感染症の罹患者なし．海外渡航歴なし．

既往歴，**家族歴**，**生活歴** 特記事項なし．

来院時所見 身長170 cm，体重59 kg，体温37.4℃，血圧125/68 mmHg，脈拍85/分・整．眼瞼眼球結膜に異常なし，頸部リンパ節を触知せず，心雑音なし，腹部平坦・軟，腸蠕動音低下，下腿浮腫なし．意識はミダゾラムとプロポフォールによる鎮静下．右共同偏視と散瞳を認め，対光反射は緩慢であった．5分に1度ほどの間隔で1分弱持続する手足を投げ出すような痙攣を認めた．病的反射なく，髄膜刺激徴候を認めなかった．

転院時所見 血液検査: WBC 10,800/mm^3（好中球82%，単球7%，リンパ球11%），Hb 11.7 g/dL，PLT 24.9万/mm^3，T-Bil 0.29 mg/dL，AST 234 IU/L，ALT 215 IU/L，LDH 423 IU/L，ALP 215 IU/L，BUN 17.6 mg/dL，Cre 0.59 mg/dL，Na 143 mmol，K 3.1 mmol，Cl 103 mmol，TP 5.1 g/dL，Alb 2.6 g/dL，血糖110 mg/dL，HbA1c 5.6%，IgG 882 mg/dL，IgM 81 mg/dL 髄液検査: 外観 無色透明，キサントクロミー陰性，細胞数8/mm^3（単核球：多形核球 22：3），RBC 160/mm^3，タンパク36 mg/dL，糖63 mg/dL（血糖110 mg/dL），インターフェロンγ 1.2 IU/mL，IL-2<0.8 IU/mL，IL-6 634 pg/mL，IL-10<2 pg/mL，高感度TNF-α<0.5 pg/mL．

心電図と胸部X線に異常なし．前医で施行された第5病日の頭部MRIでは異常を認めなかったが，第16病日のMRIでは前頭葉から頭頂葉，側頭葉に広がる病変と鉤ヘルニアを認め，第23病日には病変は後頭葉まで及び中心性ヘルニアも認め

た 図1.
転院時より，インフルエンザ脳症を考慮し，メチルプレドニゾロン・パルス療法，ガンマグロブリン大量療法，エダラボンを開始した．痙攣発作に対してレベチラセタムとフェノバルビタールを追加し，痙攣発作は減少した．第23病日の頭部MRIで改善を認めなかったことからシクロスポリンを追加したが，第25病日に永眠された．剖検では，高度の脳浮腫（脳重1,580 g），鉤ヘルニアと中心性ヘルニアによる脳幹の損傷，大脳皮質・髄質の虚血性変化を認めた．

2009年に公表されたインフルエンザ脳症ガイドライン❶では，症候群分類として，A. 急性の臨床経過，びまん性脳浮腫，多臓器障害，血液障害を伴いやすい脳症，B. 亜急性・2相性の臨床経過，限局性脳浮腫，大脳皮質機能障害を伴いやすい脳症（痙攣重積型），C. 先天代謝異常症および類縁の症候群の3つをあげているが，これらに分類できない症例が数十％存在するとしている．本例は，発熱を呈した後に痙攣重積状態となり，血清トランスアミナーゼの上昇，髄液で細胞数の微増，頭部MRIで両側対称性の多発脳病変，脳病理で脳浮腫や虚血性変化を認め，急性壊死性脳症の病態が示唆された．

熱と痙攣，意識障害に対する支持療法と，オセルタミビルなどの抗ウイルス薬や高サイトカイン血症の鎮静化を目的としたメチルプレドニゾロン・パルス療法やガンマグロブリン大量療法が特異的治療，脳低体温療法や血漿交換療法，シクロスポリン療法，アンチトロンビンⅢ大量療法，エダラボン療法が特殊療法として記載されており，本例においても当科に転院した第8病日よりメチルプレドニゾロン・パルス療法，ガンマグロブリン大量療法，エダラボンが使用されたが，転帰不良であった．

Pearls

森島らが1998〜99年に行った「インフルエンザに合併する脳炎・脳症に関する全国調査」では148例が集積され5歳以下が80％以上を占めたが，成人発症例も報告されている．急性脳炎・脳症が示唆される患者を診た場合には，インフルエンザ脳症を念頭におくことが最も重要である．インフルエンザ脳症は発症が急激で症状の進行も早く，進行してしまうとどのような治療を行っても効果が限定的であることから，早期発見・早期治療が最も重要である．

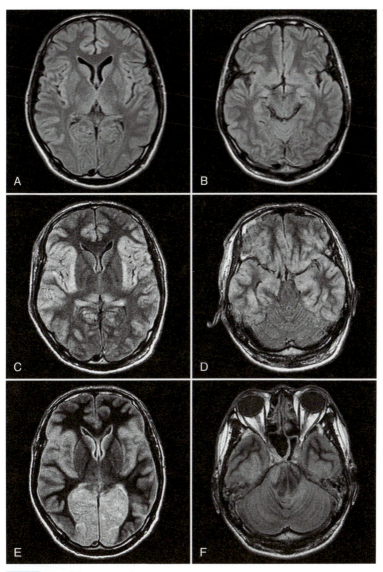

図1 頭部MRI FLAIR所見
A, B（第5病日）: 異常なし. C, D（第16病日）: 前頭葉, 頭頂葉, 側頭葉, 脳底面の広範な大脳皮質に高信号病変を認める. E, F（第23病日）: 大脳皮質の高信号病変は後頭葉まで拡大し, 中心性ヘルニアもみられる.

文献
① 森島恒雄. インフルエンザ脳症ガイドライン【改訂版】. 小児科臨床. 2009; 62: 2483-528.

〈森田昭彦〉

遅発性ウイルス感染症・プリオン病 V

亜急性硬化性全脳炎の診断や治療はどのようにしたらよいでしょうか？

1. 亜急性硬化性全脳炎（SSPE）の概要

　SSPE（subacute sclerosing panencephalitis）は，変異麻疹ウイルスの脳内持続感染の結果生ずる，麻疹の遅発性中枢神経合併症である．一度発症すると数カ月から数年の経過で進行性に経過し，自然寛解はきわめて稀である．治療法は確立されておらず，現在でも予後不良の疾患である．

　麻疹罹患後，3〜12年の潜伏期を経て発症するが，15年以上のこともある．発症頻度は，自然麻疹罹患者数万人あたり1人とされている❶．性差があり，男女比約2：1とやや男児に多くみられる．2歳未満での麻疹罹患は発症リスクを高めるとされている．これは，免疫系や中枢神経系が未熟な状態で麻疹に罹患することによると考えられている．わが国では，麻疹患者数が減少した現在においても，年間数例程度の発症が続いている．

　病理学的には，灰白質と白質の両方が冒される全脳炎であり，線維性グリオーシスにより硬化性変化を示す．中枢神経組織からはSSPEウイルスとよばれる，ウイルス粒子形成能がなく神経病原性のある麻疹ウイルス変異株が分離される．麻疹ウイルスに比較してSSPEウイルスにはMタンパク，Fタンパク，Hタンパクに変異があり，これがウイルス粒子形成能の欠失や神経親和性・神経病原性に関与していると考えられている❷．

2. 臨床症状

　SSPEは病変の進行に伴って類型的な神経症状を呈する．1969年にテネシー大学のJabbourがケースシリーズで最初に使用した病期分類が，Jabbourの分類として現在も用いられている　表1 　❸．

　JabbourⅠ期は大脳の機能低下による性格変化，行動異常，睡眠障害，記銘力低下，学力低下などの比較的軽微な精神神経症状がみられる時期で，緩徐に進行する．

　Ⅱ期には痙攣および運動徴候が出現する．痙攣のタイプは多彩で運動徴候として運動機能低下，不随意運動が出現し，SSPEに特徴的な徴候としてミオクロー

表1 Jabbour の分類

Ⅰ期	大脳皮質徴候（精神，行動面）：易刺激性，感動過多，傾眠，記憶力低下，無関心，引きこもり，流涎，言語退行，言語緩慢
Ⅱ期	痙攣，運動徴候：ミオクローヌス（頭部，体幹，四肢），失調（体幹，四肢），不随意運動（舞踏病アテトーゼ様の姿勢や動き，振戦）
Ⅲ期	昏睡，後弓反張：刺激に対する無反応，展位筋緊張亢進，除皮質硬直，不規則で喘鳴を伴う呼吸
Ⅳ期	無言症，大脳皮質機能やミオクローヌスの消失：病的な笑いや泣き，眼球の遊走する運動，四肢の屈曲，筋緊張低下，頸部の片側への回転位，四肢のミオクローヌスを時々認める，音への驚愕反応

ヌスがある．神経学的には協調運動障害，錐体路徴候，錐体外路徴候などが明らかになり，次第に歩行や座位が不能になる．知能低下も進行し，顕著になるためⅡ期で確定診断される例が多い．

Ⅲ期では意識障害が進行し，徐々に反応不良となり昏睡に至る．球麻痺症状も出現し，次第に経口摂取不能となる．呼吸，循環，体温などの自律神経機能も侵される．

Ⅳ期では脳皮質機能が高度に傷害され，無言症およびいわゆる植物状態になる．ミオクローヌスはほとんど消失し，Moro 様反射などの原始反射が出現する．筋緊張は著明に亢進し，体幹四肢が拘縮する．

約 80％が数カ月から数年かけて進行性に経過する亜急性進行型で，数カ月以内に死亡する急速進行型と 10 年以上の緩徐な経過をとる緩徐進行型がそれぞれ約 10％にみられ，一時的に改善および悪化がみられる慢性再発-寛解型が稀にみられる．

3. SSPE の検査所見

1 麻疹抗体価

血清および髄液中の麻疹抗体価が上昇する．特に髄液中の抗体価上昇は中枢神経系における変異麻疹（SSPE）ウイルスの増殖を示唆する所見であり，検出されれば診断的意義は高い[4]．また，髄液 IgG-index（＝［髄液 IgG 濃度÷血清 IgG 濃度］÷［髄液アルブミン濃度÷血清アルブミン濃度］）が上昇する．以前は SSPE 患者の抗体価は異常高値が特徴とされていたが，軽度上昇にとどまる症例も多い．

2 脳波検査

JabbourⅡ期からⅢ期にかけて左右同期性または非同期性に3〜20秒間隔で出現するPSDをほとんどの症例で認める．Ⅳ期になるとPSDは消失する．

3 画像検査

JabbourⅡ期以降に頭頂〜後頭葉の白質病変から出現することが多いが，前頭葉，基底核，視床，皮質病変などを認める症例もあり病巣は多彩である[5]．病期の進行とともに脳萎縮が進行する．

4. SSPEの診断

SSPEの診断は，まず臨床症状よりSSPEを疑うことである．特徴的な臨床経過を示せば疑うことは容易である．典型的な症状（表2，大項目2の典型例）と髄液中麻疹抗体価の上昇（表2，大項目1）が確認されれば，ほぼSSPEは確実である．これに，小項目の脳波（周期性同期性放電），髄液検査（IgGインデックスの上昇），脳生検（全脳炎の所見），分子生物学的診断（変異麻疹ウイルスゲノム同定）の何れかを認めれば確実である．

時に，非典型的な臨床経過であるが髄液中麻疹抗体価の上昇（表2，大項目1）が認められSSPEが疑われる症例があるが，この場合，診断確定には生検や剖検での全脳炎所見の確認や，脳組織からの変異麻疹（SSPE）ウイルスゲノムの同定が必要である[5]．

表2 亜急性硬化性全脳炎診断基準

大項目		
1. 麻疹抗体価	脳脊髄液（CSF）中抗体価の上昇	
2. 臨床症状	典型例: 急速進行型，亜急性進行型，緩徐進行型，慢性再発-寛解型	
	非典型例: 症状が痙攣のみの例，Ⅰ期が遷延する例，乳児あるいは成人例	
小項目		
3. 脳波	周期性同期性放電（PSD）	
4. 髄液検査	IgGの上昇	
5. 脳生検	全脳炎の所見	
6. 分子生物学的診断	変異麻疹ウイルスゲノム同定	
確実	大項目1＋2（典型）に加え，小項目3-6の少なくとも1つ．	
	大項目1＋2（非典型）に加え，小項目5, 6の少なくとも1つ．	
ほぼ確実	大項目1＋2（典型）	
疑い	大項目1＋2（非典型）	

5. SSPE の治療

　イノシンプラノベクスは抗ウイルス作用と免疫賦活作用を併せ持つ薬剤である．一般には 50〜100 mg/kg を分 3 または分 4 で経口投与する．SSPE に対するイノシンプラノベクスの有効性を臨床症状から評価した場合，症状の改善した症例あるいは進行の止まった症例の割合は，報告により 11〜66％とさまざまであるが，投与されなかった場合の自然寛解率は 4〜10％とされており，その効果は確実とはいえないまでも，臨床症状の進行を抑制すると考えられている．生存率で評価すると，イノシンプラノベクスが投与された例の 8 年生存率は 61％であるのに対し，ほぼ同時期の非投与例の生存率が 8％であることから，イノシンプラノベクスは SSPE の生存率を延長させる効果があるとされている．我が国での保険適用のある治療法である．

　インターフェロンは抗ウイルス作用をもつ薬剤である．インターフェロン（αまたはβ）100〜300 万単位を週 1〜3 回，髄腔内あるいは脳室内に投与する．イノシンプラノベクスとの併用により，有効であったとする報告が多い．臨床症状から有効性を評価すると，改善〜進行停止が 45〜77％と報告されている．イノシンプラノベクス単独投与と同様，効果は確実とはいえないが，無治療の場合に比較すると進行が止まる率が高い．しかし，5〜9 年間経過観察した結果では，治療効果は一時的であり，長期予後の改善は得られていない．我が国ではスミフェロン®のみがイノシンプラノベクスとの併用により保険適用される．

　リバビリンは，広い抗ウイルススペクトルを有する薬剤であり，変異麻疹（SSPE）ウイルスに対しても抗ウイルス作用を有する．リバビリン脳室内投与療法により，脳脊髄液中のリバビリン濃度はウイルスの増殖を完全に抑制する濃度に達し，重篤な副反応は認めず，少数例ではあるが臨床的有効性が報告されている[6]．さまざまな病期の 10 例に試みた結果は，7 例において臨床症状の改善あるいは髄液中麻疹抗体価の減少が認められた．特に，病期の比較的早い時期（Jabbour の第 II 期）にリバビリン治療が開始された場合は，臨床症状に明らかな改善が認められる症例が多い．リバビリンは SSPE に対する保険適用はなく，本療法は研究的治療法である．したがって，施設の倫理委員会の承認を得て，保護者の同意を得てから治療を開始する必要がある．

　SSPE の診断がつき次第，日本において SSPE に対し保険適用のあるイノシンプラノベクスの経口投与とインターフェロンの脳室内（髄腔内）投与を開始する．

1 亜急性硬化性全脳炎の診断や治療はどのようにしたらよいでしょうか？

リバビリンを試みる場合は，倫理委員会の承認と，研究的治療であることを十分に説明した上での本人および保護者の同意が必要である．

6. 患者・家族に対する支援

　SSPE 患者の介護にあたっては，病状に応じた対応が必要となる．
　I～II期では，様々な症状で発症し，特徴的なミオクローヌスや痙攣が出現してはじめて診断がつくことが多い．診断が確定したら直ちに治療計画を立て，治療を継続することが大切である．SSPE の進行を完全に止めることは困難であるので，症状が安定したら早期に在宅介護に移ることが望ましい．
　III期では経口摂取が困難になり，経鼻経管栄養や胃瘻栄養が必要となる．また不随意運動や筋硬直，自律神経症状（発汗過多，口腔内分泌亢進，高体温など）が著明となり，それらに対する対症療法が必要になる．
　IV期になると筋強直がみられ，呼吸管理として気管切開や人工呼吸器管理が必要となる．在宅介護が困難であれば，施設入所を検討する．患者本人，介護者，患者の兄弟姉妹に対し，心理的支援も考える必要がある．

Pearls

SSPE に対する有効な治療法は確立されておらず，現在においても予後不良の疾患である．SSPE の発生は，自然麻疹罹患患者数万人あたり1人であるのに対し，麻疹ワクチン接種後の発生はきわめて稀である（ワクチン株ウイルスから SSPE ウイルスへの変異は確認されていない）．我が国では，麻疹ワクチン2回接種の普及により麻疹患者数が激減し，近年の麻疹発症者数は年間千名を切っている．今後数年のうちに，SSPE 患者の新規発生はほぼゼロになると期待される．

文献

1) Garg RK. Subacute sclerosing panencephalitis. J Neurol. 2008; 255: 1861-71.
2) 堀田　博．亜急性硬化性全脳炎 (SSPE) 2．成因と発症機構．In: 厚生労働省科学研究費補助金難治性疾患克服研究事業「プリオン病及び遅発性ウイルス感染症に関する調査研究班」, 編．プリオン病と遅発性ウイルス感染症．東京: 金原出版; 2010. p.261-9.
3) Jabbour JT, Garcia JH, Lemmi H, et al. Subacute sclerosing panencephalitis. A multi-disciplinary study of eight cases. JAMA. 1969; 207: 2248-54.
4) Lakshmi V, Malathy Y, Rao RR. Serodiagnosis of subacute sclerosing panencephalitis by enzyme linked immunosorbent assay. Indian J Pediatr. 1993; 60: 37-41.
5) Gutierrez J, Issacson RS, Koppel BS. Subacute sclerosing panencephalitis: an update. Dev Med Child Neurol. 2010; 52: 901-7.
6) Hosoya M, Mori S, Tomoda A, et al. Parmacokinetics and effects of ribavirin following intraventricular administration for treatment of subacute sclerosing panencephalitis. Antimicrob Agents Chemother. 2004; 48: 4631-5.

〈細矢光亮〉

進行性多巣性白質脳症の診断や治療はどのようにしたらよいでしょうか？

1. PML オーバービュー

　進行性多巣性白質脳症（progressive multifocal leukoencephalopathy: PML）はJCウイルス（JCV）による中枢神経感染症の一形態である．JCVが脳のオリゴデンドロサイトで増殖し，多発性の脱髄病変を引き起こす．大脳白質が病変の主体であるが，小脳や脳幹といったテント下病変での発症もある．本邦でのPML発症頻度は人口1,000万人に対して約0.9人である．PMLは主に細胞性免疫の低下を背景に発症するため，欧米ではPML患者の85%近くがヒト免疫不全ウイルス（human immunodeficiency virus: HIV）感染症を基礎疾患とするが，本邦の基礎疾患は多岐にわたる　図1．近年では臓器移植後・造血幹細胞移植後などに免疫抑制剤を使用した患者や，生物由来製品投与によるPML（特に多発性硬化症患者の再発予防に使用されるナタリズマブ投与によるPML）が注目されている．また，PML治療介入後に臨床症状の増悪，頭部MRIでのGd増強効果やmass effectをみることがあり，免疫再構築症候群（immune reconstitution inflammatory syndrome: IRIS）とよばれる．IRISも生命予後や機能予後に関連するため治療の対象となることが多い．生命予後は基礎疾患により異なるが，HIV-PMLの中央生存期間は1.8年，非HIV-PMLは3カ月とされてい

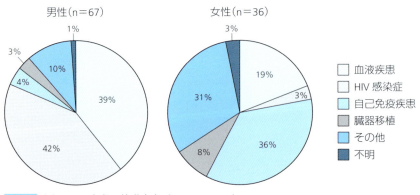

図1　本邦PML患者の基礎疾患（2007〜2013）

るが，ナタリズマブ関連 PML の死亡率は 23％である．

2. 診断は臨床症候・頭部 MRI 画像・脳脊髄液での JCV-DNA の検出・病理所見および除外診断で行う

　PML の臨床症候は亜急性に進行する認知機能障害・構音障害・片麻痺や失語など多彩である．本邦の最近の PML の臨床症候を 表1 に示す． 図1 のような基礎疾患をもつ患者がこのような症状を呈した場合に PML を疑う．

　頭部 MRI では脳室周囲白質・半卵円中心・皮質下白質などの白質病変が主体である．大脳白質の病変が主体だが，テント下病変も生じうる．病変は T1 強調画像で低信号，T2 強調画像および FLAIR 画像で高信号を呈する．拡散強調画像では比較的新しい病変は高信号を呈し，古い病変は信号変化が乏しくなるため病変の拡大に伴い，リング状の高信号病変を呈することが多くなる 図2 ．通常，浮腫/mass effect は伴わず，ガドリニウム増強効果を呈することも少ないが，IRIS を発症すると浮腫/mass effect や増強効果を認めることが多い．

　臨床症状と MRI 画像所見で PML を疑い，脳脊髄液の JCV-DNA 遺伝子検査や脳生検の病理学的検査で診断を確定する．脳脊髄液の JCV-DNA 遺伝子検査は PML の診断において非常に有用であり，その感度は 72〜92％，特異度は 92〜100％とされている． 表2 に PML の診断基準（2013 年版）を示す．

表1 本邦 PML 患者の臨床症状 (2010〜2014)

臨床症状	症例数（%） (n=45, 重複あり)
認知機能障害	21 (46.7%)
構音障害	18 (40.0%)
片麻痺	16 (35.6%)
失語	11 (24.4%)
小脳症状	9 (20.0%)
深部腱反射亢進	9 (20.0%)
視力障害	8 (17.8%)
精神症状	8 (17.8%)
不随意運動	7 (15.6%)
無動無言	6 (13.3%)
嚥下障害	6 (13.3%)

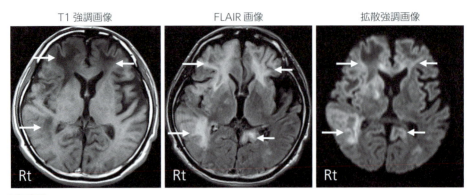

図2 PML の頭部 MRI

38 歳男性，HIV-PML 症例．認知機能障害で発症．各画像の矢印は典型的な病変部位を示す．T1 強調画像で低信号，FLAIR 画像で高信号．拡散強調画像ではリング状の高信号病変を呈する．病変は浮腫／mass effect は伴わず，増強効果も認めなかった．

3. PML 治療の唯一の効果的な治療は免疫再構築である

　現在，JCV に対して確立された治療薬はなく，PML に唯一の効果的な治療は免疫再構築である．そのため HIV-PML では原疾患の治療である ART 療法（anti-retroviral therapy）が有効である．HIV-PML においては，ART 療法導入の前後で明らかな生命予後の改善がみられている．非 HIV-PML では免疫抑制状態の原因となっている薬剤などの中止が免疫機能の回復につながる．非 HIV-PML のうち，モノクローナル抗体関連 PML は生物由来製品の中止とともに，血液浄化療法によるモノクローナル抗体の除去が有効と考えられる．血液浄化療法は，単純血漿交換や免疫吸着療法が行われている．そのプロトコールとして隔日施行・計 5 回などが提唱されている．その他の非 HIV-PML では抗がん剤や免疫抑制剤など誘因薬剤の使用は基礎疾患自体の治療につながっている．そのため，誘因薬剤の中止は PML 治療において理論的には原則ではあるが，減量または中止により基礎疾患が増悪することもある．このことが非 HIV-PML の生命予後が悪い一因となっている．

　PML 治療に伴う IRIS は，HIV-PML では ART 療法開始後 2〜3 カ月以内に発症することが多いが，非 HIV-PML のナタリズマブ投与による PML では血液浄化療法開始後数日から数週間以内に発症しうる．IRIS は細胞性免疫回復による

表2 進行性多巣性白質脳症（PML）の診断基準
(厚生労働省難治性疾患克服研究事業・プリオン病及び遅発性ウイルス感染症に関する調査研究班，2013[2])

Definite PML: 下記基準項目の 5 を満たす．
Probable PML: 下記基準項目の 1,2,3 および 4 を満たす．
Possible PML: 下記基準項目の 1,2 および 3 を満たす．

1. 成人発症の亜急性進行性の脳症（1）
2. 脳 MRI/CT で，白質に脳浮腫を伴わない大小不同，融合性の病変が散在（2）
3. 白質脳症をきたす他疾患を臨床的に除外できる（3）
4. 脳脊髄液から PCR で JCV DNA が検出（4）
5. 剖検または生検で脳に特徴的病理所見（5）と JCV 感染（6）を証明

注
(1) 免疫不全（AIDS，抗癌剤・免疫抑制剤投与など）の患者や生物学的製剤（natalizumab，rituximab 等）を使用中の患者に後発し，小児期発症もある．発熱・髄液細胞増加などの炎症反応を欠き，初発症状として片麻痺/四肢麻痺，認知機能障害，失語，視力障害，脳神経麻痺，小脳症状など多彩な中枢神経症状を呈する．無治療の場合，数カ月で無動性無言状態に至る．
(2) 病巣の検出には MRI が最も有用で，脳室周囲白質・半卵円中心・皮質下白質などの白質病変が主体である．病変は T1 強調画像で低信号，T2 強調画像および FLAIR 画像で高信号を呈する．拡散強調画像では新しい病変は高信号を呈し，古い病変は信号変化が乏しくなるため，リング状の高信号病変を呈することが多くなる．造影剤増強効果は陰性を原則とするが，まれに病巣辺縁に弱く認めることもある．
(3) 白質脳症としては副腎白質ジストロフィーなどの代謝疾患やヒト免疫不全ウイルス（HIV）脳症，サイトメガロウイルス（CMV）脳炎などがある．しかし AIDS など PML がよくみられる病態にはしばしば HIV 脳症や CMV 脳炎などが合併する．
(4) 病初期には陰性のことがある．経過とともに陽性率が高くなるので，PML の疑いがあれば再検査する．
(5) 脱髄巣，腫大核に封入体を有するグリア細胞の存在，アストログリアの反応，マクロファージ・ミクログリアの出現．
(6) JCV DNA，mRNA，タンパク質の証明もしくは電子顕微鏡によるウイルス粒子の同定．

PCR: polymerase chain reaction.

JCV 感染細胞に対する免疫反応と考えられており，重篤ではない場合には PML 治療のみを継続することもある．ただし，重篤な IRIS は重度の障害や死亡に至るため適切に治療する必要がある．実際には IRIS に対して治療が必要な場合が多く，ステロイドパルス療法が行われる．

その他の PML 治療に試みられている薬剤（塩酸メフロキン，ミルタザピン，シタラビン，シドフォビルなど）はエビデンスレベルの高い報告はなく，有効例も症例報告レベルにとどまるものが多い．

その他，対症療法として抗てんかん薬投与などを行いながら循環・呼吸管理，肺炎などの感染症対策といった全身管理を行う．

Pearls

多発性硬化症患者のナタリズマブ関連 PML（NAT-PML）

NAT-PML は発症のリスクファクターとして「抗 JCV 抗体陽性」,「2 年以上のナタリズマブ投与歴」,「過去の免疫抑制剤使用歴」が知られている. この 3 条件がそろうと PML 発症のリスクは高まり, ナタリズマブ投与歴が 25～48 カ月で 11.1/1,000 人となる.

NAT-PML は無症候性 PML（臨床症状はないが頭部 MRI 異常が認められる）の段階で治療を開始することで生命/機能予後の向上が得られる. ただし, 無症候性 PML に対する血液浄化療法は IRIS 発症による症状の増悪が懸念される.

文献

[1] Tan CS, Koralnik IJ. Progressive multifocal leukoencephalopathy and other disorders caused by JC virus: clinical features and pathogenesis. Lancet Neurol. 2010; 9: 425-37.
[2] 厚生労働科学研究費補助金 難治性疾患等克服研究事業「プリオン病及び遅発性ウイルス感染症に関する調査研究班」, 編. 進行性多巣性白質脳症（progressive multifocal leukoencephalopathy: PML）診療ガイドライン 2013. http://prion.umin.jp/file/PML2013.pdf
[3] http://prion.umin.jp/file/result_virus2014/19.pdf
[4] http://prion.umin.jp/file/result_virus2014/20.pdf
[5] Bloomgren G, Richman S, Hotermans C, et al. Risk of natalizumab-associated progressive multifocal leukoencephalopathy. N Engl J Med. 2012; 366: 1870-80.

〈雪竹基弘〉

プリオン病にはどのような疾患があり，どのくらいの頻度でみられるのですか？

　Creutzfeldt-Jakob病（Creuzfeldt-Jakob disease: CJD）に代表されるプリオン病は，脳における海綿状変化と異常プリオンタンパク（scrapie prion protein: PrP^{Sc}）蓄積を特徴とする感染症で，同種間あるいは異種間で伝播しうる．ヒトのプリオン病は，病因から孤発性CJD（sporadic CJD: sCJD），遺伝性プリオン病，獲得性プリオン病に分類され，その有病率は人口100万人あたり年間約1人とされている．1996年3月に英国で変異型CJD（variant CJD: vCJD）が報告され，BSEからの感染の可能性があることが発表されると，世界的に大きな社会問題となり，わが国でも1996年に厚生省研究班によりCJDの実態について全国調査が実施された．その調査では，vCJDの患者は見出されなかったが，脳外科手術時にヒト屍体由来の硬膜移植歴のあるCJDが多数存在していることが報告された．その後，1999年4月からは，全症例を地域のCJD担当専門医が実地調査するという現在の体制のCJDサーベイランス調査が開始され[1]，2016年2月までに2,736例のプリオン病患者が登録されている．また，その間も硬膜移植後CJD患者（dura mater graft-associated CJD: dCJD）の発生は続き，2016年2月の段階で151例に達している．本稿では，わが国のプリオン病の臨床像と疫学について概説する．

1. 孤発性 Creutzfeldt-Jakob 病（sCJD）

1 sCJD の分類

　sCJDはプリオン病を発症した原因が不明のもので，わが国のプリオン病全体の約3/4を占め[1]，1999年4月から2016年2月までに2,116例がCJDサーベイランス委員会に登録されており，プリオン病全体の77.3％を占めている．sCJDはPrP遺伝子のコドン129多型（メチオニン［M］とバリン［V］の2種類のアリル，MM，MV，VVの3種類の遺伝子型が存在する）とプロテアーゼ抵抗性PrPのウエスタンブロットパターン（1型または2型に大別される）により6型（MM 1/MM 2/MV 1/MV 2/VV 1/VV 2）に分類され，それぞれ特徴的な臨床症状，病理像を呈する 表1 ．sCJDの約70％は，急速な進行の認知症やミオクローヌス，脳波での周期性同期性放電（periodic synchronous dis-

表 1 PrP 遺伝子コドン 129 多型（MM, MV, VV）とプロテアーゼ抵抗性 PrP のウエスタンブロットのパターン（1 型，2 型）による sCJD の分類，特徴

MM 1 型	CJD 典型例の臨床（急速な進行．認知症，ミオクローヌス，視覚異常，失調などの症状．脳波上 PSD および髄液 14-3-3 が陽性など）および病理（大脳皮質，小脳皮質，基底核，視床などに海綿状変化．シナプス型の PrP 沈着）．Heidenhain variant（視覚障害での発症を特徴とする臨床亜型）は，MM 1 型に含まれる．
MM 2 型	(1) 皮質型：認知症で発症し比較的長い経過．PSD（-），脳脊髄液 14-3-3 タンパク陽性．大脳皮質，基底核，視床の海綿状変化および粗大なパターンのシナプス型 PrP 沈着 (2) 視床型：［孤発性致死性不眠症（sporadic fatal insomnia: SFI）］；不眠，自律神経障害ほか．視床，下オリーブ核病変
MV 1 型	急速な進行，認知症，ミオクローヌス．PSD および脳脊髄液 14-3-3 タンパク陽性．大脳皮質および小脳病変
MV 2 型	失調，認知症など．比較的長い経過の例が含まれる．PSD（-），脳脊髄液 14-3-3 タンパクは一部の例でのみ陽性．辺縁系，基底核，視床，脳幹，小脳に海綿状変化および小脳にクールー斑．プラーク型およびシナプス型の PrP 沈着
VV 1 型	認知症で発症し，比較的長い経過．PSD（-），脳脊髄液 14-3-3 タンパク（+）．皮質，基底核病変（海綿状変化，シナプス型の PrP 沈着）
VV 2 型	失調および認知症．PSD（-），脳脊髄液 14-3-3 タンパク（+）．小脳，基底核，視床，大脳皮質真相病変（海綿状変化．クールー斑はないが，シナプス型に加えてプラーク型の PrP 沈着がみられる）

charge: PSD）の出現など典型的な sCJD 病像を呈し，それらの多くは MM 1 型または MV 1 型に含まれる．しかし，MM 2 型，MV 2 型，VV 1 型，VV 2 型の 4 型は，典型的な sCJD の病像をとらず，非典型的な病像がその臨床診断を困難にしている．日本人の 90％以上はコドン 129 多型が MM で，わが国の sCJD 症例の 96.8％のコドン 129 も MM であり，わが国で最も多い非典型例は MM 2 型である[1]．

2 MM 1 型または MV 1 型

MM 1 型，MV 1 型は典型的な CJD の病像を呈し，亜急性進行性の認知症，ミオクローヌス，視覚障害，小脳症状，錐体路徴候，錐体外路徴候などの神経症候を認め，発症後 6 カ月以内にほとんどが無動性無言に陥る 表1 ．臨床検査では脳波上の PSD，頭部 MRI 拡散強調画像（diffusion weighted image: DWI）の皮質および基底核高信号，脳脊髄液 14-3-3 タンパク陽性を認めることが多い．これらは，WHO の sCJD 診断基準 表2 により，臨床的にほぼ確実例と診断できる．病理では脳萎縮，皮質全層の海綿状変化を認め，PrP 免疫染色ではシナプス型沈着がみられる．

| 表2 | 孤発性 Creutzfeldt-Jakob 病の診断基準（WHO 1998）|

A. 確実例（definite）
　特徴的な病理所見，またはウエスタンブロットや免疫染色法で脳に異常プリオンタンパクを検出．
B. ほぼ確実例（probable）
　病理所見はないが，以下の1〜3を満たす．
　1．急速進行性認知症
　2．次の4項目中2項目以上を満たす．
　　a．ミオクローヌス
　　b．視覚または小脳症状
　　c．錐体路または錐体外路症状
　　d．無動性無言
　3．脳波上で周期性同期性放電（PSD）を認める．
　4．脳波上PSDはないが，脳脊髄液中に14-3-3タンパクが検出され，臨床経過が2年未満の場合．
C. 疑い例（possible）
　上記のBの1および2を満たすが，脳波上PSDを欠く場合．

3 MM 2 型

　MM 2 型は，病理学的に MM 2 皮質型と MM 2 視床型の2型に分類できる 表1 ．ほとんどの MM 2 皮質型は，60 歳台以降に認知症症状にて発症し，発症後長期間，認知症以外の神経症候を呈さない例も多く，発症初期には Alzheimer 病と診断されることがある．また，典型的な sCJD と比較すると，罹病期間が長いことも特徴の1つである．MM 2 皮質型は進行性認知症を主体とし，sCJD の診断基準 表2 で診断に必要とされる神経症候の項目数を満たさず，sCJD 疑い例にも含まれない例が存在する．しかし，頭部 MRI DWI で皮質のリボン状高信号という CJD に比較的特異的な所見を呈することから 図1 ，CJD を疑うことは容易である[2]．病理では，皮質に神経細胞の脱落とグリオーシスおよび海綿状変化を認める．PrP 免疫染色では，空胞周囲性の沈着パターンを認める．

　MM 2 視床型の発症年齢は 30 歳台から 70 歳台と幅があり，初発症状も認知症，不眠，歩行失調，錐体外路症候，精神症状，自律神経症状とさまざまで，進行が緩徐なため臨床症候で CJD を疑うことは困難である．また，経過中に脳波上の PSD が出現しないことが多く，脳脊髄液 14-3-3 タンパクもしばしば陰性で，頭部 MRI 上の異常信号も出現しにくいなど，臨床診断が困難である[2]．病理学的には，下オリーブ核と視床に神経細胞の脱落とグリオーシスを認め，海綿状変化は皮質に軽度認めるのみである．PrP 免疫染色では沈着量は少なく，陰性の場合もある．

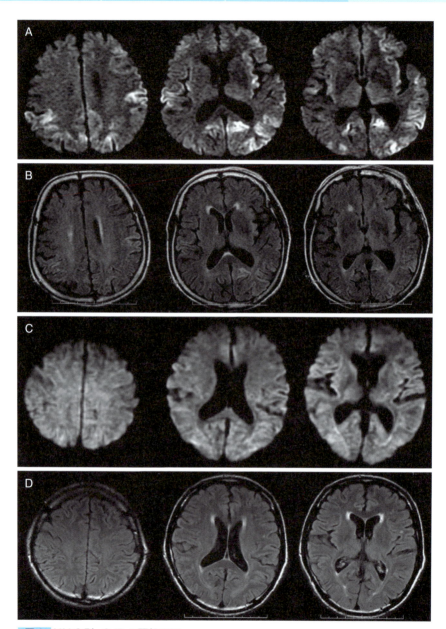

図1　MM 2 型 sCJD の頭部 MRI

A: MM 2 皮質型，拡散強調画像，B: MM 2 皮質型，FLAIR 画像，C: MM 2 視床型，拡散強調画像，D: MM 2 視床型，FLAIR 画像．MM 2 皮質型では，両側前頭葉，頭頂葉，後頭葉に拡散強調画像で強い高信号を認め（A），FLAIR 像でも同部位がわずかに高信号となっている（B）．MM 2 視床型では，拡散強調像，FLAIR 像とも明らかな異常信号病変を認めない（C, D）．

4 MV 2 型，VV 1 型，VV 2 型

　MV 2 型は，失調，認知症，錐体外路症状および精神症状を認めることが多く，比較的緩徐に進行するため，多系統萎縮症や Alzheimer 病と誤診される症例がある．検査所見では，脳波上の PSD はほとんどの症例で陰性で，脳脊髄液 14-3-3 タンパクの感度は 57〜89％である．VV 1 型は認知症で発症し比較的長い経過を呈するが，頭部 MRI 皮質高信号や脳脊髄液 14-3-3 タンパクが診断に有用である．VV 2 型は認知症，失調症状で発症することが多く，亜急性に進行し，脳脊髄液 14-3-3 タンパクが診断に有用である．

2. 遺伝性プリオン病

　遺伝性プリオン病は，家族性 CJD，Gerstmann-Sträussler-Scheinker 病 (Gerstmann-Sträussler-Scheinker disease: GSS)，致死性家族性不眠症 (fatal familial insomnia: FFI) の 3 病型に大別される．1999 年 4 月から 2016 年 2 月までに 525 例が CJD サーベイランス委員会に登録されており，プリオン病全体の 19.2％を占めている

1 家族性 CJD

　遺伝子変異の部位により多様な神経病理像を呈するが，わが国で多くみられる変異は V180I，E200K，M232R である[❶]．V180I は，1999 年 4 月から 2016 年 2 月までに 249 例が CJD サーベイランス委員会に登録されており，遺伝性プリオン病の 47.6％を占めている．臨床的には，ほとんどで家族歴を有さず，緩徐進行性の経過をとり，認知症症状，錐体外路症状，大脳皮質巣症状などを呈する．脳波上 PSD は陰性のことが多く，髄液 14-3-3 タンパクの陽性率も低いが，MRI DWI で大脳皮質に高信号病変を認める[❸]．病理では高度の海綿状変化がみられるが，神経細胞脱落は軽い[❸]．E200K は浸透率が高い変異で，典型的な CJD の病像を呈することが多い．M232R 変異の約 60％は典型的な CJD の経過をとり (rapid type)，残りの約 40％は比較的長い経過を示す例 (slow type) がある．緩徐進行性の症例では，MRI DWI にて視床内側面に hockey stick 状の高信号を認めることがある．V180I 変異と同様に，家族歴を認めず，遺伝的浸透率が低いものと推察される．

2 Gerstmann-Sträussler-Scheinker 病（GSS）

　　GSS 病型では CJD と比較して緩徐な進行を示し，脳に PrP アミロイド斑（クールー斑）を認める．GSS 病型を示す変異で最も頻度の多い変異は P102L である．P102L 変異に伴う GSS 古典型は，発症年齢は 30〜70 歳台と幅広く，失調症状，構音障害で発症し，発症後数年で認知症症状が出現し進行する．しばしば下肢異常感覚や下肢腱反射消失を認める点が脊髄小脳変性症との鑑別上重要である[4]．脳波上 PSD を認めないことが多く，脳脊髄液 14-3-3 タンパクも陰性のことが多い[5]．1999 年 4 月から 2016 年 2 月までに 97 例が CJD サーベイランス委員会に登録されており，遺伝性プリオン病の 18.6％を占めている．

3 致死性家族性不眠症（FFI）

　　D178I 変異がコドン 129 M と同一アリル上にある場合は FFI，コドン 129 V と同一アリル上にある場合は CJD の表現型を示す場合が多い．FFI の発症年齢は 10〜70 歳台で，初発症状は不眠，昏迷，自律神経症状で，その後認知症などを呈し 1〜2 年の経過で死亡する．病名に反し，不眠を示さない例もある．病理では，視床の前腹側核，背内側核および下オリーブ核に神経細胞脱落やグリアの増生が限局し，大脳皮質の海綿状変化は軽度である．PrP 免疫染色では，皮質下灰白質，脳幹，小脳，下オリーブ核に微量のシナプス型沈着を認める．

3. 獲得性プリオン病

　　獲得性プリオン病にはパプアニューギニアの儀式的食人から感染したクールー，医療行為により感染した医原性プリオン病，牛海綿状脳症からヒトへの感染の可能性が考えられている変異型 CJD（variant CJD: vCJD）が含まれる．わが国の獲得性プリオン病は vCJD の 1 例を除き全例が dCJD である[1]．

1 医原性プリオン病

　　医原性プリオン病の感染源としては，ヒト屍体由来乾燥硬膜，角膜，深部脳波電極，脳外科手術の際の手術器具，ヒト下垂体抽出成長ホルモン，ゴナドトロピン，vCJD 患者献血由来の輸血が報告されている．

　　わが国の硬膜移植後 CJD（dura mater graft-associated CJD: dCJD）患者数は 151 例（2016 年 2 月現在）であり，世界全体の 6 割以上を占めている．dCJD は臨床病理学的特徴から 2 つの病型（プラーク型/非プラーク型）に分類され，脳

にプラーク（PrP斑）形成を認めない非プラーク型は古典的CJDと同様の典型的なCJDの臨床病理像を示す．一方，PrP斑形成を示すプラーク型はdCJD全体の約1/3を占め，比較的緩徐な進行を示し，発症1年以内には脳波上PSDを認めないなど非典型的な病理像を示す．

2 変異型CJD（vCJD）

vCJDの発生は英国が最も多く（177例），フランス（27例），スペイン（5例），アイルランド（4例）などでも発生が確認されている．わが国に発生した1例のvCJDは発症11.5年前に短期間英国滞在歴を有していた．vCJDの臨床的特徴としては，sCJDと比較して若年発症で，経過が比較的緩徐で，精神症状や行動異常で発症し，疼痛性異常感覚を訴えることが多い．通常は脳波上PSDを認めず，頭部MRIで両側視床枕高信号（pulvinar sign）がみられる．脳脊髄液14-3-3タンパクは約半数で陽性となる．病理学的にはflorid plaqueとよばれるPrP沈着が特徴的で，中枢神経のみならず，リンパ節，虫垂，扁桃の末梢リンパ組織の樹状細胞にもPrP^{Sc}が認められる．

4. おわりに

わが国のプリオン病の臨床像と疫学について概説した．細菌やウイルスといった核酸を有する病原体による感染症とは異なり，プリオン病はPrP^{Sc}を介して同種間や異種間を伝播すると考えられており，通常の殺菌法や消毒法が無効であるため，特に医療現場における感染予防の面からも，その早期診断は重要である．

Pearls

CJDサーベイランス委員会のデータでは，1999年から2011年にかけてわが国のプリオン病の発症率や死亡率は増加してきている[6]．特に，60歳以上の比較的高齢のグループで増加しており，60歳未満のグループでは発症率や死亡率の増加は認めなかった．プリオン病の発症率や死亡率が増加している原因としては，診断技術の向上によって見逃される症例が減少している可能性が考えられているが，正確な原因は不明である．

文献

1. Nozaki I, Hamaguchi T, Sanjo N, et al. Prospective 10-year surveillance of human prion diseases in Japan. Brain. 2010; 133: 3043-57.
2. Hamaguchi T, Kitamoto T, Sato T, et al. Clinical diagnosis of MM2-type sporadic Creutzfeldt-Jakob disease. Neurology. 2005; 64: 643-8.
3. Jin K, Shiga Y, Shibuya S, et al. Clinical features of Creutzfeldt-Jakob disease with V180I mutation. Neurology. 2004; 62: 502-5.
4. Yamada M, Tomimitsu H, Yokota T, et al. Involvement of the spinal posterior horn in Gerstmann-Straussler-Scheinker disease (PrP P102L). Neurology. 1999; 52: 260-5.
5. Ladogana A, Sanchez-Juan P, Mitrova E, et al. Cerebrospinal fluid biomarkers in human genetic transmissible spongiform encephalopathies. J Neurol. 2009; 256: 1620-8.
6. Nakamaura Y, Ae R, Takumi I, et al. Descriptive epidemiology of prion disease in Japan: 1999-2012. J Epidemiol. 2015; 25: 8-14.

〈濱口 毅　山田正仁〉

Creutzfeldt-Jakob 病はどのように診断するのですか？

前項で議論されたように Creutzfeldt-Jakob 病（CJD）は，プリオン病に含まれる疾患である．プリオン病は成因により，孤発性（sporadic），遺伝性（genetic もしくは familial），獲得性（acquired）の 3 型に分類されるが，CJD も同様に，孤発性 CJD（sCJD），遺伝性 CJD（gCJD もしくは fCJD），獲得性 CJD〔医原性 CJD や，牛海綿状脳症に汚染したものによる感染で生じる変異型 CJD（variant CJD: vCJD）などが含まれる〕に分類される．医原性 CJD の中には 1977 年まで行われていたヒト屍体抽出成長ホルモン製剤によると思われる獲得性 CJD や，1997 年まで脳外科などの手術で用いられたヒト乾燥硬膜（B ブラウン社の製品 Lyodura）による硬膜移植後 CJD（dura mater graft-associated CJD: dCJD）がある．わが国では獲得性 CJD は，1 例の vCJD を除き，全例が dCJD である．

この項では，急性進行性認知症を呈した症例を CJD と診断するにあたっての検査の進め方について検討する．

1. CJD の分類と特徴

1 sCJD

CJD の中で最も多いタイプ．運動失調，記銘力障害，言葉の出にくさ，精神症状（不安・抑うつ状態など）など，多彩な症状が出現する．一旦発症すると急速に進行し，発症後数カ月で死に至る例が多い．他国と同様わが国でも高齢で発症するケースが多く，40 歳未満の若年発症例はまれである[❶]．

プリオンタンパク遺伝子（*PRNP*）には，コドン 129 および 219 に多型があり，前者の多型では，メチオニン（M）とバリン（V）の組み合わせにより，MM，MV，VV の 3 型があるが，sCJD の脳組織をウエスタンブロット法で解析するとバンドに 2 型があり，それぞれ 1 型，2 型とよぶことから，sCJD の分類は，MM 1，MM 2，MV 1，MV 2，VV 1，VV 2 の 6 タイプになる．わが国の sCJD の 70%は MM 1 型であり，古典的 sCJD といわれる．60 歳台後半以降に発症することが多く，亜急性に進行し，初発症状は認知症や視覚症状が多く，全経過 1 年半で死に至る．比べて，MM 2 型や MV 2 型，VV 2 型は緩徐・長期間の進行をとる．

2 fCJD（gCJD）

　PRNP の変異によって引き起こされる．変異によりタンパクは正常構造ではなく異常構造をとる．変異には様々なものがあり，常染色体優性（AD）の形式をとり高い浸透率をもってその子供に発症するものがある一方，子供で発症するものはまれな変異もある．症状も変異により異なるが，多くは小脳症状や記憶障害などで発症する．全罹患期間も様々であるが一般的に sCJD よりは長い．fCJD はプリオン病中の 10～15％程度を占めている❷．遺伝性プリオン病は 3 分類され，(1) gCJD，(2) Gerstmann-Sträussler-Scheinker（GSS）病，(3) 致死性家族性不眠症（fatal familial insomnia: FFI）がある．

3 GSS

　遺伝性プリオン病中の一群の疾患である．常染色体優性（AD）の遺伝形式をとり，小脳失調，認知症の症状が出現するが，変異により臨床像，病理像に相違がある．小脳失調が進行するとともに認知症も進行するが，それ以外の症状として，失調性構音障害，眼振などの他，痙性が出現し，視覚異常が出現する場合もある．痙性が著明な場合は痙性対麻痺と診断されることもある．家系によってはパーキンソニズムが強く出る場合もある．わが国で多い GSS は，P102L，P105L，A117V，G131V，などである．中でも P102L 変異は九州地域からの報告が多い．

4 FFI

　わが国では非常にまれな AD 形式をとる遺伝性プリオン病である．病初期に不眠症が出現し，数カ月ののちには精神症状が出現，幻覚や易刺激性，発汗などの症状が続いたのちに認知症が認められ，急速進行し，無言状態の後に死亡する．

2. CJD の診断の手順

　認知症が急速に進行する場合に CJD を疑う．さらに歩行・起立障害や発語困難が合併し，ミオクローヌスが出現するに至って疑いは強くなる．
　わが国ではプリオン病のサーベイランスが行われているが，その調査票 図1 を見ながら診断の手順を説明する．
　CJD を強く疑う時でも，他疾患の鑑別が重要である．なぜなら，CJD は現時点では治療不能な急速進行性致死性疾患であり，一旦診断が下されると治療・介入がおろそかになりやすいからである．それゆえ，脳炎などの炎症性疾患やてん

| IV ウイルス感染症 | V 遅発性ウイルス感染症・プリオン病 | VI その他の中枢神経系感染症 |

クロイツフェルト・ヤコブ病及び類縁疾患サーベイランス調査票

サーベイランスNo		イニシャル(姓・名)	・	性別	1.男 2.女	生年月日	明治、大正 昭和、平成	年 月 日
出生地(都道府県・市町村名)		主な生活場所(都道府県名)		現在の住所(都道府県名)			カルテ番号	

発症年月	年　　月	初診日	年　　月　　日	受診状況	1.通院 2.入院 3.在宅 4.死亡 (死亡日 平　年　月　日)

家族歴	1.有 2.無 3.不明	1.有の場合	父・母・兄・姉・弟・妹・祖父・祖母（父方・母方）他（　　　　　　　） CJD・認知症・その他（　　　　　　　）

職業歴		食品嗜好など	

接触歴	1) 他のCJD患者(組織等)との接触歴　1.有 2.無 3.不明　（有の場合、内容　　　　　　　　　　　） 2) 動物との職業的接触歴　　　　　1.有 2.無 　　有の場合　a. と畜・食肉処理等　　　　b. （牛・羊・山羊・豚・馬・他　　　　） 　　　　　　c. その他の動物に接触する職業（　　　　　　　　　　　） 3) 海外渡航歴　イギリス　1.有 2.無　有の場合（　　　　　年頃、期間：　年，　月，　週，　日） 　　　　　　　イギリスを除くEU諸国　1.有 2.無　有の場合（国名：　　　　，年頃、期間：　年，　月，　週，　日）

既往歴	手術歴　　1.有 2.無 3.不明　　　　　　　　　　　　　　　病名　　　　　　施設 1) 脳　　　　　1.有 2.無 3.不明　昭・平　年　月　日　（　　　　）（　　　　） 2) 脊髄　　　　1.有 2.無 3.不明　昭・平　年　月　日　（　　　　）（　　　　） 3) 他の神経系　1.有 2.無 3.不明　昭・平　年　月　日　（　　　　）（　　　　） 4) 外傷　　　　1.有 2.無 3.不明　昭・平　年　月　日　（　　　　）（　　　　） 5) 他の手術　　1.有 2.無 3.不明　昭・平　年　月　日　（　　　　）（　　　　） 硬膜移植　1.確実に有(下記) 2.可能性が高い(下記) 3.不明(可能性を否定はできない) 4.無 　使用硬膜製品名（　　　　　　　）　Lot No.　　　　　サイズ　　cm×　　cm 　手術名（　　　　　）手術実施施設名（　　　　　）主治医名（　　　　　） その他の臓器移植・製剤による治療歴　1.有 2.無 3.不明 　1.有の場合：角膜移植・成長ホルモン製剤・その他（　　　　　） 　　　　実施時期:昭・平　　年　　月　　日,実施施設: 歯科（インプラント術）　1.有 2.無 3.不明　昭・平　年　月　日　（施設名　　　　） 輸血歴　　　　　　　　1.有 2.無 3.不明　昭・平　年　月　日　（施設名　　　　） 献血歴　　　　　　　　1.有 2.無 3.不明　昭・平　年　月　日　（施設名　　　　） 鍼治療歴　　　　　　　1.有 2.無 3.不明　昭・平　年　月　日　（施設名　　　　） 内視鏡検査歴　　　　　1.有 2.無 3.不明　昭・平　年　月　日　（施設名　　　　） 既往歴　　　　　　　　1.有 2.無 3.不明　病名　　　　　　発症　大・昭・平　年　月　日 　　　　　　　　　　　　　　　　　　　　病名　　　　　　発症　大・昭・平　年　月　日

症状	経過　進行性で 1.ある 2.ない 3.不明（　　　　　　　） 症状　初発症状：（　　　　　　　） 1) ミオクローヌス　　　　　　　1.有 2.無 3.不明　平　年　月　から 2) 進行性認知症又は意識障害　　1.有 2.無 3.不明　平　年　月　から 3) 錐体路症候　　　　　　　　　1.有 2.無 3.不明　平　年　月　から 4) 錐体外路症候　　　　　　　　1.有 2.無 3.不明　平　年　月　から 5) 小脳症候　　　　　　　　　　1.有 2.無 3.不明　平　年　月　から 6) 視覚異常　　　　　　　　　　1.有 2.無 3.不明　平　年　月　から 7) 精神症状　　　　　　　　　　1.有 2.無 3.不明　平　年　月　から 8) 無動・無言状態　　　　　　　1.有 2.無 3.不明　平　年　月　から 9) その他の症候　　症候　　　　　　　　　　　　　　　平　年　月　から 　　　　　　　　　症候　　　　　　　　　　　　　　　平　年　月　から

検査	1) 脳波（検査時期：平成　年　月　日）：PSD 1.有 2.無（基礎律動の徐波化 1.有 2.無 3.不明) 3.無 2) 画像：CT・MRIで脳萎縮　　　　1.有 2.無 3.不明　（検査時期：平成　　年　　月　　日） 　MRI　　1.有 [（検査時期：平成　　年　　月　　日），撮影法：1.拡散強調 2.FLAIR 3.T2強調］, 2.無 　MRI上の高信号（1.大脳皮質 2.基底核 3.視床 4.その他　　　）2.無 3.不明 3) プリオン蛋白(PrP)遺伝子検索　　1.施行 [変異：1.有 2.無 3.不明　内容（　　　）] 2.未施行 　　　　　　　　　　　　　　　　　　　　　（検査施設：　　　　　　　） 　コドン129の多型　Met/Met , Met/Val , Val/Val　　コドン219の多型　Glu/Glu , Glu/Lys , Lys/Lys 4) 脳脊髄液　　　　　　　　　1.施行　2.未施行　（検査時期：平成　　年　　月　　日） 　蛋白量：（正・増　　　　mg/dl）　細胞数：（正・増　　　　/3）NSE：（正・増　　　ng/ml） 　14-3-3：（正・増　　　）（検査施設：　　　） 　総タウ：（正・増　　　）

図1 プリオン病のサーベイランス調査票

4 Creutzfeldt-Jakob病はどのように診断するのですか？

脳病理 (資料添付)	1.有(1.生検 2.剖検 /標本の所在：　　　　　　　　　標本番号　　　　　　　) 2.無 病理：海綿状変化 1.有 2.無 3.不明、クールー斑 1.有 2.無 3.不明、病型(1.CJD典型 2.他(視床型等)：　　) 異常PrP検出：PrP免疫染色　1.施行[陽性(　　　　　　), 陰性]　2.未施行 　　　　　　　PrP Westernブロット　1.施行[陽性(1型, 2型,　　　　), 陰性]　2.未施行
鑑別診断	1) アルツハイマー型認知症　　　　　　　　1.鑑別できる　　2.鑑別できない 2) 脳血管性認知症　　　　　　　　　　　　1.鑑別できる　　2.鑑別できない 3) 脊髄小脳変性症　　　　　　　　　　　　1.鑑別できる　　2.鑑別できない 4) パーキンソン認知症症候群　　　　　　　1.鑑別できる　　2.鑑別できない 5) 認知症を伴う運動ニューロン疾患　　　　1.鑑別できる　　2.鑑別できない 6) ピック病　　　　　　　　　　　　　　　1.鑑別できる　　2.鑑別できない 7) 単純ヘルペス等のウイルス性脳炎　　　　1.鑑別できる　　2.鑑別できない 8) 脳原発性リンパ腫　　　　　　　　　　　1.鑑別できる　　2.鑑別できない 9) 代謝性脳症・低酸素脳症　　　　　　　　1.鑑別できる　　2.鑑別できない 10) その他の病因による認知症性疾患　　　　1.鑑別できる　　2.鑑別できない
診断	1) 孤発性クロイツフェルト・ヤコブ病(sCJD)　　(　　　　型※) ※コドン129の多型とWestern blotの型による 　1. 確実例　(特徴的な病理所見を有する又はウェスタンブロット法や免疫染色法で脳に異常PrPを検出) 　2. ほぼ確実例(病理所見がない症例で、進行性認知症を示し、脳波でPSDを認める。更に、ミオクローヌス、錐体路/錐体外路障害,小脳症状/視覚異常,無言・無動状態のうち2項目以上示す。あるいは、「3.疑い例」に入る例で、髄液14-3-3蛋白陽性で全臨床経過が2年未満) 　3. 疑い例　　(ほぼ確実例と同じ臨床症状を呈するが、PSDを欠く) 2) 獲得性クロイツフェルト・ヤコブ病 　(1) 医原性クロイツフェルト・ヤコブ病 (sCJDと同様の診断基準による) 　　1. 確実例　2. ほぼ確実例　3. 疑い例 　　種類：1.硬膜移植　2.角膜移植　3.その他(　　　　　　　　　) 　(2) 変異型クロイツフェルト・ヤコブ病(vCJD) (WHO 2001 診断基準による) 　　1. 確実例　2. ほぼ確実例　3. 疑い例 3) 遺伝性プリオン病 　1.確実例　(特徴的な病理所見を有する又はウェスタンブロット法や免疫染色法で脳に異常PrPを検出し,PrP遺伝子変異を有するもの) 　2.ほぼ確実例　(病理所見はないが,PrP遺伝子変異を認め,臨床所見が矛盾しないもの) 　3.疑い例　　(病理所見がなく,PrP遺伝子変異も証明されていないが,遺伝性プリオン病を示唆する臨床所見と家族歴があるもの) 　種類と変異：1.家族性CJD　2.GSS　3.FFI [PrP遺伝子変異(　　　　　　　　)] 4) その他 　1. 診断不明　(プリオン病の診断基準には合致しないが,診断不明でプリオン病の可能性は残る例。要追跡調査) 　2. ほぼ否定　(他の疾患の可能性が高いが確定診断に至ってない例　疑われる疾患名：　　　　　　　) 　3. 確実に否定　(他の疾患の確定診断が可能な例　　診断名：　　　　　　　　　　　　　　　　)
主治医 所属施設	所属施設名　　　　　　　　　電話番号 住所〒　　　　　　　　　　　　　　　　　　　　主治医名
転出(予 定)先	転院予定 1.有 2.無　　　　　　　　　　　　　　　　紹介元医 1.の場合 予定施設名　　　　　　　転出時期　　　　療機関名
調査日 調査方法	平成　　年　　月　　日 1.訪問診察(検査資料の調査を含む)　2.カルテ・検査資料のみ調査　3.電話調査　4.その他(　　　　)
都道府県 CJD担当 専門医	コメント　　　　　　　　　　　　　　　　　　所属・氏名(サイン、複数での調査は連名で)
サーベイラ ンス委員	コメント　　　　　　　　　　　　　　　　　　所属・氏名(サイン、複数での調査は連名で)

図1 つづき

かん，脳血管障害，低血糖脳症や低酸素脳症などの代謝疾患など，治療により症状の改善が期待できるものの除外を慎重に行うべきである．自然経過がCJDと異なる他の変性疾患の鑑別も重要である．

　家族歴，学歴，職歴，海外渡航歴，既往歴（手術歴）を注意深く聴取する．現病歴は，可能な限り詳しく聴取し，症状の種類，時間的順序を聞き出す．家族歴では，CJDという病名が親族内で秘匿され，認知症の診断名で片づけられていたり，fCJDやGSSでは，その小脳症状から脊髄小脳変性症や痙性対麻痺と診断されていたりすることもある．発症年月日は，それまで健常な生活を送っていたものが，何らかの異常な症状が出た日付とする．職業歴，食品嗜好では，感染性/獲得性プリオン病を考慮する．図1の接触歴（海外渡航歴を含む）や既往歴中の手術歴は，獲得性CJDの可能性を考慮したものである．なお，既往歴にsCJD発症前1年間（もちろん発症後も）に髄液・脳組織に触れるような手術，網膜に触れるような眼科手術がされていた場合は，使用手術器具による新たな感染の拡大の可能性がある．

　CJDでは初発症状の内容の出現頻度が型によって異なり，その後の症状も同様であることから症状欄は特に重要である．進行性認知症または意識障害，ミオクローヌス，錐体路症候/錐体外路症候，小脳症候/視覚異常，精神症候など様々な症状が出現，最終的には無動性無言状態に至る．はじめの1～2カ月間には不定愁訴（頭痛，倦怠感，不安などの精神症状）に加えて視覚症状（視力低下・視野障害・色覚異常など）が出現する．MRIの拡散強調画像（DWI）もしくはFLAIR画像で異常信号が認められることがある（症状の明らかな出現前にも認められることがある）．引き続く数カ月間に認知症が進行し，失語などの言語障害，小脳性運動失調，錐体路/錐体外路症候さらに，ミオクローヌスが出現する．歩行障害・立位障害が進行し寝たきりとなる．ミオクローヌスは些細な外界の刺激によるびっくり反射なども含まれる．病初期に認められなかった脳波の周期性同期性鋭波（periodical simultaneous discharge: PSD）も多く認められる．最終期は，寝たきり状態であり，無動性無言状態（意味のある発語や意味のある運動が消失）となり，嚥下不能となり多くは経管栄養が選択される．

　血液検査は一般生化学・血算に加えて，梅毒，ビタミン欠乏，甲状腺機能障害，HIV脳症，抗TPO抗体・抗サイログロブリン抗体などを，急性進行性認知症を呈する他疾患との鑑別目的に行う．

　脳波検査では，半数以上のsCJDで周期性の鋭波複合（periodic sharp wave complex: PSWCs）もしくはPSDが観察される．病期によっては出現頻度が低

いので，フォローする．

　頭部 MRI 検査はきわめて重要である．T1 強調画像，T2 強調画像だけでなく，DWI，FLAIR 画像，ADC map が鑑別に重要である．

　頭部 CT は CJD の診断ではなく，脳梗塞，脳出血，脳腫瘍の鑑別に有用である．

　髄液検査は急性進行性認知症時の患者に脳症・脳炎の可能性があれば必ず行う検査である．特に脳波や頭部 MRI 検査で疑わせるような所見があった時には必須である．細胞数，タンパク濃度，電解質，ブドウ糖濃度，NSE などの他に，タウタンパク濃度（総タウタンパク濃度とリン酸化タウタンパク濃度）と 14-3-3 タンパク濃度の測定を行う（異常プリオンタンパクの高感度検出法として RT-QUIC が行われることがある）．これは，プリオン病サーベイランス研究班の長崎大学大学院佐藤克也教授に依頼する．検査にはプリオン病サーベイランスへの同意が必要である❸．なお，髄液は感染性をもつゆえに，術者のみならず，情報を検査部に提供して感染予防を確実にしなくてはならない．

　プリオンタンパクの遺伝子検査は，家族歴で類症があるときには必須であるが，家族歴がなくても施行すべきである．なぜなら，V180I をはじめとして，日本における gCJD には家族歴をもたないものが多いからである．検査はプリオン病サーベイランス研究班の東北大学大学院北本哲之教授に依頼する❹．*PRPN* のコドン 129 および 219 の多型の他に，変異の有無が報告される．

　確定診断のためには剖検で病理を調べることが必要であるが，小数例ではあるが脳生検の施行例もある．病理診断およびウエスタンブロット法による解析も東北大学北本哲之教授に依頼する．確定診断さらには CJD の研究に剖検は重要であるが，感染性疾患の一面ももつことから，剖検率は低く 15～16％程度である．今後，より多く剖検がなされる仕組みの構築が望まれる．

3. 診断

　図1 の調査票の裏面にはサーベイランス委員会で現在採用されている診断基準が記載されている．

　確実（definite）例は病理所見やウエスタンブロット法，免疫染色で行われる．病理所見，ウエスタンブロット法解析が行われていない多くの症例では，まず，脳波で PSD が観察され，かつ，進行性認知症に加えて ① ミオクローヌス，② 錐体路/錐体外路症候，③ 小脳症状/視覚異常，④ 無動無言状態のうち 2 つ以上が陽性のものをほぼ確実例（probable）とする．

疑い例（possible）は，PSDがないものの，①から④のうち2つ以上が陽性のものをいうが，Mastersらの診断基準[5]に加えて，WHOの診断基準[6]をくわえて，髄液14-3-3タンパク陽性で全臨床経過2年未満のPSDを欠く疑い例も，ほぼ確実例としている．

獲得性CJDの場合は，硬膜移植または医原性感染の可能性があれば，sCJDと同様の診断基準で診断する．

獲得性CJDの中でもvCJDの場合はWHO 2001年の診断基準[7]による．この診断基準では脳波のPSDの出現が稀（日本とスイスで観察された程度）であるために，他のCJDとは異なりPSDの項目は基準に入れず，代わりに，扁桃生検での検査結果が確実，ほぼ確実例の診断に重要な項目となる．

fCJD（GSSやFFIも含めて）は，家族歴に加えて*PRPN*遺伝子変異の有無が診断に重要である．

4. まとめ

診断基準に沿って，プリオン病特にCJDの診断の進め方について述べた．脳波PSDの特徴，MRIの拡散強調画像での異常信号出現部位の特徴，14-3-3の偽陽性・偽陰性の問題などについては，専門書（例えば文献[8]にあたられることが望まれる．

Pearls

急性に進行する認知症を中核症状として，小脳症状，視覚異常，錐体路症候，錐体外路症状，精神症状，ミオクローヌスなどが現れた場合はプリオン病を疑い，頭部MRIのDWI撮像，脳波，脳脊髄液検査，*PRPN*の遺伝子検査を行う．病歴をしっかり聴取し家族性，獲得性の可能性を考えることも重要である．脳脊髄液14-3-3タンパク，タウタンパクは，非常に有用であるが，偽陽性，偽陰性の可能性を考慮して診断にあたることが重要である．

文献

❶ Nakamura Y, Ae R, Takumi I, et al. Descriptive epidemiology of prion disease in Japan: 1999-2012. J Epidemiol. 2015; 25: 8-14.
❷ Yamada M [Surveillance of prion diseases: analysis of 409 patients]. Rionsho Shinkeigaku. 2003; 43: 806-9.
❸ URL は www.am.nagasaki-u.ac.jp/prion-cjd/prion/（長崎大学大学院医歯薬学総合研究科医療科学専攻リハビリテーション科学講座運動障害リハビリテーション分野（神経内科学））であり，必要な調査依頼表などのフォーマットが入手可能.
❹ www.prion.med.tohoku.ac.jp/geneticanalysis.thml（東北大学大学院医学系研究科病態神経学分野）に検査の依頼方法がある.
❺ Masters CL, Harris JO, Gajdusek DG, et al. Creutzfeldt-Jakob disease: patterns of worldwide occurrence and the significance of familial and sporadic clustering. Ann Neurol. 1979; 5: 177-88.
❻ Global surveillance, diagnosis, and therapy of human transmissible spongiform encephalopathies. Report of a WHO consultation; 9-11 February 1998
❼ WHO. The revision of the surveillance case definition for variant Creutzfeldt-Jakob disease（vCJD）. 2001.
❽ プリオン病と遅発性ウイルス感染症，厚生労働科学研究費補助金難治性疾患克服研究事業「プリオン病及び遅発性ウイルス感染症に関する調査研究班」，編. 東京: 金原出版; 2010.

〈塚本　忠　水澤英洋〉

プリオン病の感染予防はどのようにするのですか？

　プリオン病は，「異常プリオンタンパク（プリオン）」が中枢神経に蓄積する人畜共通の致死性神経疾患である．プリオンは熱や化学物質に抵抗性を有するタンパク質で，核酸を介さずに自己増殖・伝播し，「個」から「個」へ疾患を伝播（感染）させる可能性を有する．プリオンは従来の滅菌・消毒法に耐性を示し，通常のオートクレーブ（120℃，2気圧，20分間），紫外線滅菌，ガス滅菌，エタノールなどは無効である．

　獲得性（感染性）プリオン病には，変異型 Creutzfeldt-Jakob 病（vCJD），医原性 CJD（iCJD）などがある．vCJD は，牛海綿状脳症（BSE）由来の組織をヒトが経口摂取することで発症する[1]．iCJD は，医療行為を介してヒト乾燥硬膜や下垂体ホルモンなどに含まれたプリオンによる二次感染が原因である[2]．プリオン病に対する治療法はないため，その感染源の究明と予防が肝要である．

　プリオン病は飛沫感染や空気感染を起こさない．患者の「感染性」は一部の組織・臓器に限られている．このハイリスク組織・臓器（HRT）を介する接触感染が主な感染経路である．孤発性 CJD（sCJD）では，脳，脊髄，神経節，視神経・網膜，下垂体が HRT で，脳脊髄液は中等度のリスクがある[3]．表1．HRT に接触する可能性のある手技が，ハイリスク手技と定義される．ハイリスク手技に従事する医療関係者は二次感染対策に十分留意し，そして関連する器具については，非プリオン病患者に使用する場合であってもプリオンを失活できる滅菌消毒法を適用する．

表1 孤発性 CJD（sCJD）の組織感染性 (http://www.who.int/bloodproducts/tablestissueinfectivity.pdf より改変引用)

感染リスク	組織
高感染性	脳（硬膜含む），脊髄，後眼部，下垂体
低感染性	脳脊髄液，肝臓，リンパ節，腎臓，肺，脾臓，胎盤，嗅上皮
感染性なし	末梢神経，小腸，骨髄，血液，白血球，血清，甲状腺，副腎，心臓，骨格筋，脂肪組織，唾液腺，前立腺，精巣，涙液，唾液，喀痰，尿，糞便，精液，腟分泌液，母乳，汗

高感染性： 組織を接種した実験動物の 50％以上に伝播が成立
低感染性： 組織を接種した実験動物の 10〜20％以上に伝播が成立
感染性なし： 組織を接種した実験動物に伝播が成立しない

1. どのように感染予防を行うのか？

プリオン病は日常生活や一般的なケアを介して家族や介護者，医療者に感染することはない．そのため，一般診療や日常のケアで患者に接する際には標準予防策（standard precaution）を遵守すればよい．「何となく心配」という理由で，患者を隔離することは科学的ではない．脳脊髄液検査の際には，メガネ，マスク，手袋，ガウンを着用する．髄液で汚染される可能性のある場所はオムツを敷いた上に，滅菌布を敷き，ディスポーザブルの器具を使用し，検査後に廃棄するようにする．

sCJD 患者または，sCJD 疑いの患者に対するハイリスク手技については可能な限りディスポーザブルの機器を使用し，原則として廃棄・焼却することをプリオン病感染予防ガイドライン 2008 年版（GL）[5]で推奨している．廃棄不能な機器については，① 使用後の器具を乾燥させない，② 見える組織片をガーゼで拭き取る（ガーゼは焼却），③ 十分に洗浄する．その後， 表2 のような滅菌消毒法を利用するとよい．GL の詳細はインターネットで検索可能である．

表2 ハイリスク手技に用いられた手術器具などに対して現時点で推奨される処理方法

①	適切な洗浄＋3％SDS 溶液で 3〜5 分煮沸処理，その後機器に応じた日常的滅菌・消毒
②-1	アルカリ洗浄剤を用いたウォッシャーディスインフェクタ（90〜93℃）洗浄＋プレバキューム式によるオートクレーブ 134℃ 8〜10 分
②-2	ウォッシャーディスインフェクタを用いることができない場合には，適切な洗浄剤による十分な洗浄＋プレバキューム式によるオートクレーブ 134℃ 18 分
③	非耐熱性の機器に対しては，アルカリ洗剤洗浄＋過酸化水素低温ガスプラズマ滅菌 2 サイクル．

※いずれの場合にも，滅菌処理の前に組織片の除去，十分な洗浄が必要である
（厚生労働省 CJD 二次感染予防に関する対策検討会報告書「ハイリスク手技に用いた手術器具を介する CJD 二次感染予防について」より改変）

Pearls

獲得性プリオン病の感染に影響する因子として，① プリオンの"株（strain）"，② 感染経路，③ 感染者のプリオンタンパク遺伝子（*PRNP*）の多型である．① prion には"strain"がある．実験に用いるハムスターやマウスの感染脳にも RML 株や Fukuoka 1 株などがあり，プリオンのウエスタンブロットのパター

ンや，感染実験での潜伏期に差ができる．遺伝性プリオン病でも，E200K，V180Iなど変異の相違によって，脳病理，MRIや脳波の検査結果，臨床経過が異なる．これらは"strain"による影響であり，立体構造の差が原因と考えられている．最も異色な"strain"は，シカのプリオン病である慢性消耗病（CWD）で，中枢神経だけでなく，内分泌組織，リンパ組織，尿，唾液，糞便にもプリオンが検出される．1981年に米国コロラド州のシカで発見されたが，現在では米国23州，カナダ2州，韓国，2016年3月にはノルウェーにまで拡大している．環境の汚染による水平感染の可能性も示唆されており，CWDプリオンには今後も注意を要する．

② iCJDの中でも硬膜移植後CJDでは，感染源が直接脳に接するため感染効率が高い．一方，BSEプリオンを経口摂取して発症したvCJDでは，消化管・リンパ節を経由して中枢神経に移行するため感染効率は低い．ただし血液にも感染性を有しており，英国で輸血によるvCJDの二次感染が3例報告され問題となっている．

③ *PRNP*のコドン129多型により，臨床経過は異なる．vCJDの129 MV多型の症例が初めてPRION 2016で報告された．若年，精神症状で発症することは129MMのvCJDと同様だが，MRIで視床枕の異常を認めず，異なる経過をとる可能性があり，今後注意すべきである．

今後も新しい獲得性プリオン病が見つかる可能性があり，感染予防の点から，サーベイランスの継続は重要である．

文献

1. Diack AB, Head MW, McCutcheon S, et al. Variant CJD 18 years of research and surveillance. Prion. 2014; 8: 286-95.
2. Brown P, Brandel JP, Sato T, et al. Iatrogenic Creutzfeldt-Jakob disease, final assessment. Emerg Infect Dis. 2012; 18: 901-7.
3. http://www.who.int/bloodproducts/tablestissueinfectivity.pdf
4. Rutala WA, Weber DJ; Society for Healthcare Epidemiology of America. Guideline for disinfection and sterilization of prion-contaminated medical instruments. Infect Control Hosp Epidemiol. 2010; 31: 107-17.
5. プリオン病感染予防ガイドライン（2008年版），厚生労働科学研究費補助金・難治性疾患克服研究事業　プリオン病及び遅発性ウイルス感染症に関する調査研究班（水澤英洋班長），2008.

〈岸田日帯　児矢野繁　田中章景〉

家族性 Creutzfeldt-Jakob 病症例の case approach

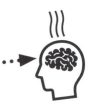

● 1．問診，診察，検査

　Creutzfeldt-Jakob 病（Creutzfeldt-Jakob disease: CJD）の診断は，経過・身体所見から CJD を疑うことから始まる．典型的な CJD の臨床症状は，認知機能障害，錐体路・錐体外路症候，視覚異常，小脳失調，無動無言など多彩な神経症候が急速に進行する．しかし，一部の非典型的な CJD では，症状の進行が比較的緩徐で認知機能障害に限られることもあり，注意が必要である．CJD を疑った場合は，頭部 MRI，脳波，脳脊髄液検査，プリオンタンパク遺伝子検査などで検査を進めていく．

> **症例** 78 歳，女性
> **主訴** 今までできていた家事ができなくなった．
> **原病歴** 6 カ月前に鍋を火にかけたことを忘れて放置してしまい，食材を焦がしたことがあった．また，3 カ月前より，買い物に行った時に最近購入したばかりの食材を購入してしまい，冷蔵庫に同じ食材が大量に存在する状態となっている．前もって伝えていた予定も忘れてしまうなど物忘れの症状が目立つため，同居している家族と一緒に当院を受診．
> **既往歴** 特記すべきものなし，脳外科手術歴なし．
> **生活歴** 喫煙なし，飲酒は機会飲酒のみ，海外渡航歴なし．
> **初診時現症** 身長 152 cm，体重 48 kg，体温 36.4℃，血圧 128/78 mmHg，脈拍 72/分・整．一般身体所見に異常なし．
> 神経学的所見: 意識清明，長谷川式簡易知能評価スケール（HDS-R）19/30，mini mental state examination（MMSE）22/30，脳神経異常なし，四肢筋緊張異常なし，筋萎縮なし，不随意運動なし，腱反射異常なし，病的反射陰性，協調運動異常なし，感覚異常なし，起立歩行異常なし，排尿排便障害なし．
> **検査所見** 血液検査・尿検査ともに異常なし．頭部 MRI 両側前頭葉・頭頂葉・側頭葉皮質に拡散強調画像で高信号病変あり　**図 1**　．脳波 6〜7 Hz の θ 波混入が多い，周期性同期性放電なし．脳脊髄液検査　細胞数 1/μL，タンパク 30 mg/dL，14-3-3 タンパク 陽性，タウタンパク 2,400 pg/mL（<1,300 pg/mL）．プリオンタンパク遺伝子検査 コドン 129 多型 Met/Met，コドン 180 にバリン→イソロイシンへの変異あり．

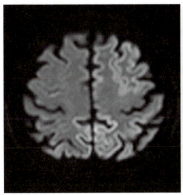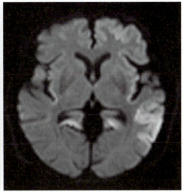

図1 頭部 MRI 拡散強調画像
両側前頭葉・頭頂葉・側頭葉皮質にリボン状の特徴的な高信号病変を認める．

2．診断

　CJD の診断は，経過・身体所見から CJD を疑うことから始まるが，その後，脳波，頭部 MRI，脳脊髄液検査などの結果を参考にしながら臨床診断に至る．プリオン病では，発症早期より頭部 MRI 拡散強調画像にて大脳皮質や基底核に高信号を認めることが特徴で，臨床診断にも有用である．さらに，脳波上の周期性同期性放電や脳脊髄液中の 14-3-3 タンパク，総タウタンパクの有用性が報告されている．また，プリオンタンパク遺伝子検査は，遺伝性プリオン病の診断あるいは遺伝性プリオン病を否定するために必要であり，さらに孤発性 CJD においてもコドン 129 多型を知ることは，病型を推定するうえで重要である．また，硬膜移植歴などのプリオン病伝播の可能性のある医療行為の既往や変異型 CJD 多発地域などの海外渡航歴の確認も必要である．

　本症例では，認知機能障害以外に神経症候は認めなかったが，頭部 MRI 拡散強調画像での特徴的な所見から CJD を疑い検査を進め，プリオンタンパク遺伝子検査にてプリオンタンパク遺伝子 V180I の変異をもつ家族性 CJD と診断した．

3．治療

　これまでに，プリオン病の治療として，キナクリン，フルピルチン，ドキシサイクリン，ペントサン硫酸，などが試みられたが，いずれも有効性は証明されていない．経過中に出現したミオクローヌスに対しては，対症的にクロナゼパムやバルプロ酸が使用されているが，明確なエビデンスはない．

問診の pitfalls and pearls

- 家族性 CJD には家族歴がないものもある：家族性 CJD には様々なプリオンタンパク遺伝子変異を有するものが知られているが，わが国で多くみられる変異は V180I，E200K，M232R である．その中で V180I と M232R の変異をもつ家族性 CJD は，ほとんど家族歴を有さないことが知られている．家族歴がないからといって家族性 CJD を否定することはできず，プリオンタンパク遺伝子検査を積極的に行うべきである．

〈濱口　毅　山田正仁〉

遅発性ウイルス感染症・プリオン病 V

その他の中枢神経系感染症 VI

神経感染症総論 I

細菌感染症 II

真菌感染症 III

ウイルス感染症 IV

神経梅毒はどのように診断し，治療するのでしょうか？

梅毒は梅毒トレポネーマ（*Treponema pallidum*: TP）による全身性感染症である．感染成立後平均2〜6週の潜伏期を経て下疳と局所リンパ節腫大が主症状の第1期梅毒，その4〜10週後にTP量は最大となり全身に播種され全身の皮疹とリンパ節腫大を主症状とする第2期梅毒となる．この症状は2〜6週でおさまり早期潜伏梅毒（感染から1年以内）に移行するが，TPは間欠的に血中に放出され第2期梅毒の症状が再発する．感染から1年以上または感染時期不明の後期潜伏梅毒を経由し，第3期梅毒（心血管梅毒，ゴム腫，進行麻痺および脊髄癆）となる．神経系にTPが侵入するのは梅毒感染成立後ほぼ3〜18カ月以内である．早期梅毒の時期では25〜60％の患者でTPの中枢神経系への浸潤が起きる．TPが神経系に侵入しても他の中枢神経系細菌感染症と異なり自然治癒することが多い．TPが自然に排除されないと数カ月から数年の無症候性神経梅毒の期間を経て，10年で20％未満の症例が症候性神経梅毒に移行する．第3期梅毒ではTPの神経系への新たな浸潤は起きない．感染成立から2年後および5年後の時点で髄液正常の場合は，それぞれ5％，1％へと神経梅毒発症リスクは低下する．早期神経梅毒には，無症候性神経梅毒（無症候性髄膜炎），髄膜型神経梅毒（症候性髄膜炎）および髄膜血管型梅毒があり，後期神経梅毒には進行麻痺および脊髄癆がある[1]．

1. 症候，診断と鑑別診断[1]

1 無症候性神経梅毒

無症候性神経梅毒は自然治癒する割合が大きいので一部の症例を選択して髄液検査が行われる 図1 ．第1期および第2期梅毒および潜伏梅毒では，血清RPRが32倍未満の場合は一般には髄液検査は施行しない．血清RPRが32倍以上で髄液検査が行われた場合には数10％の患者では髄液異常を認め，無症候性神経梅毒と診断される．無症候性神経梅毒の髄液所見は，細胞はリンパ球主体で100/μL未満，タンパクは100 mg/dL未満が通常である．

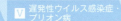

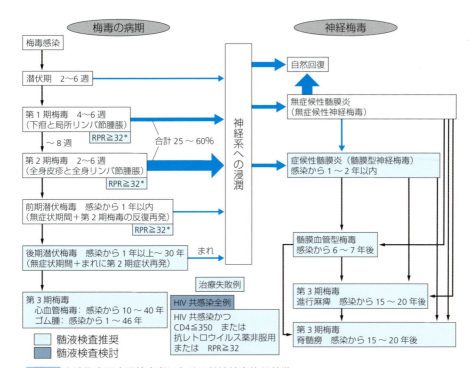

図1 血清梅毒反応陽性患者における髄液検査施行基準
＊髄液所見で神経梅毒の所見が得られた場合に，無症候性神経梅毒（神経学的異常のある場合は他の神経梅毒病型）と診断する．

2 髄膜型神経梅毒

　髄膜型神経梅毒は，通常は梅毒感染2年以内に発症する．第2期梅毒の全身症状と同時に起きることもある．髄膜型神経梅毒は，脳または脊髄の髄膜を侵し，頭痛，項部硬直，脳神経障害，痙攣および精神状態の変化をきたす．時に頭蓋内圧亢進の症状・所見（頭痛，嘔気，嘔吐およびうっ血乳頭）や水頭症を伴う．脳神経ではⅡ，ⅧおよびⅦの障害頻度が高く，視力障害，聴力低下，耳鳴り，および顔面神経麻痺などを呈する．髄液所見は，細胞数はリンパ球主体で，200～400/μL，タンパクは100～200 mg/dL程度である．適切な治療により，数日から数週間以内に症状は速やかに消失するが，髄液所見の改善は遅れる．

3 髄膜血管型神経梅毒

　感染後6～7年後に発症する．髄膜血管型梅毒の特徴は髄膜の広範な炎症と，局在的または広範な，小・中，または大血管系の脳動脈や脊髄動脈の炎症と線維化による狭窄・閉塞が特徴的である．若年成人の中大脳動脈領域の脳梗塞では神経梅毒も鑑別にあがる．髄膜血管型梅毒による脳梗塞では，亜急性の脳症（頭痛，めまい，不眠および精神症状）の前駆期を伴い，続いて段階的に悪化する脳梗塞を呈することがやや特徴的である．前脊髄動脈症候群などの脊髄梗塞を合併することもある．頭部CT・MRI造影検査では，髄膜の造影像を認め，ゴム腫が合併例では髄膜に接した局所的な造影像と周囲の浮腫を認める．髄液検査では，細胞数はリンパ球主体で，10～100/μL，タンパクは100～200 mg/dL程度である．適切な治療6カ月後に残存している神経症状は後遺症として残る．

4 進行麻痺

　進行麻痺では，長期間の慢性髄膜炎の結果としての広範囲な脳実質障害の症状を呈する．梅毒の感染から15～20年程度以上経過した後に発症する．進行麻痺の初期症状は，立ち振る舞いの異常，易怒性，身なりを気にしなくなるなどの行動異常と，徐々に発症する記憶，推論能力および判断力の低下である．うつ症状，巣症状，精神病症状を呈することもある．他の認知症の初期症状と大差はない．後期神経梅毒では，血清非トレポネーマ試験（VDRLなど）は陰性となることも多いので，血清トレポネーマ試験（FTA-ABSなど）を同時に行う必要がある．完成した進行麻痺の症状・所見としては，認知症，構音障害，ミオクローヌス，動作時振戦，てんかん発作，四肢腱反射亢進，Babinski徴候，Argyll Robertson瞳孔（ARP）などを認める．ARPでは，瞳孔は縮小し辺縁不正であり，対光反射は消失するが，近見反射は保たれているのが特徴的である．髄液所見は，細胞はリンパ球主体で25～75/μL，タンパクは50～100 mg/dL程度である．

5 脊髄癆

　梅毒感染約15～20年後に発症する潜伏期間がもっとも長い神経梅毒である．脊髄癆の主症状は，後索の脱髄性障害や後根および後根神経節を含む障害を反映し，電撃痛，感覚失調性の歩行，尿失禁，インポテンス，および穿通性の足部潰瘍である．電撃痛は90%以上の脊髄癆患者で認め，下肢に多いが，顔面やその他の部位にも起きうる．胃クリーゼは，突然，心窩部痛発作を起こし数日間持続したあとに突然収まる．他の内臓クリーゼとしては，腸管，咽頭，喉頭，および

泌尿器クリーゼもある．主な神経所見は，膝蓋腱およびアキレス腱反射の消失，下肢の振動覚および位置覚の低下，温痛覚の低下，および Romberg 徴候陽性である．四肢筋力は保たれる．下肢の痛覚・固有知覚障害および自律神経障害による栄養障害のために，股関節，膝関節または足関節は腫大し過伸展を示す（Charcot 関節）．瞳孔異常は 9 割以上に認め，大部分は ARP である．視神経萎縮も高頻度に合併する．脊髄癆では，血清非トレポネーマ試験は陰性となることも多いので，血清トレポネーマ試験を同時に行う．髄液の細胞数や蛋白はしばしば正常値を示し，燃え尽き脊髄癆とよばれる．髄液の異常がある場合は，軽度の細胞数増多（50/μL 以下），軽度の蛋白増加（75 mg/dL 以下）にとどまる．

6 辺縁系脳炎症状，痙攣重積などを呈する神経梅毒[1-4]

神経梅毒では側頭葉に強い病変を呈する例がある．ヘルペス脳炎，辺縁系脳炎および一過性全健忘に類似した症状・所見を呈し，MRI で片側または両側の内側側頭葉などの辺縁系に異常画像所見を呈する．ヘルペス脳炎と比べて経過が遅い傾向がある．痙攣，痙攣重積や非痙攣性のてんかん重積を呈する症例や，ペニシリン治療開始後にてんかん重積を発症するものが報告されている．神経梅毒 119 例中 30 例でてんかん発作を伴い，2 例では唯一の症状であったとの報告がある．

7 梅毒患者における髄液検査の施行基準[15]

米国疾病対策予防センター（CDC）の梅毒のガイドラインでは，下記の場合に，髄液検査を行うべきとしている．

1. 神経学的または眼科的障害の症状・所見陽性例．
2. 活動性の第 3 期梅毒（大動脈炎およびゴム腫など）の所見．
3. 梅毒の治療失敗例（症状が持続する，再発する，または血清の非トレポネーマ検査が適切な改善を呈さないとき）．
4. HIV 感染を伴った後期潜伏梅毒または梅毒の感染期間の不明なとき．

さらに CDC ガイドラインには以下の追加記載があり，より広くスクリーニングを行うことも配慮している．

1. 状況や患者自身の希望があれば上記基準に満たなくても髄液検査を行ってもよい．
2. 一部の専門医は，潜伏梅毒の患者で，① 非トレポネーマ血清検査が 1：32 以上の場合，および ② HIV 感染患者で CD4 数が 350/μL 以下の場合には，髄液検査を推奨している．

3. 一部の専門医は，HIV と初期梅毒の共感染患者では，治療開始前に全例で髄液検査を行うことを推奨していることを紹介している．

また，RPR が 32 倍以上では 11 倍のリスク，HIV 共感染では 6 倍のリスクがあるので，これらの場合は髄液検査を推奨する専門医が多い．

8 神経梅毒の髄液診断基準 図1[15]

神経梅毒診断における髄液 VLDL の特異度は高いが，感度は髄液 FTA-ABS に劣る．髄液 FTA-ABS の感度は高いが，血液混入による偽陽性が出やすいため特異度は低い．髄液所見の判断時には，血液混入の有無をチェックする．髄液 FTA-ABS が陰性の場合，神経梅毒は通常否定される．

HIV 非感染梅毒患者の神経梅毒の診断は，① 髄液 VDRL 陽性，② 髄液細胞数 $>5/\mu L$（かつ髄液 FTA-ABS 陽性），または③ 髄液タンパク >45 mg/dL かつ髄液 FTA-ABS 陽性，のときに神経梅毒と診断する．

梅毒・HIV 共感染の神経梅毒では別の診断基準を用いる．HIV 感染だけで髄液タンパク量は増加するので診断基準には含まれない．① 髄液 VDRL 陽性，または② 髄液細胞 $>20/\mu L$ で神経梅毒と診断される．$5/\mu L$ 以下では神経梅毒は否定される．髄液細胞数 $6\sim20/\mu L$ の場合は，CD4 $<200/\mu L$ または HIV RNA <50 コピー/mL または抗レトロウイルス薬服用中は神経梅毒と診断し，その他は髄液 FTA-ABS 陽性のみ神経梅毒と診断する．

9 神経梅毒の鑑別診断

梅毒感染患者が髄膜炎を呈した場合には各種の髄膜炎を，脊髄炎・脊髄障害を呈した場合は多発性硬化症やアレルギー性脊髄炎，HTLV-1 関連脊髄症（HAM）などを，認知症を呈した場合は Alzheimer 病，前頭側頭葉型認知症などの認知症疾患を，痙攣，てんかん発作および側頭葉症状を呈した場合は側頭葉てんかんなど，ヘルペス脳炎，非ヘルペス脳炎などを鑑別する．眼症状を呈した場合は視神経炎，虚血性視神経症，サルコイドーシスや Behçet 病によるぶどう膜炎などが鑑別にあがる．耳鳴り・難聴を呈した場合は各種耳鼻科疾患が鑑別にあがる．

2. 神経梅毒の治療

1 治療の原則[1]

TP の倍加時間は 30〜33 時間と，一般細菌の 1 時間前後と比べ極端に長いの

で，長期間の抗菌薬投与を必要とする．髄液中のペニシリン濃度は血液中と比べ低値となるため，梅毒の他の病型に対するペニシリン投与量は神経梅毒の治療としては不十分である．TPはペニシリン耐性にならないのでペニシリンは常に第一選択薬である．

2 治療[1]

神経梅毒の第一選択薬は，症候性，無症候性に関わらずaqueous crystalline penicillin G（ペニシリンGカリウム®）で，1日総量1,800〜2,400万単位を4時間毎または持続静脈内投与で10〜14日間行う．ペニシリンアレルギーの患者では，脱感作を行った上で投与する．代替治療ではセフトリアキソン（ロセフィン®）2gを1日1回点滴で10〜14日間投与するがエビデンスは不十分である．

3 髄液検査のフォローアップ[1]

HIV非感染患者の神経梅毒の活動性は髄液の細胞数に反映される．適切に治療されると髄液細胞数は3〜12カ月後には正常化する．髄液タンパク量正常化は細胞数正常化より遅れる．髄液のVDRL価は数年かけて低下する．経過中の髄液の細胞数とタンパクの増加は，再発に先行・同時に起きるため再発の指標となる．HIV共感染の神経梅毒の場合，ペニシリン治療後にも髄液細胞数増多が維持される傾向があるが，神経梅毒治療失敗の判断はHIV感染の状態をふまえ総合判断する．髄液細胞数の増多がある場合は，細胞数が正常化するまで6カ月毎に髄液検査を行う．6カ月以内に細胞数が減少しないとき，または2年で髄液細胞数とタンパクが正常化しないときは，神経梅毒の再発と考え再治療する．

4 予後[1]

無症候性神経梅毒および髄膜型神経梅毒の時点で治療を開始した場合は予後良好である．このため血清梅毒反応陽性例から神経梅毒を抽出することが重要である．進行麻痺および脊髄癆など症状が進行した後に治療された場合は，症状の回復は困難である．MRIで内側側頭葉の萎縮が確認された進行麻痺では治療完了後でも性格変化，認知症の改善は困難である．

Pearls

術前検査などで偶然に梅毒血清反応陽性が発見された症例の神経梅毒合併のチェックも重要である．梅毒血清反応陽性例では，神経学的に問題となる症状・所見を詳しく評価して神経梅毒が疑われたら髄液検査を行う．それらがなくても梅毒の治療失敗例，血清 RPR が 32 倍以上，さらに HIV 感染共感染例では，CD4 陽性リンパ球が 350/mm^3，抗レトロウイルス薬非服用などでは神経学的異常所見がなくても髄液検査を検討する．

文献

1. 池口邦彦．神経梅毒．In: アクチュアル脳・神経疾患の臨床　神経感染症を極める．1 版．東京: 中山書店; 2014. p.208-15.
2. Bash S, Hathout GM, Cohen S. Mesiotemporal T2-weighted hyperintensity: neurosyphilis mimicking herpes encephalitis. Am J Neuroradiol. 2001; 22: 314-6.
3. Gürses C, Kürtüncü M, Jirsch J, et al. Neurosyphilis presenting with status epilepticus. Epileptic Disord. 2007: 9: 51-6.
4. Sinha S, Harish T, Taly AB, et al. Symptomatic seizures in neurosyphilis: an experience from a university hospital in south India. Seizure. 2008; 17: 711-6.
5. Centers for Disease Control Prevention, et al. Sexually transmitted diseases treatment guidelines. MMWR Recomm Rep. 2006; 55: 1-94.

〈池口邦彦〉

ツツガムシ病はどのように診断し，治療するのでしょうか？

1. 疑わなければ診断できない

　ツツガムシ病は，風土病でも希少感染症でもなく，毎年全国津々浦々で感染者がある．病気を疑い，早期に適切な治療で簡単に根治するが，診断が遅れると重症化して死に至ることもある．病初期から髄膜炎や意識障害を呈することは少ないが，神経内科医を含めてすべての医師が患者を診察する機会があり，プライマリケアとしても重要な疾患である．

　ツツガムシ病の3徴候といえば，発熱・刺し口・皮疹である．発熱や皮疹は，特異的なものではない．刺し口が特徴的で診断の決め手となるが，必発であるが，入念に探さなければ見つからないことが多い．ツツガムシ病を念頭にいれて問診や診察することが肝要である．

2. ツツガムシ病の病態と疫学

　ツツガムシ病は，ダニ（ツツガムシ）を介した *Orientia tsutsugamushi*（以下，*O. tsutsugamushi*）によるリケッチア感染症である．1927年に緒方規雄らが，患者血清からウサギにツツガムシ病を発症させることに成功して，当時リケッチア・ツツガムシと命名した．ツツガムシ病は，アジアからオセアニアなどに広く蔓延しているが，第二次大戦下，米軍兵のツツガムシ病感染者が詳しく研究され，剖検例の免疫組織染色から，*O. tsutsugamushi* が，血管内皮細胞やマクロファージ内で増殖して血行性に広がり，全身諸臓器に微小血管炎・血管周囲炎を起こすことがわかった．また，ビルマから Gilliam 株，ニューギニアから Karp 株が分離されて，抗体による検査も可能となった．

　ツツガムシ病は，感染症法で第四類感染症に指定されており，保健所への届け出が必要なため，発症数が把握されている．かつては新潟・山形・秋田3県の風土病として知られていたが，現在では全国すべての都道府県で発症が確認されていて，毎年約400人の発症があり，数人の死者が出ている．2006年から2013年までの統計をまとめると，鹿児島県（54.1人/年），福島県，千葉県，宮崎県の順に発症者が多く，東京都でも13.4人/年の発症がある　図1　．

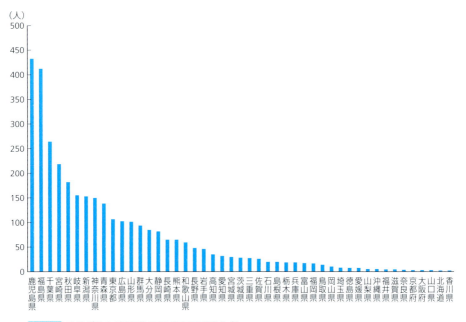

図1 ツツガムシ病患者の都道府県別発生数
2006〜2013年の合計数．感染症発生動向調査による

　昔は，河川敷に生息したアカツツガムシからの感染であったが（古典型），近年は山野に生息するフトゲツツガムシやタテツツガムシからの感染がほとんどといわれている（新型）．長岡赤十字病院に入院した22例のツツガムシ病患者（2000〜2014年）の感染場所は，山が10例（45％），河川敷が4例（18％）だったが，田畑などでの農作業も8例（36％）あった．すべての野外活動について問診することが重要である．
　ツツガムシの成虫は土中にいるが，卵は秋から初冬に孵化して，幼虫は地上に出る．この時，たまたま居合わせたヒトが，病原性のあるリケッチアをもった幼虫に刺されることで感染する．このため，関東から九州地方では，11月にもっとも患者数が多い．一方，東北や北陸地方などの積雪のある寒冷地では，幼虫の一部が越冬し，雪解けとともに活動を再開するので5月にも発生が多い．1月や2月は，ほぼ発症者がないと考えてよい．

3. ツツガムシ病の臨床像

ツツガムシ病は，ツツガムシの幼虫に刺された後，約1〜2週間の潜伏期を経て発症する．発熱・刺し口・皮疹が3徴である．皮疹は，体幹部を中心に紅斑として出現し，8割近くの患者で高頻度に見られるが，特異的な皮疹ではない．一方，刺し口は必発であるが，ダニは腋窩部や陰部などやわらかい部分を好むので，刺し口は入念に探さなければ見つからないことが多い．ツツガムシ病を念頭にいれて診察しないと診断が遅れることになる．刺し口は，潰瘍を形成して，その周囲は発赤し，暗黒色の痂疲で覆われている 図2 ．刺し口は，1回見れば忘れない特徴的なものである．また，刺し口近傍の所属リンパ節の腫脹もほぼ必発であるので，刺し口を探す手がかりとなる．

O. tsutsugamushi は，細胞外では増殖できない偏性細胞内寄生細菌で，培養はできない．血液検査では，病初期から強い炎症反応と血小板減少があり，肝機能障害を認めることが特徴的である．一方，病初期には腎機能障害は目立たず，白血球数はむしろ減少することもある．ツツガムシ病が早期に診断されず重症化すると，播種性血管内凝固症候群（DIC）を起こし，多臓器不全に陥り致死的となる．

長岡赤十字病院に入院した22例では，CRPは全例陽性で，皮疹を15例（77.5％），肝機能障害を21例（99.5％），血小板減少（≦12万/mm^3）を15例（68.2％）に認めた．皮疹，肝機能障害，血小板減少の3つすべてを認めたもの

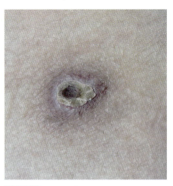

図2 患者臀部で見つかったツツガムシの刺し口（自施設例）

は，13例（59%）で，2つ以上認めたものは，19例（86%）だった．平均在院日数は，15.2日だったが，DICを合併した例が3例（18%），多臓器不全に至った例が3例あり，内1人は死亡した．

死亡例は，80歳の農業で独居暮らしの女性で，某年5月に発熱を主訴に来院された．初診時よりプロカルシトニン陽性の強い炎症反応と尿路感染からの腎盂腎炎・敗血症があり，メロペネムで治療されていたが，急速に多臓器不全が進行して，第6病日に亡くなった．皮疹もなかったが，後に入院時に提出されていた血清ツツガムシ抗体陽性が判明した．高齢者で，皮疹がない上に，他に感染源もあると診断は困難である．

4. ツツガムシ病と髄膜脳炎

重篤化して死亡したツツガムシ病剖検例の全例に髄膜脳炎を認めたとの報告もあり，重症例では中枢神経系へも炎症が及ぶと考えられる．頭痛以外に中枢神経症状のないツツガムシ病24例の髄液の検討では，細胞数増加を11例（46%），タンパク増加を6例（25%），PCR法により髄液中ツツガムシDNAを検出したものが5例（21%）あったと報告されており，ツツガムシの中枢神経系への波及は多いのかもしれない．しかしながら，病初期から臨床的に髄膜脳炎や意識障害を呈する症例は少ない．長岡赤十字病院に入院したツツガムシ病でも病初期から髄膜脳炎を呈した症例は，22例中1例に過ぎなかった．

その症例は63歳男性で，6月某日頭痛と高熱が出現し，約10日後にJCS 1桁の意識障害と両手が震えをきたして入院した．血液検査では，プロカルシトニン強陽性を伴う炎症反応と肝機能障害を認めた．髄液は，細胞数 $267/mm^3$（単核球 $187/mm^3$），タンパク 191 mg/dL で糖の低下はなかった．当初は，アシクロビルとデキサメタゾンを開始し，メロペネムを併用したが，40℃の発熱が持続し意識障害も改善しなかった．入院第5病日に棚田に連日入って足を何かに刺されたとの情報を得て，右大腿外側部に特有の刺し口を探し当てた 図2 ．右鼠径リンパ節も腫脹しており，治療をミノサイクリンに切り替えたところ，翌日から解熱し，意識清明となり，入院第12病日に独歩で退院した．血液検査では，敗血症を疑う所見であるのに，髄液検査ではウイルス性髄膜脳炎の所見であったのが特徴的だった．

5. ツツガムシ病の診断と治療

ツツガムシ病を診断するポイントは，まず疑うこと．発症の季節・野外活動の問診・皮疹・肝機能障害・血小板減少があげられる．ツツガムシ病を疑ったら刺し口をくまなく探し，特有の刺し口を見つければ診断は容易である．

ツツガムシ病は，保健所への届け出が必要なので確定診断を行う．免疫ペルオキシダーゼ法または間接蛍光抗体法によるIgM，IgG抗体検査が可能で，媒介するダニの種類にほぼ相関するGilliam, Karp, Katoの標準3株に対する抗体検査がコマーシャルベースで可能であるが，病初期の血清抗体価は陰性のことがあり注意が必要である．必ずペア血清で検査をする．刺し口の痂皮のPCR法によるDNA検出は，感度も特異度も高いので診断に最も適していると思われる．

ツツガムシ病には，β-ラクタム系やニューキノロン系の抗菌薬は無効で，テトラサイクリン系の抗菌薬が第一選択となる．早期に治療をすれば，症状は速やかに回復するが，診断が遅れると致死的である．

敗血症を疑わせる強い炎症反応と血小板減少，肝機能障害があり，白血球の増加が目立たず，セフェム系などの抗菌薬で改善を認めないときは，ツツガムシ病も鑑別に考えることが重要である．

Pearls

ツツガムシ病を疑うことが重要！
—卵巣腫瘍の術後に発熱と意識障害をきたした症例—

典型的なツツガムシ病の診断は容易であるが，ピットフォールな症例を紹介する．症例は63歳の女性．某年5月に左卵巣奇形腫の待機手術を受けた．術後3日目から38℃の発熱とともに傾眠傾向となり，翌日には皮疹が出現した．開眼しているものの失見当識があった．術後翌日の血液検査では，CRP 3.22 mg/dL，白血球6100/mm^3，血小板34.0万/mm^{3}で，肝機能は正常であったが，術後4日目では，白血球4,400/mm^3，血小板18.3万/mm^3，AST 129 IU/L，ALT 150 IU/L，LDH 473 IU/L，γGTP 255 IU/Lと白血球と血小板が減少傾向となり，肝機能障害が出現した．術後感染，薬疹，抗NMDA抗体受容体関連脳炎などが鑑別にあがったが，詳しく問診をしてみると，手術入院の前（発症10日前）に山菜取りに山に入っていたことがわかった．

全身をくまなく診察したところ，右膝窩部に中心が痂疲形成し，周囲に発赤を伴う特徴的な刺し口が見つかった．右鼠径部のリンパ節も腫脹しており，ミノサイクリンの投与で回復した．入院時の保存血清でのツツガムシ血清抗体価は陰性だったが，痂疲からの PCR 解析で *O. tsutsugamushi Karp* が検出された．ツツガムシ病が，髄膜脳炎や意識障害を病初期から呈することは稀だが，診断がつかない感染症のピットフォールになる．

文献
1. 宮村定男．恙蟲病研究夜話．新潟: 考古堂書店; 1988.
2. 今野卓哉，藤田信也．寄生虫と神経系―ツツガムシと神経系―．神経内科．2012; 77: 233-7.
3. 藤田信也．忘れてはいけない感染症―ツツガムシ病―．Neuroinfection. 2015; 20: 40-3.

〈藤田信也〉

| Ⅳ ウイルス感染症 | Ⅴ 遅発性ウイルス感染症・プリオン病 | Ⅵ その他の中枢神経系感染症 |

吸虫症による中枢神経感染症はどのように診断し，治療するのでしょうか？

1. 吸虫症による中枢神経感染症診断の概要

中枢神経感染を起こす人体寄生吸虫として，肺吸虫類，住血吸虫類が知られている．本来の寄生部位はそれぞれ肺・胸腔（肺吸虫類），腸管系・尿路系・骨盤内の血管内（住血吸虫類）であるが，中枢神経系への虫体の侵入や虫卵の栓塞により神経症状が惹起される．

診断への第一歩は寄生虫症を疑うことであり，一般的な検査所見では好酸球数やIgE値の上昇が蠕虫感染を想起するきっかけとなる．さらに蠕虫（線虫類，吸虫類，条虫類）感染の可能性を踏まえた問診（食歴，居住歴，海外渡航歴など）や画像所見が診断への手がかりとなる．鑑別疾患を除外することも重要である．

吸虫類の感染が疑われた場合，虫卵検出により確定診断に至るが，少数寄生例や異所寄生例では虫卵の検出が難しい．そうした状況では免疫学的検査や画像検査所見などが判断材料となる．

2. 肺吸虫症

1 肺吸虫症の概要

肺吸虫症はアジア，アフリカ，アメリカにみられる食品媒介性吸虫症で，本邦ではウェステルマン肺吸虫（*Paragonimus westermani*）と宮崎肺吸虫（*P. miyazakii*）が主たる病原体である．第2中間宿主であるサワガニ，モクズガニの他，ウェステルマン肺吸虫においては待機宿主であるイノシシの筋肉が感染源となる．

感染型幼虫（メタセルカリア）を含む食材を非加熱または不十分な加熱で摂取することで感染する．胸部寄生では，成虫が肺実質に虫囊を形成して寄生する場合と，未熟なまま胸腔内に寄生する場合がある．前者は主にウェステルマン肺吸虫でみられ，咳嗽，チョコレート色の喀痰が出るようになる．後者は主に宮崎肺吸虫でみられ，胸水貯留や気胸を起こす．前者と異なり喀痰検査，糞便検査での虫卵検出が難しいため，免疫学的検査が有用である．

診断は問診（食歴），症状，喀痰や糞便からの虫卵検出 図1 ，胸部X線検査，

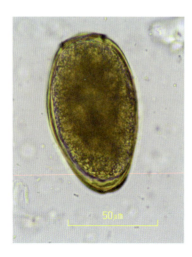

図1 ウェステルマン肺吸虫卵
長径80〜90μm. 濃褐色. 卵蓋を有する.

免疫学的検査，末梢血好酸球の増加などが判断材料となる．鑑別疾患として肺癌，肺結核，肺真菌症，肺イヌ糸状虫症などがあげられる．

本症では肺外寄生（異所寄生）が知られており，移動性皮下腫瘤や脳肺吸虫症など，寄生部位により症状は多彩である．後述の脳肺吸虫症では重篤となる場合がある．虫卵の検出は困難なため，免疫学的検査が有用である．

治療はプラジカンテル（ビルトリシド® 600 mg錠）75 mg/kg/日・分3・3日間．ただし，リファンピシン服用者には禁忌．妊娠3カ月未満の妊婦への投与は避ける．

2 脳肺吸虫症

脳肺吸虫症は，肺外寄生（異所寄生）の45％（30〜60％）でみられるとの報告がある．好発部位は後頭葉，側頭葉および頭頂葉である．脳への侵入経路は，頸動脈または頸静脈周囲の疎性結合組織を介した経路などが推測されている[1]．

症状は寄生部位や虫体数により多彩である．Oh（1969）[2]は，主要症状として痙攣，頭痛，視覚障害，運動神経障害，感覚神経障害をあげている．さらに組織病理学的所見により，ステージ1: 髄膜脳炎型，ステージ2: 肉芽腫型，ステージ3: 器質化/石灰化型に分類している．

診断は鑑別疾患（結核，細菌性膿瘍，脳腫瘍，脳リンパ腫，トキソプラズマ症，有鉤嚢虫症，エキノコックス症など）の除外と併せて，喀痰，糞便，気管支肺胞洗浄液などからの虫卵検出，血清や髄液の免疫学的検査，画像検査などを判断材

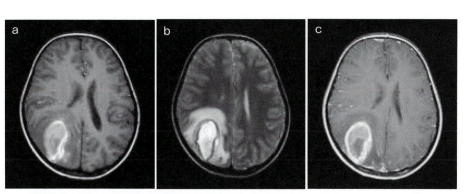

図2 脳肺吸虫症患者の頭部 MRI 画像所見 (鶴岡純一郎, 他. 小児感染免疫, 2012[3].
図 1a, b, c を著者許諾を得て転載)
a: T1 強調画像, b: T1 強調画像, c: T1 強調画像（Gd 造影)

料とする．頭部 MRI 検査では，急性期に T1 強調画像でガドリニウム（Gd）造影によりリング状を呈する腫瘤陰影が特徴的である 図2 [3]．この腫瘤陰影が集合体となりブドウの房様といわれる MRI 画像を呈することもある．慢性期には X 線や CT で境界明朗な円形ないし卵円形の石灰化像が検出される．上記の所見を総合的に判断して診断を行う．

治療は「肺吸虫症の概要」の項に記載のプラジカンテルによる．

3. 住血吸虫症

1 住血吸虫症の概要

住血吸虫症は，年間死者数 20 万人と推定される世界的に重要な寄生虫症の一つである．人体寄生住血吸虫 6 種のうち 5 種は門脈系血管に寄生（腸管系住血吸虫症）し，残りのビルハルツ住血吸虫は膀胱周囲の血管に寄生（尿路系住血吸虫症）する 表1．

中間宿主である巻貝が生息する川や湖などにヒトが接触すると，感染型幼虫（セルカリア）が経皮的に侵入する．幼虫は血流を介して移動し，肺や肝臓などで成長しながら寄生部位に到達する．腸管壁または膀胱壁および周辺臓器で産卵すると虫卵が血管を塞栓し，周辺組織が炎症により脱落することで糞便・尿とともに虫卵が外界に出る．

血管内に産卵された虫卵は肝臓をはじめとする諸臓器にも移行し，血管を塞栓

表1 人体寄生住血吸虫類の種と地理分布

	種	分布
腸管系住血吸虫症	マンソン住血吸虫 *Schistosoma mansoni*	アフリカ，中東，カリブ海，ブラジル，ベネズエラ，スリナム
	日本住血吸虫 *S. japonicum*	中国，インドネシア，フィリピン
	メコン住血吸虫 *S. mekongi*	カンボジア，ラオス
	S. guineensis/S. intercalatum	アフリカ中央部の熱帯雨林地帯
尿路系住血吸虫症	ビルハルツ住血吸虫 *S. haematobium*	アフリカ，中東，コルシカ島

(Schistosomiasis, Fact sheet, WHO 2016年2月update版を基に作成．著者邦訳，一部改変)

して炎症反応を起こす．肉芽腫形成や線維化が進行し，肝臓はやがて肝硬変に至り重篤となる．また，ビルハルツ住血吸虫症の発がん性が国際がん研究機関（IARC）により認められている．

診断は，糞便または尿からの虫卵検出　図3　がgold standardである．虫卵が検出できない場合は，症状，問診（居住歴，海外渡航歴，陸水での水浴経験など），免疫学的検査，虫体由来DNA検査，腹部超音波所見などから総合的に判断する．

治療はプラジカンテル（ビルトリシド® 600 mg錠）40〜60 mg/kg/日・分2．未熟幼虫には効果が弱いため，2〜3週間間隔をあけて2回投与する．ただし，リファンピシン服用者には禁忌．妊娠3カ月未満の妊婦への投与は避ける．なお，重度感染例や神経系感染例では，プラジカンテル投与により破壊虫体に由来する住血吸虫抗原に対して生じる炎症反応に対応するため，ステロイド剤を併用する．

住血吸虫症に伴う神経障害には，急性期の脳炎症状，虫卵が脳の血管を塞栓することで諸症状を呈する脳住血吸虫症，虫卵が脊髄下部に塞栓することによる脊髄住血吸虫症がある．また，肝臓障害に伴う肝性脳症もみられるが，ここでは扱わない．

2 急性期の脳炎症状

旅行などで免疫のない者が有病地において多数感染を受けた際にみられる，脳炎や非細菌性髄膜炎である．他の急性期の症状と同様に，通常数週間で消失する．症状は，発熱を伴う頭痛，知覚障害，一過性の片麻痺や四肢麻痺，視覚障害，言

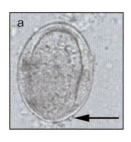
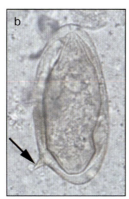
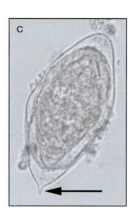

図3　住血吸虫3種の虫卵
いずれも卵蓋はなく，内容は幼虫（ミラシジウム）．棘（矢印）を有する．
a：日本住血吸虫卵．小棘は確認できないことが多い．長形 70〜100 μm
b：マンソン住血吸虫卵．側面に著明な棘を有する．長形 114〜175 μm
c：ビルハルツ住血吸虫卵．尾端に棘を有する．長形 112〜170 μm

語障害，運動障害など多岐にわたる．虫体に対するアレルギー反応，または好酸球に起因する脈管炎や血栓症といった病態生理学的な機序が考えられている[4]．

本症発症時期には虫卵検査や抗体検査が陰性であっても本症を否定できない．CT，MRIで前頭葉，頭頂葉および後頭葉に浮腫や多数の陰影増強部位がみられる．

治療は「住血吸虫症の概要」の項に記載のプラジカンテルによる．

3 脳住血吸虫症

脳内に塞栓した虫卵に対する炎症反応により肉芽腫（虫卵結節）が生じ，寄生部位や寄生数に応じ，多様な症状を呈する．虫卵の脳への移行は，門脈-体循環シャントやバトソン静脈叢を介した経路が推測されている．また，脳に成虫が寄生して虫卵が産出される可能性もある．

脳住血吸虫症患者の多くでてんかん様発作がみられる．発作はジャクソン型の単純部分発作が多い．さらに単・片麻痺，失語症，視野障害などが生じる．

鑑別疾患（てんかん，脳腫瘍，脳血管障害，変性疾患，代謝疾患，細菌性膿瘍，有鉤嚢虫症など）を否定した上で，問診（有病地の滞在歴など），虫卵検査（検便），免疫学的検査などにより住血吸虫感染を証明することで脳住血吸虫症を推定することができる．頭部CTまたはMRIでは周囲に浮腫を伴う圧迫所見と不均

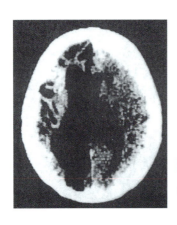

図4 脳日本住血吸虫症患者の頭部CT画像
(林 正高. In: 日本住血吸虫症 特に脳症型・肝脾腫型を中心に. 名古屋: 三恵社; 2015[5]. 図10の患者CT画像を著者許諾を得て転載)

一な増強像が認められる．また，プラジカンテル投与による診断的治療も有効である．

一例として脳日本住血吸虫症患者の頭部CT画像 図4 および脳波 図5 を示す．患者は34歳男性．本症有病地域在住のフィリピン人．28歳時に意識消失発作があったが，その後6年間未治療で過ごしていた．主訴: 意識消失発作，運動性失語，右上肢麻痺．検便で虫卵多数検出．脳波所見は，10 Hzのα波を後頭部に認め，左前・中側頭部に5～7 Hzの徐波やlazy activityを認め，左中側頭部に焦点性棘波を認める異常型であった．頭部CT所見は左半球皮質の広域に多数の低吸収巣と左側脳室体部の著明な拡大がみられる[5]．

治療は「住血吸虫症の概要」の項に記載のプラジカンテルによる．必要に応じて抗てんかん薬も併用する．

4 脊髄住血吸虫症

主にマンソン住血吸虫およびビルハルツ住血吸虫でみられる．横断性脊髄炎(TM)を含む脊髄症が最もよくみられる．脊髄神経根障害は若い世代に多い．症状としては，腰痛，下肢痛，下肢筋力低下，下肢感覚鈍麻，膀胱直腸障害が高頻度にみられる他，対麻痺，反射の減弱・消失，触圧覚・温度覚・痛覚の消失，痙攣などが生じる．

診断では，症状，鑑別疾患の除外，有病地滞在歴，便・尿からの虫卵の検出，特異抗体の検出などの他，①髄液検査における総タンパク濃度や単球，好酸球の増加，②MRIで円錐部にT1強調像で低・等信号，T2強調像で高信号を呈する脊

| Ⅳ ウイルス感染症 | Ⅴ 遅発性ウイルス感染症・プリオン病 | Ⅵ その他の中枢神経系感染症 |

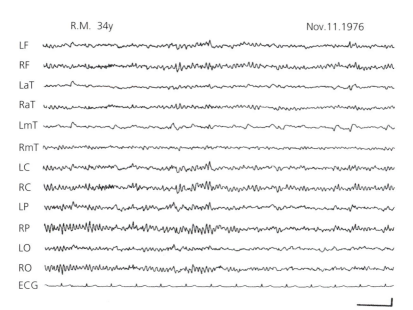

図5 脳日本住血吸虫症患者の脳波（林　正高. In: 日本住血吸虫症　特に脳症型・肝脾腫型を中心に．名古屋: 三恵社; 2015[5]．図9を著者許諾を得て転載）

髄腫脹像，③ 脊髄生検での虫卵検出などが判断材料となる[6]．
　治療は「住血吸虫症の概要」の項に記載のプラジカンテルによる．

Pearls

　寄生虫感染を疑っても馴染みがない場合には対応に困るかもしれない．そのようなときには，日本寄生虫学会のHPの「学術・教育情報」にある「医療関係者向けコンサルテーション」で診断・治療の相談ができる．また，株式会社エスアールエルでは，「寄生虫症のスクリーニング検査」として肺吸虫を含む12種類の寄生虫の抗体検査を実施している．ただし研究用試薬を用いた検査であるため，この結果をもって診断とすることはできないことに留意する．HPには紹介がないので，問合せが必要である．

3 吸虫症による中枢神経感染症はどのように診断し，治療するのでしょうか？

文献

① Chai J-Y. Paragonimiasis. In: Garcia HH, Tanowiz HB, Del Brutto OH. editors. Handbook of Clinical Neurology, Vol. 114 (3rd series). Neuroparasitology and Tropical Neurology. Amsterdam: Elsevier; 2013. p.283-96.
② Oh SJ. Cerebral and spinal paragonimiasis: a histopathological study. J Neurol Sci. 1969; 9: 205-36.
③ 鶴岡純一郎，三宅哲雄，宮地悠輔，他．脳病変を契機に診断に至ったウエステルマン肺吸虫による脳肺吸虫症の1例．小児感染免疫．2012; 24: 19-23.
④ Coyle CM. Schistosomiasis of the nervous system. In: Garcia HH, Tanowiz HB, Del Brutto OH. editors. Handbook of Clinical Neurology, Vol. 114 (3rd series). Neuroparasitology and Tropical Neurology. Amsterdam: Elsevier; 2013. p.271-81.
⑤ 林　正高．2. 2）日虫脳症の紹介．In: 日本住血吸虫症　特に脳症型・肝脾腫型を中心に．名古屋: 三恵社; 2015. p.10-3.
⑥ 伊藤研悠，大脇義宏．住血吸虫性脊髄炎の1例．J Tohkai Spinal Surg．2009; 23: 23-7.

〈桐木雅史　千種雄一〉

ライム病（神経ボレリア病）はどのように診断し，治療するのでしょうか？

1. マダニ接触歴から鑑別するが，病歴がはっきりしない例ではとても難しい

ライム病（Lyme disease または Lyme borreliosis）の症状を 表1 に記す．マダニ虫咬後の感染早期（第1期）にはマダニ刺咬部を中心とする限局性の特徴的な遊走性紅斑を呈することが多い．随伴症状として，筋肉痛，関節痛，頭痛，発熱，悪寒，倦怠感などのインフルエンザ様症状を伴うこともある．紅斑の出現期間は数日から数週間といわれ，形状は環状紅斑または均一性紅斑がほとんどである 図1 ．

その後，体内循環を介して病原体が全身性に拡散する（播種期，第2期）．これに伴い，皮膚症状，神経症状，心疾患，眼症状，関節炎，筋肉炎など多彩な症状がみられる．その後，感染から数カ月ないし数年を経て，晩期に入る（第3期）．播種期の症状に加えて，重度の皮膚症状，関節炎などを示すといわれる．本邦では，慢性期に移行したとみられる症例は現在のところ報告されていない．症状としては，慢性萎縮性肢端皮膚炎，慢性関節炎，慢性脳脊髄炎などがあげられる．

2011年の報告では北海道でもライム病確実例が200名を超えるとの推定もある．しかしながら，第2期以降に移行するのは8.0％と低い．これはボレリアそのものの病原性の違い，人種的・遺伝的差異，抗菌薬を早期に使用できる医療状況，マダニの違いなど複数の要因が関与していると推測される[1]．

以下に，ボレリア症の神経症状について列記する[2]．

表1 ライム病の臨床症状

早期症状（第1期） 虫咬後数週間以内	遊走性紅斑 インフルエンザ様症状（頭痛，発熱，倦怠感，筋肉痛，関節痛）
播種期（第2期） 虫咬後6カ月以内	神経症状（脳神経炎，髄膜炎，脊髄神経根炎，末梢神経炎） 循環器症状（房室ブロック，心筋炎） 皮膚症状（二次性紅斑，良性リンパ球腫） 眼症状（虹彩炎，角膜炎） 関節炎，筋肉炎など
晩期（第3期）	慢性萎縮性肢端皮膚炎 慢性関節炎 慢性髄膜脳炎，慢性末梢神経炎，慢性脊髄炎

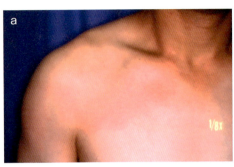 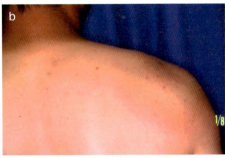

図1 a, b: ライム病第1期にみられる慢性遊走性紅斑
辺縁は鮮紅色で輪状の特徴的な皮疹. マダニ刺咬の後に生じている.
(あたらしい皮膚科学 初版. 2005年 中山書店より著者の許諾を得て転載)

1 末梢神経障害

　末梢神経障害については当初, 多巣性・軸索障害パターンをとるが, 末梢神経そのものからのボレリアの検出の報告はなく, 末梢神経障害の原因については明らかではない. 一方で脱髄性の末梢神経障害の報告もある.

2 脳神経障害

　CDCの報告では米国ではライム病の8%に生じると報告されている. ボレリア抗体の上昇を伴っているが一方で抗体価が上昇する前に症状が出現することもあるので注意を要し, 数週間後の再検を要する. その多くは顔面神経麻痺であり, 流行地においては鑑別診断として重要であるとの指摘もあるが, 北海道地域における検討では上昇例は多くない. 再発例や, ダニ咬傷歴, 野山の立ち入り歴などの病歴から血清検査を検討するべきである. その他にも乳頭浮腫や, 視神経炎, 外眼筋麻痺, 第Ⅷ脳神経麻痺, 三叉神経障害, 下位脳神経障害の報告もある.

3 神経根炎

　神経根炎もライム病の3%で報告がある. 痛みが前景に立つ. 流行地において明らかな機械的圧迫がない, 重篤な四肢体幹の神経根に沿った痛み, 腱反射消失, 筋力低下, 感覚低下を伴う場合鑑別にあげるべきである.

4 中枢神経障害

　リンパ球優位の髄膜炎が主体だが, 脳脊髄実質への炎症も稀に報告がある. 脳

脊髄の MRI 異常，髄液の炎症性変化，髄腔内のグロブリン産生，オリゴクローナルバンド陽性となることがあり，多発性硬化症との鑑別が問題となることもある．

5 脳症

ライム病において疲労，認知機能低下，記憶障害の報告はあるが，非特異的な所見であり，これのみではライム病の中枢神経障害の診断にはならない．髄液の異常や，脳 MRI 所見の異常などなしに，ボレリア感染においてこれらの症状のみで中枢神経病変と考え，抗菌薬の長期投与を行うことはメリットがなくリスクを上げるのみであると報告されている．

多くの患者は皮膚科で診断，治療を受ける．しかしこれらの神経症状は非特異的であり，これらの症状のみで神経内科を受診した場合，ライム病を疑い血清検査などを提出するのは困難である．流行地への立ち入り歴，マダニ咬傷歴など確認することが重要である．診断には以下の検査を行っていく．

6 病原診断

ライム病の診断には，欧米では流行地での媒介マダニとの接触機会などの疫学的背景，遊走性紅斑やその他ライム病に合致する臨床症状，さらに米国疾病管理予防センター（CDC）が示した血清学的診断基準 図2 などから総合的に判断する．遊走性紅斑の時期に抗体陽性率は低く，この時期に適切に治療されるとその後も抗体陽性にならないことがある．そのため，CDC ガイドラインでは，早期ライム病は臨床症状のみで診断してもよいとされている．第2期で神経ボレリア症の出現する時期には，90%で陽性となる一方，流行地域では人口の5〜25%で血清抗体陽性との報告もあるので，血清抗体陽性のみでは診断根拠とならない．IgM 抗体のみ陽性であり，虫咬後1カ月後も IgG 抗体が陽性にならない場合は偽陽性である．抗体陽性であった場合，ウエスタンブロットで確認し，診断確定する．なお，病原体ボレリアの分離培養は紅斑部からの皮膚生検で分離可能である．髄液からの分離は稀で，血液からの分離は難しい．

また，本邦では輸入例，国内例ともにみられるため，それぞれに適した血清診断用抗原を選択する必要があり，北米からの輸入例が疑われる場合には，血清診断はコマーシャルラボ経由で米国の臨床検査ラボにて行い，欧州からの輸入例および国内例では，感染症研究所・細菌部で検査が可能であるが，行政検査となるため，各地域の衛生研究所に問い合わせる必要がある．

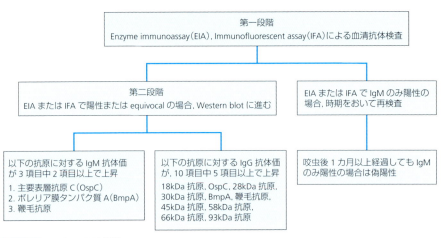

図2 血清学的診断基準

7 髄液検査

リンパ球優位，細胞数の中央値は 160/μL 程度であり，タンパク上昇は軽度で 200〜300 mg/dL は超えず，グルコース濃度は通常正常である．項部硬直はよく記載されているが，それらの例で髄液検査では上昇がないこともある．ヨーロッパでは 31％に髄液タンパク上昇を認めていた．髄液細胞上昇があると，神経根痛，髄膜刺激徴候，遊走性紅斑の大きな病変，*Borrelia garinii* の検出率が高く，中枢でのボレリアの感染の頻度が高い．また髄液中ケモカイン CXCL 13 が上昇するとの報告もあるが，中枢神経リンパ腫や細菌性髄膜炎，悪性リンパ腫でも上昇することが知られており，解釈に慎重を要する．

8 髄液抗体

髄液抗体の感度は不明であり，陰性をもって，中枢神経の感染の除外にはならない．感染を証明するには，他の感染症と同様，髄腔内でのグロブリン産生を証明する必要がある．また治療終了後も 10 年は抗体陽性が続くため，注意を要する．

神経梅毒との交叉反応が問題となるため，VRDL 試験（venereal disease research laboratory test，一般的に梅毒で陽性となる）とあわせて判断を要する．PCR は感度が低く，ライム病の診断には推奨されない．

9 神経放射線画像

通常異常は指摘されないが，中枢神経症状を呈する例ではMRIではT2/FLAIR高信号，PETでは代謝亢進を示す．

10 診断へのアプローチ

病歴・症状からその可能性がある場合，血清のボレリア抗体提出をするとともに，全身検索，髄液検査を行い，Guillain-Barré症候群，サルコイドーシス，Ramsay-Hunt症候群などの疾患の鑑別を行う．北海道など，流行地において，神経症状まで呈したライム病を加療することは比較的稀である．これは，ダニ咬傷，あるいは遊走性紅斑で皮膚科受診した際に抗菌薬投与を含む適切な対応がとられるためと推測している．神経症状からみたライム病の症状は非特異的であること，また抗原検査自体が行政検査や海外の研究施設への依頼となってしまうため，「検査で偶然ひっかかる」ことはほぼなく，積極的に疑って検査を出さないと診断できない．野山への立ち入り歴，ダニ咬傷歴を問診することは重要であり，そのためには，鑑別として常に留意する必要性を強調したい．

2. 治療にはステロイドのみならず，抗菌薬投与が必要．なので鑑別が重要になる

予防には，野山でマダニの刺咬を受けないことがもっとも重要である．マダニの活動期（主に春から初夏，および秋）に野山へ出かけるときには，1）むやみに藪などに分け入らないこと，2）マダニの衣服への付着が確認できる白っぽい服装をすること，3）衣服の裾は靴下の中にいれ，虫よけをし，マダニを体に近寄らせないこと，などを心がける．また万一刺咬を受けた場合には，自分でマダニを引き剝がさず病院の皮膚科で切除してもらうのがよい．無理に虫体を剝ぎ取るとマダニの刺口が皮膚の中に残り，感染を増長する場合がある．ワクチンは，本邦では導入されていない．

ライム病ボレリアには抗菌薬による治療が有効である 表2A, B [3]．マダニ刺咬後の遊走性紅斑にはドキシサイクリン，髄膜炎などの神経症状にはセフトリアキソンが第一選択薬として用いられており，薬剤耐性は今のところ報告されていない．マダニ刺咬によるエーリッキアの重複感染が疑われる場合には，ドキシサイクリンもしくはテトラサイクリンが有効とされている．

ヨーロッパでは，神経ボレリア症で経口ドキシサイクリンがCTRX静脈投与と同等とする報告もある[4]．脳炎・脊髄炎など中枢神経実質への感染は症例数が少

表 2-A ライム病ボレリアに対する抗菌薬

薬剤	商品名	成人用量
A）経口薬*		
ドキシサイクリン	ビブラマイシン®	200 mg/2×
アモキシシリン	サワシリン®	1500 mg/3×#
セフロキシム アキセチル	オラセフ®	1000 mg/2×
B）静注製剤		
推奨		
セフトリアキソン	ロセフィン®	2 g×1/日
代替		
セフォタキシム	クラフォラン®	2 g×3/日
ペニシリン	ペニシリンGカリウム®	300-400万U×6/日

*不耐症の場合，マクロライドを代替する．
#ライム病としては適用外使用となる．

表 2-B ライム病ボレリアに対する抗菌薬

症状	治療法	投与期間
遊走性紅斑	A	14～21日
第2期		
神経症状	B	10～28日
髄膜炎・神経根炎	A	14～21日
脳神経麻痺		
心疾患	A or B	14～21日
良性リンパ球腫	A	14～21日
第3期		
慢性関節炎	A，反復例にはBも	28日
中枢/末梢神経症状	B	14～28日
慢性萎縮性肢端皮膚炎	A	14～28日

なく，経口ドキシサイクリン単独での有効性に関しては十分なエビデンスがなく，セフトリアキソンなどの静脈投与を考慮するべきである．

　慢性ライム病の治療のため，長期間抗菌薬を投与した報告が多数あるが，いずれもエビデンスレベルが低く，メタ解析ではその効果は否定されている．慢性ライム病に関して現時点で有効な治療はない．

Pearls

副腎皮質ステロイド薬の併用は？
使用してもよいがそれのみでの改善は期待しにくい．

- 河野祐治, 重藤寛史, 白石祥理, 他. 高度の嚥下障害を呈したボレリア脳幹脳炎の1例. 臨床神経学. 2010; 50: 265-7.
- 高堂裕平, 下畑享良, 河内 泉, 他. 抗菌薬と副腎皮質ステロイド薬の併用が有効であった神経ボレリア症の1例. 臨床神経学. 2012; 52: 411-5.

最近では副腎皮質ステロイド薬併用が効果的であった報告もある．ただし，これらは副腎皮質ステロイド薬の使用が先行し抗菌薬の追加で改善していることから，免疫応答のみではなく，ボレリア感染の影響はあったと考える．それゆえ，抗菌薬の使用は必須であると考える

謝辞 図の転載を許諾頂きました，北海道大学大学院医学研究科皮膚科学教室清水宏教授に深謝致します．

文献

1. 橋本喜夫. 北海道のライム病の発生状況と症例─自験113例の検討. IASR. 2011; 32: 218-9.
2. 白井慎一, 佐々木秀直. 神経ボレリア症 ライム病. In: 辻 省治, 他編. アクチュアル脳・神経疾患の臨床 神経感染症を究める. 1版. 東京: 中山書店; 2015. p.202-7.
3. Wormser GP, Dattwyler RJ, Shapiro ED, et al. The clinical assessment, treatment, and prevention of lyme disease, human granulocytic anaplasmosis, and babesiosis: clinical practice guidelines by the Infectious Diseases Society of America. Clin Infect Dis. 2006; 43: 1089-134.
4. Ljøstad U, Skogvoll E, Eikeland R, et al. Oral doxycycline versus intravenous ceftriaxone for European Lyme neuroborreliosis: a multicentre, non-inferiority, double-blind, randomised trial. Lancet Neurol. 2008; 8: 690-5.

〈白井慎一　佐々木秀直〉

トキソプラズマ脳症はどのように診断し，治療するのでしょうか？

1. トキソプラズマ感染症の概要

　トキソプラズマ症は胞子虫に属するトキソプラズマ原虫（*Toxoplasma gondii*）による人畜共通感染症である．トキソプラズマ原虫はネコを終宿主とする細胞内寄生体で，ヒトを含む哺乳類，鳥類などの恒温動物を中間宿主とする．有性生殖はネコの腸管上皮内でのみ成立するが，無性生殖はヒトや家畜など全ての恒温動物で可能である．トキソプラズマのヒトへの感染は，① ネコ糞便に含まれる被囊接合子（oocyst）の経口摂取，② トキソプラズマ原虫に感染した中間宿主（ブタ，ヒツジ，ウマ，ウシなど）の筋肉を生または加熱の不十分な状態での囊胞（cyst）の経口摂取，③ 経胎盤感染（妊婦が①または②の経路で感染し，胎児に感染），④ 臓器移植（トキソプラズマ原虫に感染したドナーからの提供）がある．空気感染，経皮感染はしない．多くは①②の経路で感染していると考えられている．

　トキソプラズマは全人口の1/3（20億人）に感染しているといわれるが，日本人の有病率は諸外国よりも低く10％程度と考えられている．抗体保有率は食事やネコへの曝露，年齢などが影響し，アフリカや南米，ヨーロッパの一部では50〜80％に上る．

　トキソプラズマの臨床症状は感染時期や感染者の状況に大きく左右され，病型は先天性トキソプラズマ症と後天性トキソプラズマ症に分類される　表1　．本稿では，トキソプラズマ脳症について述べる．

2. トキソプラズマ脳症の症状

　後天性のトキソプラズマ脳症はAIDS，臓器移植，悪性腫瘍，免疫抑制剤使用時などの免疫不全状態で発症するが，近年は特にHIV感染症に伴う日和見感染症として発症する患者が増加している．HIV感染者では，細胞性免疫の低下により脳内に潜伏感染していたcystが再活性化することで発症する．主にCD4陽性T細胞が100 cells/μL以下の症例で発症するが，抗菌薬によるトキソプラズマ脳症の発症予防（一次予防）と抗HIV療法（antiretroviral therapy: ART）に

表1 トキソプラズマ感染症の分類

	感染経路	症状
先天性トキソプラズマ症	経胎盤的に胎児へ	古典的3徴（水頭症，脈絡網膜炎，脳内石灰化），精神運動発達遅滞，リンパ節腫脹，肝機能障害，黄疸，貧血，血小板減少など
後天性トキソプラズマ症		
急性感染	免疫能が正常なヒトへの初感染	無症状，約10%が伝染性単核球症様症状，稀に心筋炎，筋炎，肺炎，脳炎
トキソプラズマ脳症	免疫不全者での潜伏感染の再活性化	意識障害，痙攣，神経巣症状，視力障害など
眼トキソプラズマ症	初感染，先天性，再燃のいずれも	視力障害，眼痛，羞明など

よる免疫回復で発症率は著明に減少する．

一般にトキソプラズマ脳症診断前の1～4週前頃より，頭痛，発熱，軽度の意識・精神変容などが一過性，亜急性に出現した後に，昏睡，片麻痺，痙攣などの局所神経症状が出現する．意識障害の程度は様々で，うつ状態などの精神症状も認められる．局所症状としては片麻痺が最も多く，痙攣，脳神経麻痺，感覚障害，失語なども出現することがある．なかには，びまん性脳炎の像を示す症例もある．

3. トキソプラズマ脳症の診断

トキソプラズマ脳症は，血清学的検査，脳脊髄液検査，画像所見，病理所見などを基に診断される．本症との鑑別が必要な疾患は多岐にわたる 表2 ．

米国の Centers for Disease Control and Prevention（CDC）が作成したトキソプラズマ脳症の診断基準を 表3 に示す．脳脊髄液中のトキソプラズマ抗原遺伝子（PCR法）が陽性であれば診断は確定するが感度は低い．確定診断は脳生検であるが侵襲性が高いため，疑い症例は診断的治療を開始し，1～2週間程度で臨床的な改善がみられない場合は，中枢神経原発悪性リンパ腫などの鑑別のため脳病理生検を考慮する．

1 画像検査

CTやMRI所見は，典型的にはリング状造影効果を有する多発結節陰影であり，広範な脳浮腫を伴う 図1 ．特に大脳基底核と皮髄境界領域に好発するが，小脳や脊髄もおかされる．診断的価値の高い陽性所見としては，"asymmetric tar-

表2	トキソプラズマ脳症の鑑別診断
中枢神経原発悪性リンパ腫	
進行性多巣性白質脳症（progressive multifocal leukoencephalopathy: PML）	
サイトメガロウイルス脳室炎・脳炎	
真菌（クリプトコッカス，アスペルギルス，ノカルジア）による膿瘍	
細菌性膿瘍	
結核腫	

表3　トキソプラズマ脳症の診断基準

① 臨床的な神経巣症状または意識障害の存在
② CT または MRI で腫瘤陰影または造影効果を有する病変を確認できる
③ トキソプラズマ特異的抗体陽性または診断的治療に対する良好な反応

①〜③の3項目を満たす症例をトキソプラズマ脳症と診断する．

get sign"や"eccentric target sign"とよばれるリング状の増強効果と偏在性の内部の結節状の増強効果があげられる．ただしこれらのsignがみられるのは本症の2割程度である．Target signは当初結核に特異的と報告された所見であるが，悪性リンパ腫，脳膿瘍，脳転移でも報告されており本症に特異的所見ではない．本症の陰性所見としては髄膜や上衣への広がりをきたさない点があり，クリプトコッカスや結核，サイトメガロウイルスなど HIV 感染症に伴う他の感染症の多くが髄膜脳炎の形をとるのと比べ特徴的である．また，脳梁の病変が稀であることもあげられる．特に，画像検査による脳原発悪性リンパ腫との鑑別は困難であることが多い．^{201}Tl-SPECT や ^{18}F-FDG-PET では本症の病巣では集積が低下することが多く鑑別に有用との報告もある．

2 血清学的検査

トキソプラズマ IgG 抗体は感染後1〜2週間以内に出現し，6〜8週でピークとなり，その後は漸減するが終生検出される．トキソプラズマ IgM 抗体は1週間以内に出現し，数カ月で減少するが，なかには数年間陽性を示す例もある．したがって，ペア血清で診断する必要がある．本症は既感染者の再活性化を機序として発症するため IgG 抗体が陽性になるが，日本ではトキソプラズマ抗体の保有者は 60.9% と欧米（95%以上）と比較して低いため，トキソプラズマ抗体が陰性であっても本症を除外できない．

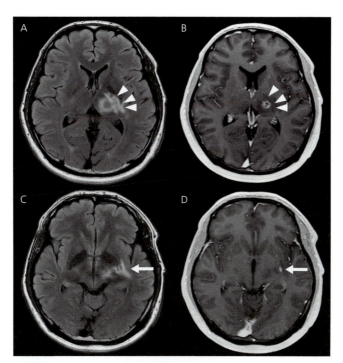

図1 トキソプラズマ脳症の頭部MRI（福井大学症例）
HIV感染症の30代男性．右上肢麻痺を主訴に受診．A，C: FLAIR像．B，D: Gd造影のT1強調像．FLAIR画像で左視床に周辺に浮腫を伴う等～低信号の不整形腫瘤を認め，同部位はリング状に造影されるが中心部は造影されない（矢尻）．左被殻下部にもFLAIR画像で高信号の小病変を認め，同部位の一部は造影される（矢印）．

3 脳脊髄液検査

髄液細胞数と髄液タンパクは正常あるいは軽度上昇，髄液糖は正常と非特異的で，HIV脳症と区別はつかない．髄液中のトキソプラズマ抗体の検出は有用であるが偽陰性率が高く注意が必要である．抗原検査として髄液PCR法は特異度が100％であるが，日本での感度は28.6％と報告されており，陰性であっても除外できない．ただし，18S-rDNA領域を標的としたnested-PCR法では感度が高い（72.7％）．

4 病理検査

本症の病変は一般的に組織破壊性が強く，日和見感染症としては例外的に病巣

辺縁部に強い炎症性細胞浸潤と充血を示す．動脈炎や血栓形成が高頻度に生じる．HE 染色や抗トキソプラズマ抗体を用いて脳組織中のトキソプラズマの急増虫体（tachyzoit）を検出することで確定診断ができる．

4. トキソプラズマ脳症の治療

1 急性期治療

　　①〜③のいずれかを最短 6 週間行う．
① ピリメタミン（ダラプリム®，抗原虫薬）200 mg 初回投与後，ピリメタミン 50〜75 mg/日＋スルファジアジン（スルファジアジン®，サルファ剤）1,000〜1,500 mg×4/日＋ホリナートカルシウム（ロイコボリン®）10〜25 mg/日
② 上記のスルファジアジンの代わりにクリンダマイシン（ダラシン®）600 mg×4/日を用いる．
③ スルファメトキサゾール-トリメトプリム（バクタ®，ST 合剤）トリメトプリム換算で 5 mg/kg×2/日
　　ピリメタミンには白血球減少や血小板減少，貧血など骨髄抑制の副作用があるためホリナートカルシウムの併用が必要である．スルファジアジンは発熱や発疹，肝障害，腎障害，クリンダマイシンは発熱や発疹，肝障害などの副作用が高頻度に出現する．
　　なお，ピリメタミンとスルファジアジンは国内未承認であるが，HIV 感染者は厚生労働省・エイズ治療薬研究班（http://labo-med.tokyo-med.ac.jp/aids-drugmhw/mokuji.htm）より，非感染者は厚生労働省・熱帯病治療薬研究班（http://trop-parasit.jp/index.html）より入手可能である．

2 二次予防（急性期治療後の再発予防）

　　急性期治療成功後，④または⑤の二次予防を行う．ART 導入後，臨床病状が消失し，CD4 200 cells/μL 以上を 6 カ月間継続するまで行う．
④ ピリメタミン 25〜50 mg/日＋スルファジアジン 500〜1,000 mg×4/日＋ホリナートカルシウム 10〜25 mg/日
⑤ 上記のスルファジアジンの代わりにクリンダマイシン（600 mg×3/日）を用いる．

3 一次予防（未発症者の発症予防）

トキソプラズマ IgG 抗体陽性で CD4 陽性 T 細胞が 100 cells/μL 以下の患者には，ST 合剤 2 錠/日による一次予防を開始する．ART 開始後，CD4 陽性 T 細胞が 200 cells/μL 以上を 3 カ月間維持した場合に一次予防を終了できるが，CD4 陽性 T 細胞が 100～200 cells/μL 以下に減少した際には一次予防を再開する．

Pearls

トキソプラズマ脳症と中枢神経原発悪性リンパ腫の鑑別は？

トキソプラズマ脳症は亜急性に発症し，頭痛，発熱から始まり進行とともに片麻痺などの局所神経症状を呈する．最も鑑別を要する疾患は，中枢神経原発悪性リンパ腫であるが，臨床的ならびに脳 MRI のみからでは鑑別困難であることも多い．髄液 Epstein-Barr（EB）ウイルス-DNA の存在は悪性リンパ腫の可能性を示唆する．また臨床的に悪性リンパ腫は眼球浸潤を呈する場合があり硝子体検索は必ず施行するべきである．^{201}Tl-SPECT や ^{18}F-FDG-PET での取り込みの差も有用なことがある．どうしても診断がつかない場合はトキソプラズマ脳症に対する診断的治療を開始し，効果が乏しい場合は脳生検も考慮する．

文献

1. Montoya JG, Liesenfeld O. Toxoplasmosis. Lancet. 2004; 363: 1965-76.
2. 小林泰一郎．トキソプラズマ症．In: 水澤英洋，他編．別冊日本臨牀　新領域別症候群シリーズ 26　神経症候群．第 2 版．大阪: 日本臨牀社; 2013. p.883-7.
3. 狩野繁之．トキソプラズマ症．In: 舘田一博，他編．別冊日本臨牀　新領域別症候群シリーズ 24　感染症候群．第 2 版．上．大阪: 日本臨牀社; 2013. p.654-7.
4. 厚生労働省・熱帯病治療薬研究班（http://trop-parasit.jp/index.html）寄生虫症薬物治療の手引き-2016- 改訂 9.0 版．p.27-30.
5. 柳町徳春．トキソプラズマ脳炎．In: 青木茂樹，他編．新版よくわかる脳 MRI　東京: 秀潤社; 2006. p.462-3.
6. 齋藤有紀，松永晶子，米田　誠．トキソプラズマ脳炎．In: 水澤英洋，他編．神経感染症を究める　東京: 中山書店; 2014. p.240-4.

〈松永晶子　米田　誠〉

事項索引

■あ行

亜急性・二相性の経過を辿る脳症	207
亜急性硬化性全脳炎	52, 244
画像	53
診断基準	246
亜急性髄膜炎	2
亜急性中枢神経感染症	24
亜急性脳炎	4
アスペルギルスガラクトマンナン抗原	137
アスペルギルス症	56, 136
画像	57
アスペルギルス髄膜炎（画像）	42
アデノシンデアミナーゼ	93
医原性プリオン病	260
意識障害	62, 162, 177, 208
移植後 HHV-6B 脳炎	192
遺伝子診断法	143
遺伝性プリオン病	259, 264
イムノクロマトグラム法	71
インターフェロン α 療法	216
インターフェロン-γ 遊離試験	94
インフルエンザ菌	83
インフルエンザ脳症	207, 239
画像	53
ウイルス感染症	4
ウイルス再活性化	169
ウェステルマン肺吸虫	291
ウエストナイルウイルス	203
ウエストナイル脳炎	203
エンテロウイルス D68	16, 227

■か行

海外渡航歴	20
開窓ドレナージ	155
獲得性プリオン病	272
家族性 Creutzfeldt-Jakob 病	259, 274
カンジダ血症	142
カンジダ症（画像）	56
カンジダ髄膜脳炎（画像）	143
環状紅斑	299
感染型幼虫	291, 293
感染症発生動向調査	14
感染症法	14
感染性心内膜炎	111
乾燥性角結膜炎	214
ガンマグロブリン大量療法	210
キサントクロミー	93, 179
希少神経感染	21
寄生虫感染症	7
寄生虫症	291
急性 HIV 無菌性髄膜炎	219
急性散在性脳脊髄炎	165
急性弛緩性脊髄炎	227, 228
急性弛緩性麻痺	16, 227
急性髄膜炎	2
急性脳炎	2, 11, 15
発生頻度	11
吸虫症	291
鏡検	69
局在性脳炎	26
魚鱗癬	214
均一性紅斑	299
菌血症	82
クォンティフェロン TB2 ゴールド検査	94
グラム染色	69
クリプトコッカス莢膜抗原検出法	132
クリプトコッカス（症）	130, 148

クリプトコッカス髄膜脳炎	56, 130, 148, 149
画像	57
クリプトコッコーマ	131, 134
経産道感染	167
経胎盤感染	198
痙攣	208
痙攣重積	281
血液細菌培養	70
血液培養	83
結核	56
画像	55
結核腫	97
結核性髄膜炎	39, 88, 93, 102, 125
髄液検査	93
血管炎	187
結合型肺炎球菌ワクチン	84
血漿交換療法	118
血清トレポネーマ試験	280
血清梅毒反応	279
血清非トレポネーマ試験	280
血栓性微小血管障害	116
血中プロカルシトニン	72
ケモカイン	302
原虫感染症	7
抗 HTLV-1 抗体	215
高感度 PCR 法	231
抗結核薬髄液移行率	103
高次脳機能障害	164
抗体価	234
抗体価指数	179, 235
項部硬直	62, 89
硬膜移植後 CJD	260, 263
硬膜外膿瘍	4
硬膜下膿瘍	4
抗利尿ホルモン不適合分泌症候群	96
抗レトロウイルス薬多剤併用療法	221
コガタアカイエカ	203
黒色粘膜痂皮	156
ゴム腫	278

■さ行

細菌 PCR	71
細菌感染症	6
細菌抗原検査	71
細菌性髄膜炎	12, 54, 68, 75, 121
起炎菌	64
基礎疾患を有する例	63
検査手順	69
高齢者	63
症状	62
小児例	82
髄液検査	68
成人例	62
細菌性髄膜炎治療	
成人例の抗菌薬選択	79
治療指針	76
年齢による抗菌薬選択	84
発症経過	62, 65
免疫低下例	63
細菌性脳炎	54
在宅介護	248
サイトメガロウイルス	198
サイトメガロウイルス脳炎	51
画像	51
サブロー寒天培地	143
散発性髄膜炎	22
散発性脳炎	22
ジカウイルス感染症	229
志賀毒素	116
視神経障害	108
自動聴性脳幹反応検査	200
集学的診療	154
周期性一側てんかん型放電	178
周期性同期性鋭波	267
住血吸虫症	293
住血吸虫類	291
終末宿主	204
14-3-3 タンパク	268
小児期単純ヘルペス脳炎（再発）	170

真菌感染症	6
神経心理検査	223
神経梅毒	278
鑑別診断	282
髄液診断基準	282
治療	282
心血管梅毒	278
新興感染症	20
進行性多巣性白質脳症	250
画像	37, 55
診断基準	253
進行麻痺	278, 280
深在性真菌症	144
侵襲性カンジダ症	142
侵襲性髄膜炎菌感染症	15
新生児ヘルペス感染症	167
髄液 ADA	93
髄液 CMV-DNA	199
髄液移行率（抗結核薬）	103
髄液検査	68, 93, 234
髄液細菌培養	70
髄液サイトカイン	72
髄液細胞数	68
髄液タンパク量	69
髄液中麻疹抗体価	245
髄液糖/血糖比	68
髄液乳酸値	72
髄液 C 反応性タンパク	72
錐体外路症状	170
水頭症	90, 127
水痘帯状疱疹ウイルス	186, 234
水痘帯状疱疹ウイルス脊髄炎	234
水痘帯状疱疹ウイルス脳炎	50
画像	51
髄膜炎	17, 186
古典的 3 徴	62
予測モデル	73
髄膜型神経梅毒	278
髄膜血管型（神経）梅毒	278, 280
髄膜刺激徴候	163

ステロイドパルス	235
性器ヘルペス	167, 177
脊髄炎	4, 188
脊髄結核性くも膜炎	102
脊髄硬膜外膿瘍	44
脊髄住血吸虫症	296
脊髄癆	278, 280
切開排膿術	114
積極的疫学調査	227
切迫性尿失禁	213
セルカリア	293
先天性 CMV 感染症	198
先天性トキソプラズマ症	307
総義歯	214
増幅動物	204
粟粒結核	97

■た行

帯状疱疹	186
帯状疱疹後脳梗塞	188
大腸菌	83
多剤耐性結核	103
多巣性脳炎	33
多発脳神経麻痺	188
単純ヘルペス 1 型	234
単純ヘルペスウイルス	231
単純ヘルペス脳炎	11, 26, 50, 172, 231
画像	51
再燃	170
単純ヘルペス脳炎後自己免疫脳炎	165
地域関連急性脳炎	21
致死性家族性不眠症	260, 264
遅発性ウイルス感染症	9
中耳炎	111
中枢神経炎症誘発性分子	175
中枢神経カンジダ症	142
中枢神経結核	102
中枢神経原発悪性リンパ腫	311
腸管出血性大腸菌	116
腸結核	97

超多剤耐性結核	103
直接服薬確認療法	106
治療抵抗性単純ヘルペス脳炎	174
頭痛	62, 162
ツツガムシ病	285
刺し口	285
定位的な膿瘍の吸引術	114
定点報告対象の神経感染症	16
テトラサイクリン系抗菌薬	289
てんかん	182
頭蓋内圧亢進	90, 127, 148
頭蓋内結核腫	102
トキソプラズマ原虫	306
トキソプラズマ抗体	308
トキソプラズマ症	306
トキソプラズマ脳炎	33
画像	35
トキソプラズマ脳症	306, 311
画像	57
突発性発疹	192

■な行

ナタリズマブ	251
ナタリズマブ関連 PML	254
肉芽腫性血管炎	187
日本住血吸虫	294
日本脳炎	14, 203
画像	52
日本脳炎ウイルス	203
熱せん妄	207
脳 MRI 画像	221
脳炎	17, 49, 187
脳炎・脳症の検査・治療アルゴリズム	18
脳幹脳炎	24
脳梗塞	96, 187
脳住血吸虫症	295
脳症	2, 17, 49
脳髄圧亢進	133
脳膿瘍	4, 54, 111
画像	38

納の運動障害重症度	213
脳ヘルニア	83

■は行

肺炎球菌	83
抗原検査	71
媒介蚊	204
肺吸虫類	291
梅毒患者（髄液検査）	281
梅毒トレポネーマ	278
排尿障害	213
発色基質培地	143
発熱	62, 162
非 HIV-PML	252
非ウイルス性脳炎	23
非炎症性脳炎	24
非炎症性脳症	24
ビタミン B_6 欠乏性末梢神経障害	108
ヒトヘルペスウイルス 6 型	192
ヒトヘルペスウイルス 6 型脳炎	30
鼻脳型ムコール症	156
被嚢接合子	306
びまん性脳炎	32
ビルハルツ住血吸虫	294
副腎皮質ステロイド薬	80, 86, 107, 175, 183, 190
副鼻腔炎	111
フラビウイルス科フラビウイルス属	203
プリオン	58, 271
プリオンタンパク遺伝子	263, 274
プリオン病	8, 58, 255, 271
プリオン病感染予防ガイドライン	272
プロテアーゼ抵抗性 PrP	256
ヘモフィルスインフルエンザ菌	
b 型ワクチン	84
ベロ毒素	116
変異型 CJD	261
辺縁系脳炎症状	281
胞子虫	306
墨汁法	131

ポリオ	16, 229
ボレリア抗体	300

■ま行

マイクロキャリアー	206
マクロファージ	218
麻疹ウイルス	52, 244
慢性萎縮性肢端皮膚炎	299
慢性髄膜炎	2
慢性中枢神経感染症	24
慢性脳炎	4
慢性遊走性紅斑（画像）	300
マンソン住血吸虫	294
マンナン抗原	144
宮崎肺吸虫	291
ムコール菌性脳膿瘍（画像）	44
ムコール症	56, 136, 154
無症候性 PML	254
無症候性神経梅毒	278
無疱性帯状疱疹	191
メコン住血吸虫	294
メタセルカリア	291
メチルプレドニゾロンパルス療法	119, 210
免疫再構築症候群	219, 250
免疫抑制剤	111

■や行

薬剤耐性結核	103
遊走性紅斑	299
輸入・渡航関連感染症	20
溶血性尿毒症症候群	116
腰椎穿刺	83
予後不良因子	134

■ら行

ライム病	299
血清学的診断基準	302
ラクトフェノールコットンブルー染色	157
ラテックス凝集法	71
リアルタイム PCR 法	194
リケッチア感染症	285
リング状増強効果	112, 137
リンパ節結核	97
レトロウイルス	218
ロボットスーツ	216

■A

ADA（adenosine deaminase）	93
AFM（acute flaccid myelitis）	228
AFP（acute flaccid paralysis）	16, 227
AFP サーベイランス	229
AIDS	53, 218
指標疾患	219
AMPH-B	151
APACHE（acute physiology and chronic health evaluation）II	89
apparent diffusion coefficient	113
Aspergillus fumigatus	136
asymmetric target sign	307

■B

(1→3)-β-D-グルカン	133, 137
BLNAR	84
BMRC（British Medical Research Counsil）staging criteria	89
Borrelia garinii	302
B 群レンサ球菌	83

■C

Candida albicans	142, 144
Candida glabrata	142, 144
Candida Krusei	144
$CD4^+T$ リンパ球	218
CF 抗体	205
Charcot 関節	281
CIHHV-6（chromosomally integrated HHV-6）	194

CMV（cytomegalovirus）	198	Gerstmann-Sträussler-Scheinker 病	259, 264
CMVpp65 抗原	199	Guillain-Barré 症候群	229
CMV 抗原	199		
CMV 高力価γグロブリン製剤	199		

■ H

CMV 神経感染症	198
CMV モニタリング	200
CNS penetration effectiveness score（CPE score）	224
compromised host	155
Creutzfeldt-Jakob 病（CJD）	255, 263, 271, 274
画像	58
Cryptococcus gattii	130, 150
Cryptococcus neoformans	130, 150
CSTE（Council of State and Territorial Epidemiologists）	228
CXCL 13	302

■ D

DOTS（directly observed therapy, short-course）	106
dural rim sign	113
DWI（diffusion weighted imaging）	113

■ E

EACS ガイドライン	223
eccentric target sign	308
EHEC（enterohemorrhagic *Escherichia coli*）	116
EIA 価	234
Elsberg 症候群	191

■ F

FTA-ABS	280

■ G

Garcin 症候群	155, 156
GeniQ-カンジダ	144

HAD（HIV-associated dementia）	221
HAM	212
HAMSI scoring	90
HAND の治療	224
HHV-6（human herpesvirus-6）	30, 192
HHV-6 A	192
HHV-6B	192
HHV-6B 脳炎/脳症（初感染時）	192
HIV（human immunodeficiency virus）	218
HIV-1 関連神経認知障害	221
HIV-PML	252
HIV 合併	106
HIV 感染者	97, 199
HIV 感染症	111, 131, 218
HIV 脳症	53
画像	54
HIV 認知症	221
HI 抗体	205
HSV-1	234
HSV-1 初感染	168
HSV-DNA PCR	173
HTLV-1 関連脊髄症	212
HTLV-1 抗体	212
HTLV-1 プロウイルス量	215
HUS（hemolytic uremic syndrome）	116

■ I

IFN-γ	183
IgM 抗体	205
IGRA（interferon-γ release assay）	94
IL-6	183
infection control team	157

INH 耐性	104
IRIS（immune reconstitution inflammatory syndrome）	250
ISH（*in situ* hybridization）法	144

■ J

Jabbour の分類	244
JC ウイルス	250
JEV	203

■ L

LAMP 法	178
Lichtheimia 属	136
Lyme borreliosis	299
Lyme disease	299

■ M

MM 2 視床型	257
MM 2 皮質型	257
modified Birthel index	89
Montreal Cognitive Assesment（MoCA）	223
Mucor 属	136

■ N

NAT-PML	254
NAT2（N-acetyl transferase 2）	127
NAT2 遺伝子多型	108
nested PCR 法	95, 96, 173, 235, 309

■ O

oocyst	306
Orientia tsutsugamushi	285
Osame の運動障害重症度（OMDS）	212
O 抗原凝集抗体	116

■ P

PALE（post-transplant acute limbic encephalitis）	193
Paragonimus miyazakii	291
Paragonimus westermani	291
PCR（polymerase chain reaction）法	94, 143
PLEDs（periodic lateralized epileptiform discharge）	178
PML（progressive multifocal leukoencephalopathy）	54, 250
PrP 遺伝子コドン 129 多型	256
PRSP	84
PSD（periodical simultaneous discharge）	267
pulvinar sign	261

■ Q

QFT（QuantiFERON®-TB2Gold test）	94, 125

■ R

Ramsay-Hunt syndrome	188
real-time PCR	173, 178
RFP 耐性	104
Rhizopus oryzae	157
Rhizopus 属	136
RNA ウイルス	218
RPR	278
RT-QUIC	268

■ S

Schistosoma guineensis/ S. intercalatum	294
Schistosoma haematobium	294
Schistosoma japonicum	294
Schistosoma mekongi	294
Schistosoma mansoni	294
SIADH（syndrome of inappropriate secretion of antidiuretic hormone）	89, 98, 193
Sjögren 症候群	214
SM 耐性	104
SSPE	244

SSPE ウイルス	244
strain	272

■ T

T-sopt®	94
TB 検査（T-SPOT）	94
Tolosa-Hunt 症候群	140
Toxoplasma gondii	306
Treponema pallidum	278

■ U

UNC93B	183

■ V

vCJD	269
VDRL	280
Vero 細胞	205
VZV-DNA	235
VZV（varicella-zoster virus）	186, 234
VZV 脳炎	187

■ W

WR-QNRT-PCR（wide range quantitative nested real-time PCR）法	99

■ Z

zoster sine herpete	237

薬剤関連索引

■あ行

アシクロビル	172, 190, 235
急性閉塞性腎症	174
高容量	180
投与方法	174
脳症	174
配合変化	182
副作用	174
アセタゾラミド	127
アゾール系抗真菌薬	158
アムホテリシンB	133, 139, 144, 145, 152, 157
アンピシリン	84
イソニアジド	102, 126
イノシンプラノベクス	247
インターフェロン	247
エタンブトール	102, 126
エチオナミド	102
塩酸メフロキン	253
エンビオマイシン	102
オセルタミビル	210

■か行

カナマイシン	102
ガンシクロビル	174, 195, 199, 200
キャンディン系抗真菌薬	145, 157, 158

■さ行

サイクロセリン	102
ザナミビル	210
シタラビン	253
シドフォビル	182, 195, 201, 253
ストレプトマイシン	102
スルファジアジン	310
スルファメトキサゾール-トリメトプリム	310
セフォタキシム	84
セフトリアキソン	85

■た行

デキサメタゾン	86
デフェラシロクス	140
デラマニド	102, 105

■な行

ネオプテリン	216

■は行

パニペネム・ベタミプロン	85
パラアミノサリチル酸	102
バラシクロビル	173, 234
バルガンシクロビル	200
バンコマイシン	85
ビダラビン	172, 174, 180, 181
ピラジナミド	102
ピリメタミン	310
ビルトリシド®	292
プラジカンテル	292, 294
フルコナゾール	133, 145, 152
フルシトシン	133, 145, 151
ポサコナゾール	158
ホスカルネット	174, 181, 182, 195, 199, 201
ホスフェニトイン	210
ホスフルコナゾール	133
ポリエンマクロライド系抗真菌薬	157
ボリコナゾール	133, 139, 145, 152

■ま行

ミカファンギン	145, 157
ミルタザピン	253
メロペネム	85

■ら行

リバビリン	247
リファブチン	102
リファンピシン	102, 126
レフルノミド	182
レボフロキサシン	102

■略語

ACV	→アシクロビル
AmB	→アムホテリシンB
CS	→サイクロセリン
DLM	→デラマニド
EB	→エタンブトール
EVM	→エンビオマイシン
F-FLCZ	→ホスフルコナゾール
5-FC	→フルシトシン
FLCZ	→フルコナゾール
GCV	→ガンシクロビル
INH	→イソニアジド
KM	→カナマイシン
LVFX	→レボフロキサシン
PAS	→パラアミノサリチル酸
PFA	→ホスカルネット
PZA	→ピラジナミド
RBT	→リファブチン
RFP	→リファンピシン
SM	→ストレプトマイシン
TH	→エチオナミド
VGCV	→バルガンシクロビル
VRCZ	→ボリコナゾール

神経内科 Clinical Questions & Pearls
神経感染症　　　　　　　ⓒ

| 発　　行 | 2017 年 9 月 10 日　　1 版 1 刷 |

シリーズ監修者　鈴木則宏

編集者　亀井　聡

発行者　株式会社　中外医学社
　　　　代表取締役　青木　滋

〒 162-0805　東京都新宿区矢来町 62
電　話　03-3268-2701（代）
振替口座　00190-1-98814 番

印刷・製本/三報社印刷（株）　　　〈HI・YI〉
ISBN 978-4-498-22878-8　　Printed in Japan

JCOPY ＜(社)出版者著作権管理機構　委託出版物＞

本書の無断複写は著作権法上での例外を除き禁じられています．複写される場合は，そのつど事前に，(社)出版者著作権管理機構（電話 03-3513-6969，FAX 03-3513-6979，e‐mail: info@jcopy.or.jp）の許諾を得てください．